国家出版基金项目
NATIONAL PUBLICATION FOUNDATION

「十三五」国家重点图书出版规划项目

中医古籍名家点评丛书

总主编 ◎ 吴少祯

本草从新

清·吴仪洛 ◎ 撰

梁茂新 范 颖 ◎ 点评

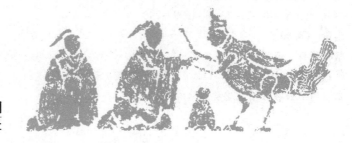

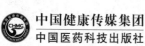
中国健康传媒集团
中国医药科技出版社

图书在版编目（CIP）数据

本草从新／（清）吴仪洛撰；梁茂新，范颖点评．—北京：中国医药科技出版社，2020.6

（中医古籍名家点评丛书）

ISBN 978－7－5214－1699－2

Ⅰ.①本…　Ⅱ.①吴…②梁…③范…　Ⅲ.①本草－中国－清代　Ⅳ.①R281.3

中国版本图书馆 CIP 数据核字（2020）第 058499 号

美术编辑　陈君杞
版式设计　南博文化

出版　**中国健康传媒集团**｜中国医药科技出版社

地址　北京市海淀区文慧园北路甲 22 号

邮编　100082

电话　发行：010－62227427　邮购：010－62236938

网址　www.cmstp.com

规格　710×1000mm $^1/_{16}$

印张　22

字数　362 千字

版次　2020 年 6 月第 1 版

印次　2020 年 6 月第 1 次印刷

印刷　三河市万龙印装有限公司

经销　全国各地新华书店

书号　ISBN 978－7－5214－1699－2

定价　**68.00 元**

获取新书信息、投稿、为图书纠错，请扫码联系我们。

《中医古籍名家点评丛书》
编委会

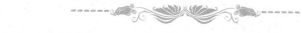

出版者的话

中医药是中国优秀传统文化的重要组成部分之一。中医药古籍中蕴藏着历代名家的思维智慧与实践经验。温故而知新，熟读精研中医古籍是当代中医继承、创新的基石。新中国成立以来，中医界对古籍整理工作十分重视，因此在经典、重点中医古籍的校勘注释，常用、实用中医古籍的遴选、整理等方面，成果斐然。这些工作在帮助读者精选版本、校准文字、读懂原文方面发挥了良好的作用。

习总书记指示，要"切实把中医药这一祖先留给我们的宝贵财富继承好、发展好、利用好"，从而对弘扬中医药学、更进一步继承利用好中医药古籍提出了更高的要求。为此我们策划组织了《中医古籍名家点评丛书》，试图在前人整理工作的基础上，通过名家点评的方式，更进一步凸显中医古代要籍的学术精华，为现代中医药的发展提供借鉴。

本丛书遴选历代名医名著百余种，分批出版。所收医药书多为传世、实用，且在校勘整理方面已比较成熟的中医古籍。其中包括常用经典著作、历代各科名著，以及古今临证、案头常备的中医读物。本丛书致力于将现有相关的最新研究成果集于一体，使之具备版本精良、校勘细致、内容实用、点评精深的特点。

参与点评的学者，多为对所点评古籍研究有素的专家。他们学验俱丰，或精于临床，或文献功底深厚，均熟谙该古籍所涉学术领域的整体状况，又对其书内容精要揣摩日久，多有心得。本丛书的"点评"，并非单一的内容提要、词语注释、串讲阐发，而是抓住书中的主旨精论、蕴含深义、疑惑谬误之处，予以点拨评议，或考证比勘，溯源寻流。由于点评学者各有专擅，因此点评的形式风格也或有不同。但其共同之点是有益于读者掌握、鉴识所论医籍或名家的学术精华，领会临床运用关键点，解疑破惑，举一反三，启迪后人，不断创新。

我们对中医药古籍点评工作还在不断探索之中，本丛书可能会有诸多不足之处，亟盼中医各科专家及广大读者给予批评指正。

中国医药科技出版社

2017年8月

余序

　　作为毕生研读整理、编纂古今中医临床文献的一员，前不久，我有幸看到张同君编审和全国诸多相关教授专家们合作编撰《中医古籍名家点评丛书》的部分样稿。感到他们在总体设计、精选医籍、订正校注，特别是名家点评等方面卓有建树，并能将这些名著和近现代相关研究成果予以提示说明，使古籍的整理探索深研，呈现了崭新的面貌。我认为这部丛书不但能让读者系统、全面地传承优秀文化，而且有利于加强对丛书所选名著学验主旨的认识。

　　在我国优秀、靓丽的文化中，岐黄医学的软实力十分强劲。特别是名著中的学术经验，是体现"医道"最关键的文字表述。

　　《礼记·中庸》说："道也者，不可须臾离也。"清代徽州名儒程瑶田说："文存则道存，道存则教存。"这部丛书在很大程度上，使医道和医教获得较为集中的"文存"。丛书的多位编集者在精选名著的基础上，着重"点评"，让读者认识到中医药学是我国优秀传统文化中的瑰宝，有利于读者在系统、全面的传承中，予以创新、发展。

　　清代名医程芝田在《医约》中曾说："百艺之中，惟医最难。"特别是在一万多种古籍中选取精品，有一定难度。但清代造诣精深的名医尤在泾在《医学读书记》中告诫读者说："盖未有不师古而有济于今者，亦未有言之无文而能行之远者。"这套丛书的"师古济今"十分昭著。中国医药科技出版社重视此编的刊行，使读者如获宝璐，今将上述感言以为序。

中国中医科学院
余瀛鳌
2017年8月

目录 | Contents

卷十七 ·················· 267

虫鱼鳞介部 化生类五种 卵生类十一种 湿生类四种 有鳞类十八种 无鳞类十五种 龙类四种 蛇类四种 龟鳖类三种

　　吴仪洛，字遵程，生卒年份未详，浙江海盐人。生于清雍正，活跃于乾隆间，为清代医家和藏书家。其生平主要见于清嘉庆六年《嘉兴府志》、道光二十七年《海昌备志》《清代七百名人传》《浙北医学史略》《中国藏书家辞典》，以及其医书所撰序、跋和凡例记载。吴氏世居浙江澉浦，力学砥行，私淑理学家张履祥。曾游学楚、越、燕、赵诸地，徵文考献，不遗余力。留四明（山名。处宁波市西南），读范钦所建天一阁藏书，寓目辄能暗写。中年以良医济世，博览岐黄家言，遂精医术。其学养甚丰，据《本草从新》自序，有"拙著医书十种"，总名《吴氏医学述》。据《本草从新》和《成方切用》凡例所云：《吴氏医学述》第一种为《一源必彻》，第二种为《四诊须详》，第三种为《本草从新》，第四种为《成方切用》，第五种为《伤寒分经》，第六种为《杂证条律》，第七种为《女科宜今》，另三种不详。现存《本草从新》《成方切用》与《伤寒分经》三种。

一、成书背景

　　由《本草从新》自序，可知吴氏编撰此书的基本动机。序称："余自髫年，习制举业，时即旁览及焉。遇有会意，辄觉神情开涤。于是尽发所藏而精绎之，迄今四十年矣"。此间，他以读书为务，旨在考取功名，步入仕途。时而旁览岐黄，乃兴趣使然。人至中年未能中第，仕途无望，转而行医为业。由于"先世藏书最多。凡有益于民用者，购之尤亟。以故岐黄家言，亦多海内希见之本"，为其创造了很好的自学医学的环境。加之"徵文考献，不遗余力"，精心研读，深有领会。于是便有了著书立说的欲望。

观近世《本草纲目》，乃集大成之作，然病其稍繁；《本草经疏》不特著药性之功能，且兼言其过劣，其中多所发明，而喻嘉言颇有异议；《本草备要》卷帙不繁，采辑甚广，独惜其本非岐黄家，不临证而专信前人，杂采诸说，无所折衷，未免有承误之失。爰不揣固陋，取《本草备要》重订之。因仍者半，增改者半。旁掇旧文，参以涉历，以扩未尽之旨。名之曰《本草从新》，书刊于乾隆二十二年（1757）。其对诸家本草之论或有偏颇，但良苦用心由此可见一斑。

二、主要学术成就

《本草从新》（简称《从新》）在汪昂《本草备要》（简称《备要》）基础上重订而成。全书凡18卷，分11部52类，部类名称多与《本草纲目》相同。全书收药720种，其中草部227种，木部87种，果部50种，菜部59种，谷部55种，金石部49种，水部33种，火土部20种，禽兽部46种，虫鱼鳞介部80种，人部14种。此书深入浅出，收药适当，比较切合实用，故问世后，清代乾隆、嘉庆、道光、咸丰、同治、光绪年间均有刊本，民国及新中国成立后亦有重印本。在明清本草著述层出不穷的背景下，展现出重要的学术价值和实用价值。

本书的特点：①广征博引，海纳古今；②新增药物，切合实用；③增减十剂药物，厘正十剂属性；④功用取舍，严谨贴切；⑤细述使用宜忌，详告注意事项。

1. 广征博引，海纳古今

《本草从新》参阅书籍之广、数量之众，是历代综合性医书无法比拟的。可谓医药方书悉数引用，经史子集广泛涉猎，粗略统计有237部。医书引用146种，除经典类《素问》《灵枢》《素问注》《难经》《伤寒论》《金匮要略》《神农本草经》7 种外，本草著作有《名医别录》《唐本草》《食疗本草》《药性论》《蜀本草》《开宝本草》《日华子诸家本草》《本草图经》《嘉祐补注神农本草》《食性本草》《雷公炮炙论》《本草衍义》《本草指南》《用药法象》《本草补遗》《汤液本草》《本草备要》《本草经疏》《本草纲目》《本草蒙筌》《本草发明》《本草会编》《药准》《本草通元》《本草汇》《食鉴本草》《食物本草会纂》《日用本草》《本草集要》《救荒本草》《食物本草》《南海药谱》《草庐集》《威灵仙传》34 种；方书有《肘后备急方》《备急千金要方》《千金翼方》《外台秘要》《广利方》《太平惠民和剂局方》《太平圣惠方》《圣济总录》《灵苑方》《苏东坡良方》《沈存中良方》《小儿药证直诀》《本事方》《海上方》《积德堂方》《危氏方》《三因方》《胡洽百病方》《瑞竹堂方》《十便良方》《斗门方》《集简方》《直指方》《卫生易简方》《百一选方》《保寿堂经验方》《集验方》《济急仙方》《经验方》《摘元方》《梅师方》《是斋指迷方》《集效方》《简便方》《奇效良方》《传信方》《海药方》《寿域神方》《奇疾方》《袖珍方》《积善堂方》《宣明方》《东阳方》《痈疽方论》《十全博救方》《仙传方》《随身备急方》《永类钤方》《崔氏纂要方》《济生方》《医方考》《类编方》《经验方》53 种；其他医书有《甲乙经》《养生论》《溯洄集》《活人书》《伤寒明理论》《原病式》《儒门事亲》《活法机要》《珍珠囊》《医门法律》《广笔记》《活幼心书》《景岳全书》《医说》《医学正传》《伤寒蕴要》《明医杂著》《生生编》《古今录验》《活人心统》《证治要诀》《山居四要》《玉机微义》《济生秘览》《机要》《集简》《延年秘录》《产宝》《脉诀》《多能鄙事》《保生余录》《保幼大全》《三元延寿书》《产书》《医通》《粥记》《医余》《原机启微集》《活人书括》《医学正传》《食谱》《卫生宝鉴》《钱乙传》《医鉴》《仙传外科》《延寿丹书》《卫生宝鉴》《证治要诀》《医学纲目》《卫生歌》《痘疹论》《劳极论》52 种。

经史子集91种，如经典、史书、训诂、道教和佛教书籍有《周礼》《周礼注疏》《礼记疏》《楚辞》《离骚辨证》《诗疏》《逊志斋集》《淮南子》《说文解字》《尔雅》《尔雅注疏》《尔雅翼》《埤雅》《汉书》《东观记》《后汉书》《魏书》《南齐书》《唐书》《南唐书》《宋史》《会要》《辽史》《稗史》《辍耕录》《归田录》《昨梦录》《魏略》《大业拾遗录》《穆天子传》《松漠纪闻》《古今诗话》《道藏》《参同契》《抱朴子》《抱朴子外篇》《修真秘书》《悟真篇》《楞严经》39种；农业、历象、风土物产、小说和札记有《齐民要术》《茶经》《菽园杂记》《月令》《月令通纂》《考工记》《淮南万毕术》《梦溪笔谈》《西域记》《虞衡志》《岭表录》《岭表录异》《益州记》《南郡记》《武陵记》《广志》《渔隐丛话》《异物志》《广东新语》《沈氏露书》《订兰说》《盗兰说》《北户录》《泉南杂记》《金门记》《禽虫述》《闽中海错疏》《永州记》《异苑》《原化记》《瑞应图》《搜神记》《博物志》《夷坚志》《志怪》《物类相感志》《灵验篇》《席上腐谈》《西京杂记》《泊宅编》《遁斋闲览》《园闽小记》《闽部疏》《谈圃》《酉阳杂俎》《杜阳编》《日知录》《牧竖闲谈》《心镜》《大表经》《异物名记》《类编》52种。

由于占有资料宏富，引用文献翔实，故而注释诸论入细入微，论述内容既精且详。因而实现了自序所云"因仍者半，增改者半。旁掇旧文，参以涉历，以扩未尽之旨"的目标。此外，从大量引用经史子集，也可说明中医学具有典型的传统文化属性和人文特征。

2. 新增药物，切合实用

所谓新增药物，包含两层意思。一是超出《备要》之外的药物；二是其他本草学未曾收载的药物。曾有统计，《从新》较《备要》新增275种。复核表明，剔除两书同药异名（如空沙参与荠苨、恶实与牛蒡子、银杏与白果、青盐与戎盐等）24种；《备要》同条而《从新》分条药物（如茵芋与莽草、仙茅与刺蒺藜、石膏与凝水石、桃仁与水蛭、虻虫等）8组；《从新》同条《备要》分条药物（如白芍与赤芍、附子与乌头、乌附尖和天雄、枳实与枳壳、朴硝与芒硝等）11组，加之《从新》未收《备要》的莣蔄子、莞花、泽漆、野白术、蓼实、预知子、卫矛、逆流回澜水、阴阳水、粪清10种，实际新增243种。具体说来，新增草部44种、木部19种、菜谷部68种、金石水土部47种、禽兽部21种、虫鱼鳞介部39种和人部5种。

需要说明，新增药物大多转引自《备要》以外的本草学和博物学。对引用这些药物的内容，或援引其他著述予以阐明，或以"按""洛按"和"谨按"进行自注或他注。可使读者开卷有益，豁然开朗，无师自通。客观地说，《从新》首载药物不多，可以确认至少有冬虫夏草、西洋人参、党参、太子参（孩儿参）、珠儿参、土人参（明党参）、土连翘（六轴子）、万年青等始见于《从新》记载，并且前4种已成为当今临床应用最为普遍的药物，凸显了《从新》收载药物的实用价值。

3. 增减十剂药物，厘正十剂属性

"十剂"为唐代陈藏器《本草拾遗》所创，寇宗奭《本草衍义》增寒、热两剂。作为药物分类法，最初各剂只例举两种药物，如"宣可去壅，即姜、橘之属是也；通可去滞，即通草、防己之属是也"。历代本草通常引用此文，并未对药物十剂属性作具体的归类区分，因而十剂的实用价值未曾显示出来。汪昂撰《备要》，开始补充药物十剂分类。统计表明，《备要》共确定267种药物的十剂归属。其中一药单归一剂者225种，归属多剂者42种。陈皮和滑石归属最多，均属4剂，陈皮兼属宣、燥、补、泻剂；滑石兼属通、滑、轻、重剂。吴氏推崇药物十剂分类之法，在增删《备要》基础上，最终确定十剂分类药物340种，单属一剂者298种，归属两剂者41种，仅有巴豆归属通、大燥和大泻3剂。《备要》和《从新》具体药物十剂标定情况：宣剂107/125种，通剂35/56种，补剂15/7种，泻剂49/58种，涩剂20/23种，滑剂4/4种，燥剂24/30种，湿剂（即润剂）7/13种，轻剂26/22种，重剂26/29种。鉴于两书各有42种药物属十

剂复合分类，故十剂分类数据的统计是重复计算的。

深入考察可知，吴氏根据个人理解和经验，对前期十剂分类成果做出适当修订。如将陈皮由兼属宣、燥、补、泻4剂，改为宣、泻2剂；滑石由兼属通、滑、轻、重4剂，改为通、重2剂；巴豆大燥、大泻之剂，新增通剂；木瓜原属补、涩兼剂，《从新》只保留涩剂；鸡苏原为轻、宣之剂，《从新》改为轻剂；吴茱萸原为宣、燥之剂，《从新》仅作宣剂；五加皮原属宣、补之剂，《从新》改为宣剂。这样以来，吴氏增补、完善前期药物十剂资料，把陈藏器所创药物十剂分类法大体落到实处。由于药物的十剂属性与功能密切相关，即十剂属性从药物功能提炼出来，反过来又可由十剂属性派生出药物功能，进而使长期束之高阁的十剂，真正成为把握药物分类构成，记忆和解释药物功能，指导临床选药组方，甚至协助药物新功能发现的重要的理论形态。

4. 功用取舍，严谨贴切

《从新》凡例云："注本草者，当先注明其所以主治之由，与所以当用之理，使读之者有义味可咀嚼也。"围绕药论，《从新》保留不少《备要》注释内容，但不是完全照搬，或断取旧文，重新梳理表述，或参以涉历，有所折衷，以扩未尽之旨。

例如，细辛，汪氏云"散风湿，补肝"，并称"辛益肝胆，故胆虚惊痫、风眼泪下者宜之"；吴氏改曰"散风寒，温行水气"，删除"辛益肝胆"，所治惊痫和风眼泪下置于"能通精气，利九窍"之下。比较而言，细辛散风寒更为贴切，细辛确无补益肝胆之功。石斛，汪氏云"平补脾肾，涩元气""咸平入肾，而涩元气。益精强阴，暖水脏""补虚劳，壮筋骨""梦遗滑精"，吴氏皆予删除，保留了平胃气，除虚热，疗风痹脚弱、自汗发热、囊湿余沥的功用，补充安神定惊。并强调"长于清胃除热，惟胃、肾有虚热者宜之，虚而无火者不得混用"，得到当今临床的普遍认可。远志，汪氏称其"补心肾"，能"补精壮阳"；吴氏认为：远志能"散郁，通心肾"，其"交通心肾，并无补性"。经吴氏取舍，远志功能更加完整、适当，切合临床实际。石菖蒲，吴氏删除了汪氏确认的"补肝益心"功能，强调"香燥而散，阴血不足者禁之。精滑、汗多者尤忌"。这一订正，使石菖蒲的功能主治更加切当。诸如此类，在《从新》中不乏所见。这对纠正药物功用，准确用于临床，促进本草学的不断更新与完善，具有重要意义。

5. 细述使用宜忌，详告注意事项

以治愈疾病为目的，故早期本草文献注重药物功能主治阐述，使用宜忌和注意所述甚少。明清以来，诸本草对药物使用宜忌和注意事项的论述逐渐重视起来，并在《从新》中充分体现。可以看到，书中收载药物，大多都有使用宜忌和注意事项的内容。诸如，人参"闭气，肺有火热，及肺气不利者忌之；实表，表有邪者忌之；凡痧痘斑毒欲出未出，但闷热而不见点，若误用之，以阻截其路，为祸尤烈"。黄芪"极滞胃口，胸胃不宽者勿用。实表，有表邪及表旺者勿用。助气，气实者勿用。多怒则肝气不和，亦禁用。阴虚者宜少用，恐升气于表，而里愈虚尔"，使用宜忌所论比较详尽。综合所述，使用宜忌和注意事项主要从辨证、经期、胎孕、胃气、配伍、用量等方面予以约定。如紫苏"气虚、表虚者禁之"；牡丹皮"经行过期不净者，勿服"；砂仁"辛窜性燥""胎妇多服耗气，必致难产"；龙胆草"大损胃气，无实火者忌之"；远志"虚而挟滞者，同养血补气药用。资其宣导，臻于太和"；良姜"若单用、多用，恐犯冲和之气"等。这些内容的注录，为确保用药安全，建立独具特色的中药和中成药使用宜忌、注意事项规范，做出了重要贡献。

三、学习要点

1. 药物十剂研习要点

首先需要明确，《从新》药物分属十剂的判定标准。虽可借助"药性总义"和十剂最初的约定窥其端倪，但还需对同属性药物的共同特征加以提炼，方可得出比较全面的认识。在点评中，已对各剂的功能构成做出归纳整理，可供研习时参考。尚可注意到，十剂分类本身是根据药物的属性做出的。而宣、通、补、泻、涩、滑、燥、湿是药物的功能属性；轻、重是药物的质地、重量属性，两者显然不同。所有药物均有质地、重量，但具体标定时，却仅有51种药物从轻、重定义其分类属性，借以阐明各自的功能，原因何在？十剂代表的十种属性之间互相包含、彼此重叠，似乎并无十分严格的界限，对此如何理解和处理？在补与泻、涩与滑、燥与湿、轻与重相互对应的属性之间，如何界定各自的属性？对于单一药物的双重或多重属性，特别是对应的双重属性，又当如何理解？如芫荽兼为宣、泻之剂，通草兼为轻、通之剂，干姜兼有宣、燥属性；蒲黄则生滑炒涩，石膏则体重气轻。这些都是研习十剂需要思考和揭示的问题。

不仅如此，最初《拾遗》所述"宣可去壅，即姜、橘之属是也；通可去滞，即通草、防己之属是也；补可去弱，即人参、羊肉之属是也；泄可去闭，即葶苈、大黄之属是也；轻可去实，葛根、麻黄之属是也；重可去怯，磁石、铁粉之属是也"；涩可去脱，牡蛎、龙骨之属是也；滑可去著，冬葵子、榆白皮之属是也；燥可去湿，桑白皮、赤小豆之属是也；湿可去枯，白石英、紫石英之属是也，《备要》有所调整，《从新》则再度更动。橘皮原作宣剂，《备要》增加燥、补、泻剂，《从新》改为宣、泻剂；冬葵子原作滑剂，《备要》未作标定，《从新》改为通剂；桑白皮原作燥剂，《备要》从之，《从新》未作标定，显然不认同这一看法。其他如通草、葶苈、葛根、白石英，《从新》则遵从《备要》修改意见。可通过《拾遗》《备要》和《从新》对药物十剂属性的修订和新增内容的比较，进一步揭示十剂的含义，以及药物十剂属性确定的潜在标准与依据。

现已明确，包括单独和复合标定十剂属性，《从新》共得药物340种。除外重复计算，实际标定300余种，尚有400余种未加处理。相关问题是，未标定十剂属性的药物，多半由其功能可以明确十剂属性。例如，补剂直接标明的有白沙糖、紫沙糖、甘蔗、稷、白豆、鲈鱼和白鱼7种，其他古今公认的补益阴阳、气血、脏腑药物多达159种，如人参大补元气，熟地黄平补肝肾、养血滋阴，当归补血润燥，黄芪补气生阴血，淫羊藿补命门等，但均未标定为补剂。诸多泻火、泻热、泻气、泻脏腑药物，没有纳入泻剂；菜部柔滑类20种，也未标定为滑剂。凡此种种，均应作为学习和研究的重点。

2. 药物性能思维模式研习要点

在统编《中药学》教材中，由中药药性和功用似乎看不到象思维的痕迹。其实，这些内容中涉及的阴阳、气血津液、脏腑、六淫、性味、归经、升降浮沉等，均是意象层次象思维的表达形式，属形上象思维。而大量形下象思维阐述均已剔除，失去了由形下向形上过渡的完整象思维过程。或使人们产生中药学的象思维特征并不突出的错觉；如果对意象思维内容领悟不足，甚至认为中药学中大体不存在象思维，进而对古代本草学的思维模式产生同样的模糊认识。这显然不利于从思维层面研究药性理论，探讨中药传统的功能主治，以及用现代方法研究药性理论、中药功能主治的可行方法与途径。

一部《从新》，全方位生动展现了象思维的认识角度、方法和层次。是吴氏和相当长历史时期内古人认识药性和功能、解释药物效应的基本方法和手段。诸如麻黄"发汗用茎去节"；凤仙子"透骨软坚"者，"庖人烹鱼肉硬者投数粒，即易软烂，是其验也"；"诸木皆浮，而沉香独沉"，故"能下气而坠痰涎"；"红见黑则止"，故诸药"烧黑能止血"；石脂"赤入血分，白入气分"；荷叶"其色青，其形仰，其中空，其象震"；"豆子微曲如肾形""连翘似心而入心""荔枝核似睾丸而入肾"；马兜铃"熟则四开象肺，故入肺"；蝙蝠"食蚊，砂皆蚊眼，故治目疾"；鸡属巽、属木故动风；鹜毛"白属西金"，嘴"黑属北水"，故"入肺肾血分，补阴除蒸"；"蚕病风则僵""得清化之气"，故白僵蚕治风痰；因"虫由风生，故風字从虫"，药物祛风则能杀虫；"龟首常藏向腹"，故能通任脉而养阴，

"鹿首常返向尾"，故鹿能通督脉以养阳；蟹横行，故"孕妇食之，令儿横生"；"大抵宝气多能镇心安魂，如金箔、琥珀、真珠之类"，都从不同角度浸透着象思维的认识。点评时，已对比较典型的象思维表述作选择性剖析，希望发挥抛砖引玉的作用。

研习本草学中广泛存在的象思维，其要点在五个方面：一是明确基于原象、初象和形象的形下象思维，以及基于意象的形上象思维；二是区分所有象思维认识的功能属性，即具有解释功能，抑或具有助发现作用；三是象思维认识的多元性及相互关系；四是基于象思维确认的药性和功用与现代认识的差异性；五是针对基于象思维建立的药性和功用，开展现代研究的思路与方法。

3. 药物功能主治研习要点

对《从新》功能主治的研习，应当坚持去伪存真、去粗取精、择善而从的指导思想。

由于吴氏对《备要》功能主治并非全面吸纳，而是"参以涉历，有所折衷"，故研读《从新》之时，应当结合《备要》，明确具体药物功能主治论述之异同，异者求之，同者求之，借助注文等明确吴氏取舍的意图和动机，进而对其正确与否做出判断。

中医临床讲究理、法、方、药有机结合，其实在《从新》中，同样存在中药论述的十剂分类、药性、功能主治、配伍宜忌的完整性和关联性。所谓完整性，是指各类内容论述全备；所谓关联性，是指基于象思维的关联性，要求各部分内容承前启后、彼此照应，进而使整个药论成为相互关联的整体。除 400 余种药物未有十剂属性标注外，药论的其他内容尚属比较齐全；有机性方面也可圈可点，但确实也有一些值得商榷的地方，例如：三七定为泻剂，但其散血定痛，治吐血衄血、血痢、血崩、金疮、杖疮，这些功用与"泄可去闭"无关，似不当列属泻剂；白及定为涩剂，却又称"补肺，化瘀生新"，涩剂与补肺、化瘀生新均不相干，似当做出适当调整。类似情况，均需通过研习而有比较清晰的认识。

在与《备要》对照比较同时，还应与新版《中国药典》一部和规划教材《中药学》确定的具体药物论述对照互参，明确已经过时的认识或不慎遗失的经验，以便理性取舍，在此基础上加强学习和记忆，并验用于临床。

尚需指出，受历史条件所限，《从新》必然存在一些值得商榷的内容。如水部收载天水类 16 种，按二十四节气确定功能，地水类 17 种，作为溶媒多半用于煎煮药物；火土部收载火部和土部各 10 种，火部作为燃料也作煎药或针灸之用。严格说来，这些东西不当视为药物。而人部 14 种中，基于伦理等因素大多已不入药用。尚有少数当时看来有一定道理，而现在则属荒诞不经的东西，当在研习中予以明察。

梁茂新　范　颖
2019 年 2 月

1.《本草从新》点评，包括原文点校、注释和点评三部分内容，侧重于文本点评。

2. 点评重点：凡有疑惑、混淆、争议者，必释其疑，辨其误，正其源。凡属真知灼见、有所建树之处，必阐发之，彰显之，举荐之。侧重点评五个方面：一是纠正史实不符之处；二是澄清同药异名、同名异药混淆者、同类异制者；三是订正药物和相关论述来源混乱者；四是揭示吴仪洛对本草学和药物论述之贡献；五是揭示常用药物古代应用特点和规律。

3. 校勘参考书目：以北京市中国书店 1985 年影印扫叶山房刻本为底本，主校本有清乾隆五十三年（1788）戊申刊本（简称"戊申本"）和上海校经山房印行的增图《本草从新》（简称"上海本"）。旁校本有汪昂《本草备要》康熙三十三年（1694）还读斋增订本。所用工具书从略。

4. 点评参考书目：2015 版《中国药典》一部、《中华本草》《中药大辞典》《素问》《灵枢》《神农本草经》《伤寒论》《金匮要略》《名医别录》《本草经集注》《唐本草》《本草拾遗》《开宝本草》《药性赋》《日华子诸家本草》《嘉祐补注本草》《重修政和经史证类备用本草》《肘后备急方》等。

5. 书名简称：《从新》原文保持不变。注释和点评中所引书目，本草学著作均省略"本草"两字，如《本草纲目》《本草备要》《本草从新》分别简称为《纲目》《备要》《从新》。然《神农本草经》简称《本经》，《重修政和经史证类备用本草》简称《证类》，《名医别录》简称《别录》，《嘉祐补注本草》简称《嘉祐》。

6. 原文药名：石苇、白芨、白微、硃砂、蓬砂、山查、慈石；及名词术语瞳人、血运、磁罐、畜血、斑文等，分别径改为当今通用名称石韦、白及、白薇、朱砂、硼砂、山楂、磁石及瞳仁、血晕、瓷罐、蓄血、斑纹等。

7. 原文中的鞕、弩、傅、钟等，径改为硬、胬、敷、盅等。

8. 药物古代应用特点和规律的点评，充分利用了"古代方剂数据库管理系统"。

原序 ◉

余先世藏书最夥①。凡有益于民用者，购之尤亟。以故岐黄家言，亦多海内希见之本。余自髫年②，习制举业，时即旁览及焉。遇有会意，辄觉神情开涤。于是尽发所藏而精绎之，迄今四十年矣。夫医学之要莫先于明理，其次则在辨证，其次则在用药。理不明，证于何辨。证不辨，药于何用。故拙著《医学十种》，其一曰《一源必彻》，其二曰《四诊须详》。于经义病情，必斟酌群言，而期于至当也。而又念天之生药，凡以济斯人之疾苦者也。有一病，必有一药。病千变，药亦千变。能精悉其气味，则千百药中任举一二种用之，且通神。不然，则歧多而用眩。凡药皆可伤人，况于性最偏驳者乎。自来注本草者，古经以下代有增订。而李氏《纲目》为集大成。其征据该洽，良足补《尔雅》《诗疏》③之缺，而以备医学之用。或病其稍繁，踵之者有缪氏之《经疏》④，不特著药性之功能，且兼言其过劣，其中多所发明，而西昌喻嘉言颇有异议。最后，新安汪氏祖述二书，著《备要》一编，卷帙不繁，而采辑甚广，宜其为近今脍炙之书也。独惜其本非岐黄家，不临证而专信前人。杂采诸说，无所折衷，未免有承误

---

① 夥(huǒ 火)：多。
② 髫(tiáo 条)年：髫，古代小孩头上扎起来的下垂头发。古时女孩7岁称"髫年"，此处指童年。
③ 《诗疏》：唐代孔颖达撰，凡40卷。《诗疏》又称诗的注疏。
④ 《经疏》：明代缪希雍编撰《神农本草经疏》。

之失。余不揣固陋，取其书重订之。因仍者半，增改者半。旁掇旧文，参以涉历，以扩未尽之旨。书成，名曰《本草从新》，付之剞劂①。庶几切于时用，而堪羽翼古人矣乎。其余数种，将次第刊布，与有识者商之。

乾隆丁丑岁三月上巳日澂水吴仪洛遵程书于硖川之利济堂

---

① 剞劂(jī jué 击决)：雕板；刻印。

　　——注本草者，当先注明其所以主治之由，与所以当用之理，使读之者有义味可咀嚼也。兹集药性病情，互相阐发，庶便资用。若每处皆释，则重复烦琐，反生厌渎①。故前后间见，或因药论辨读者，汇观而统会之可也。

　　——上自《神农本草经》，以至李氏《纲目》，俱递有收载。自《纲目》以后，收载绝少。如燕窝之类，用治甚多。从前俱所失收，兹集俱为增入。

　　——自古本草以至近今本草，俱有是名而今并无是药者，如预知子之类，俱为削去。

　　——药品主治，诸家析言者少，统言者多。如治痰之药，有治湿痰者，有治燥痰者，诸书第以除痰概之。头痛之药，有治内伤头痛者，有治外感头痛者，诸书唯言治头痛而已。此皆相反之证，未可混施。举此二端，其余可以类推矣。又止言某病宜用，而不言某病忌用，均属缺略。兹集并加详注，庶无贻误。

　　——每药先辨其气味、形色，次著其所入经络，乃为发明其功用。而以主治之证具列于后。其所以主治之理，即在前功用之中。不能逐款细注，读者详之。

　　——徐之才曰：药有宣上升下行曰“宣”、通、补、泻、涩、滑、燥、

---

　　① 渎（dú读）：轻慢，对人不恭敬。

湿即润也、轻、重十种，是药之大体。而《本经》不言，后人未述。凡用药者，审而详之，则靡所失遗矣。今为分阐，以标于本药之上此十剂也。陶隐居多寒、热二剂，兹不具述。然本集燥剂，即陶氏之热剂；而通剂，乃徐氏之燥剂也。

——药品主治已注明某脏某腑者，则不更言入某经络，以重复无用也。

——阴阳、升降浮沉已详于药性总义中，故每品之下不加重注。

——采用诸书，悉标其名氏，使知为先哲名言，有可考据也。间有删节数行数句者，以限于尺幅也。有增改数句数字者，务畅其文义也。其间广搜博采，义图贯通，取要删繁，词归雅饬①，庶几爽观者之心目云尔。

——凡假药不可不辨。如花草子伪沙苑蒺藜，香栾伪枳实、枳壳之类。始则以伪乱真，渐至真者绝少，数百年来从无一人起而指摘之者。此类甚多，兹集俱正其误。

——同是药名，而力量厚薄悬殊，性味优劣迥别。如野白术与种白术，并江西白术之类。至肉桂中洋桂，黄连中新山连，更害人之尤者也。兹集俱细为分别。

——本药而杂别种在内用者，即不能取效。如肆中柴胡夹杂白头翁、小前胡、远志苗、丹参等于内，不细为拣去，不唯无益，而反有害矣，亦断不可不正之。

——药品修治必须如法。今肆中熟地黄用煮、菟丝饼加面之类，制治乖方，断不可用，俱为正之。

——凡可以救荒者，收载稍繁，以其有裨于生成之实用也。

——养生与治病，食物之宜否，关系非细，故收载不厌其繁。

【点评】十剂来源存有两说，依据《纲目》序例引《药对》"药有宣、通、补、泻、轻、重、涩、滑、燥、湿十种"，确认徐之才

---

① 饬(chì 赤)：严谨。

首创。另据《衍义》序例上引十剂称"陶隐居云",认为陶弘景建立十剂。而其《集注》序例并无十剂,说明与陶氏无关。考察表明,在《证类》序例"合药分剂料理法则"和《补注所引书传》之间确有十剂论述,题为"臣禹锡等谨按徐之才《药对》孙思邈《千金方》陈藏器《本草拾遗》序例如后",此乃编撰《嘉祐》时将三书序例汇集起来。《药对》《拾遗》早佚,对照《备急千金要方》即可确认中间所述来自此书,借以判断前文来自《药对》,包含十剂的后文当属《拾遗》。即十剂实为陈藏器所创。所增寒热二剂,《衍义》序例上云:"今特补此二种,以尽厥旨",知为寇宗奭补充。

凡酸属木入肝，苦属火入心，甘属土入脾，辛属金入肺，咸属水入肾，此五味之义也。

凡青属木入肝，赤属火入心，黄属土入脾，白属金入肺，黑属水入肾，此五色之义也。

凡酸者，能涩，能收。苦者，能泻，能燥，能坚。甘者，能补，能和，能缓。辛者，能散，能润，能横行。咸者，能下，能耎①音软坚。淡者，能利窍，能渗泄。此五味之用也。

凡寒热温凉，气也。酸苦甘辛咸淡，味也。气为阳，味为阴气无形而升，故为阳；味有质而降，故为阴。气厚者为纯阳，薄为阳中之阴。味厚者为纯阴，薄为阴中之阳。气薄则发泄，厚则发热阳气上行，故气薄者能泄于表；厚者能发热。味厚则泄，薄则通阴味下行，故味厚者能泄于下；薄者能通利。辛甘发散为阳，酸苦涌湧同泄为阴辛散，甘缓，故发肌表；酸收，苦泄，故为吐泻。咸味涌泄为阴，淡味渗泄为阳。轻清升浮为阳，重浊沉降为阴。清阳出上窍本乎天者亲上，上窍七，谓耳目口鼻，浊阴出下窍本乎地者亲下，下窍二，谓前后二阴。清阳发腠理腠理，肌表也。阳升散于皮肤，故清阳发之，浊阴走五脏阴受气于五脏，故浊阴走之。清阳实四肢四肢为诸阳之本，故清阳实之，浊阴归六腑六腑传化水谷；故浊阴归之。此阴阳之义也。

凡轻虚者浮而升，重实者沉而降。味薄者升而生象春，气薄者降

---

① 耎（ruǎn 软）：同"软"。

而收象秋，气厚者浮而长象夏，味厚者沉而藏象冬，味平者化而成象土。气厚味薄者浮而升，味厚气薄者沉而降。气味俱厚者，能浮能沉，气味俱薄者可升可降。酸咸无升，辛甘无降。寒无浮，热无沉。此升降浮沉之义也李时珍曰：升者引之以咸寒，则沉而直达下焦；沉者引之以酒，则浮而上至巅顶。一物之中，有根升梢降，生升熟降者，是升降在物，亦在人也。凡根之在土中者，半身以上则上升，半身以下则下降。虽一药而根梢各别，用之或差，服亦罔效。

凡质之轻者，上入心肺，重者下入肝肾。中空者发表，内实者攻里。为枝者达四肢，为皮者达皮肤，为心为干者，内行脏腑。枯燥者入气分，润泽者入血分。此上下内外，各以其类相从也。

【点评】病症有在气分、血分之分；药物有入气分、血分之别。就病症而言，带浊赤者湿伤血分，白者湿伤气分；痢疾色白属气分，红属血分。药物则润者走血分，燥者入气分；紫色入血分，白色入气分。但气分、血分之判定，依据疾病为气病或血病，药物针对气病或血病而定。由此可见，药入气分和血分是此间惯用针对疾病的功能定位方式。当今认为，气分与血分是卫气营血辨证的两个阶段，因而将气分证与气分、血分证与血分等同。其实药物入气分和血分，为传统药物治疗气病和血病的两大分类法。本草学所说的气分(气病)药治疗诸如气结、气郁、气滞、气逆、气乱、气虚和血瘀(气行则血行)等气病或血病；而血分(血病)药则治疗血瘀、血热、出血、血海和精血虚损病变等血病。至于"入某经气分""入某经血分"，则是根据各经气血多少和病变所在各经部位综合确定的。由于药物属性和治疗疾病的复杂多样性，因而存在一药兼入气分和血分者。

凡色青、味酸、气臊臊为木气所化，性属木者，皆入足厥阴肝、足少阳胆经肝与胆相表里。胆为甲木，肝为乙木。色赤、味苦、气焦焦为火气所化，性属火者，皆入手少阴心、手太阳小肠经心与小肠相表里。小肠为丙火，心为丁火。色黄、味甘、气香香为土气所化，性属土者，皆入足太阴脾、足阳明胃经_{脾与胃相表里。胃为戊土，脾为己土。}色白、味辛、气腥_{腥为金气所化，}性属金者，皆入手太阴肺、手阳明大肠经_{肺与大肠相表里。大肠为庚金，肺为}_{辛金。}色黑、味咸、气腐_{腐为水气所化，}性属水者，皆入足少阴肾、足太阳膀胱经_{肾与膀胱相表里。膀胱为壬水，肾为癸水。}凡一脏配一腑，腑皆属阳，故为甲、丙、戊、庚、壬；脏皆属阴，故为乙、丁、己、辛、癸也。十二经中，惟手厥阴心包络、手少阳三焦经无所主。其经通于足厥阴、少阳。厥阴主血，诸药入肝经血分者，并入心包络。少阳主气，诸药入胆经气分者，并入三焦。命门相火，散行于胆、三焦、心包络。故入命门者，并入三焦。此诸药入诸经之部分也。

人之五脏，应五行金木水火土。子母相生。《经》曰：虚则补其母，实则泻其子。又曰：子能令母实。如肾为肝母，心为肝子。故入肝者，并入肾与心。肝为心母，脾为心子，故入心者，并入肝与脾。心为脾母，肺为脾子，故入脾者，并入心与肺。脾为肺母，肾为肺子，故入肺者，并入脾与肾。肺为肾母，肝为肾子，故入肾者，并入肺与肝。此五行相生，子母相应之义也。

凡药各有形性气质。其入诸经，有因形相类者_{如连翘似心而入心，荔}_{枝核似睾丸而入肾之类}；有因性相从者_{如润者走血分，燥者入气分}；本乎天者亲上，本乎地者亲下之类；有因气相求者_{如气香入脾，气焦入心之类}；有因质相同者_如_{头入头，干入身，枝入肢，皮行皮。又如红花、苏木汁似血而入血之类}。自然之理，可以意得也。

【点评】《中华本草》认为：中药归经"是以脏腑经络理论为指导，将药物功效进行归纳，体现了药物对机体各部位治疗作用的选择性"。本节所述则不同，显然是依据药物自身形、性、气、质的"象"属性多角度灵活做出的。说明现实归经定义已偏离了传统认识。当然，全面把握和认定药物归经尚需借助五行学说和藏象学说。如"气香入脾，气焦入心"，则依据臊、焦、香、腥、腐分别与肝、心、脾、肺、肾相应的关系。故无论药物由何种属性进入五行、五脏分类体系，均可借以推定药物归经，即"自然之理，可以意得也"。

有相须者，同类而不可离也如黄檗、知母、破故纸、胡桃之类。为使者，我之佐使也。恶者，夺我之能也。畏者，受彼之制也。反者，两不可合也。杀者，制彼之毒也。此异同之义也。

肝苦急，急食甘以缓之肝为将军之官，其志怒，其气急，急则自伤，反为所苦。故宜食甘以缓之，则急者可平，柔能制刚也。肝欲散，急食辛以散之，以辛补之，以酸泻之木不宜郁，故欲以辛散之。顺其性者为补，逆其性者为泻。肝喜散而恶收，故辛为补而酸为泻。心苦缓，急食酸以收之心藏神，其志喜，喜则气缓，而心虚神散，故宜食酸以收之。心欲耎，急食咸以耎之，用咸补之，以甘泻之心火太过，则为躁越，故急宜食咸以耎之。盖咸从水化，能相济也。心欲耎，故以咸耎为补。心苦缓，故以甘缓为泻。脾苦湿，急食苦以燥之脾以运化水谷，制水为事。湿胜则反伤脾土，故宜食苦以燥之。脾欲缓，急食甘以缓之，用苦泻之，以甘补之脾贵充和温厚，其性欲缓，故宜食甘以缓之。脾喜甘而恶苦，故苦为泻，而甘为补也。肺苦气上逆，急食苦以泄之肺主气，行治节之令。气病则上逆于肺，故急宜食苦以降泄之。肺欲收，急食酸以收之，用酸补之，以辛泻之肺应秋气，主收敛，故宜食酸以收之。肺气宜聚不宜散，故酸收为补，辛散为泻。肾苦燥，急食辛以润之。开腠理，致津液通气也肾为水脏，藏精者也。阴病者苦燥，故宜食辛以润之。盖辛从金化，水之母也，其能开腠理、致津液者，以辛能通气也。水中有真气，惟辛能达之，气至水亦至，故可以润肾之燥。肾欲坚，急食苦以坚之，用苦补之，以咸泻之肾主闭藏，气贵周密，故肾欲坚，宜食苦以坚之也。苦能坚，故为补，咸能耎坚，故为泻。此五脏补泻之义也。

酸伤筋酸走筋，过则伤筋而拘挛，辛胜酸辛为金味，故胜木之酸，苦伤气苦从火化，故伤肺气，火克金也。又如阳气性升，苦味性降，气为苦遏，则不能舒伸，故苦伤气，咸胜苦咸为水味，故胜火之苦。按气为苦伤，而用咸胜之，此自五行相制之理。若以辛助金，而以甘泄苦，亦是捷法。盖气味以辛甘为阳，酸苦咸为阴，阴胜者制之以阳，阳胜者制之以阴。何非胜复之妙。而其中宜否，则在乎用之权变尔。甘伤肉，酸胜甘酸为木味，故胜土之甘，辛伤皮毛辛能散气，故伤皮毛，苦胜辛苦为火味，故胜金之辛，咸伤血咸从水化，故伤心血，水胜火也。食咸则渴，伤血可知。甘胜咸甘为土味，故胜水之咸。此五行相克之义也。

辛走气，气病无多食辛《五味论》曰：多食之，令人洞心。洞心，透心若空也。咸走血，血病无多食咸血得咸，则凝结而不流。《五味论》曰：多食之，令人渴。苦走骨，骨病无多食苦苦性沉降，阴也。骨属肾，亦阴也。骨得苦则沉，阴欲盛，骨重难举矣。《五味论》曰：多食之，令人变呕。甘走肉，肉病无多食甘甘能缓中，善生胀满。《五味论》曰：多食之，令人悗心。悗心，心闷也。酸走筋，筋病无多食酸酸能收缩，筋得酸则缩。《五味论》曰：多食之，令人癃。癃，小便不利也。此五病之所禁也。

多食咸，则脉凝泣涩同而变色水能克火，故病在心之脉与色也。《五味篇》曰：心病禁咸。多食苦，则皮槁而毛拔火能克金，故病在肺之皮毛也。《五味篇》曰：肺病禁苦。多食辛，则筋急而爪枯金能克木，故病在肝之筋爪也。《五味篇》曰：肝病禁辛。多食酸，则肉胝皱音绉而唇揭胝，皮厚也，手足胼胝之谓。木能克土，故病在脾之肉与唇也。《五味篇》曰：脾病禁酸。多食甘，则骨痛而发落土能克水，故病在肾之骨与发也。《五味篇》曰：肾病禁甘。此五味之所伤也。

风淫于内，治以辛凉，佐以苦甘。以甘缓之，以辛散之风为木气，金能胜之，故治以辛凉。过于辛，恐反伤其气，故佐以苦甘。苦胜辛，甘益气也。木性急，故以甘缓之。风邪胜，故以辛散之。热淫于内，治以咸寒，佐以甘苦。以酸收之，以苦发之热为火气，水能胜之，故治以咸寒，佐以甘苦。甘胜咸，所以防咸之过也。苦能泄，所以去热之实也。热盛于经而不敛者，以酸收之。热郁于内而不解者，以苦发之。湿淫于内，治以苦热，佐以酸淡。以苦燥之，以淡泄之湿为土气，燥能除之，故治以苦热。酸从木化，制土者也，故佐以酸淡。以苦燥之者，苦从火化也。以淡泄之者，淡能利窍也。火淫于内，治以咸冷，佐以苦辛。以酸收之，以苦发之相火，畏火也，故宜治以咸冷。苦能泄火，辛能散火，故用以为佐。酸收苦发，义与上文"热淫"同治。燥淫于内，治以苦温，佐以甘辛。以苦下之燥为金气，火能胜之，治以苦温，苦从火化也。佐以甘辛，木受金伤，以甘缓之，金之正味，以辛泻之也。燥结不通，则邪实于内，故当以苦下之。寒淫于内，治以甘热，佐以苦辛。以咸泻之，以辛润之，以苦坚之寒为水气，土能制水，热能胜寒，故治以甘热。甘从土化，热从火化也。佐以苦辛等义，如《脏气法时论》曰：肾苦燥，急食辛以润之。肾欲坚，急食苦以坚之。用苦补之，咸泻之也。**此六淫主治，各有所宜也。**

凡药须俟制焙毕，然后秤用。不得生秤。湿润药皆先增分两，燥乃秤之。

凡酒制升提，姜制温散，入盐走肾而软坚，用醋注肝而收敛。童便除劣性而降下，米泔去燥性而和中。乳润枯生血，蜜甘缓益元。陈壁土借土气以补中州，面煨曲制抑酷性，勿伤上膈。黑豆甘草汤渍，并解毒致令平和。羊酥猪脂涂烧，咸渗骨容易脆断，去穰者免胀，去心者除烦。**此制治各有所宜也**本草所谓黑豆、乌豆，皆黑大豆也。苏颂曰：紧小者为雄，入药尤佳。宗奭曰：小者力更佳。皆谓黑大豆中之较小者，非世俗所称马料豆也。世俗所谓马料豆，即穞豆也。穞豆性温热，味涩劣，乃豆中最下之品。以其野生价最贱，北方甚多，故喂马用之。盖凡豆皆可作马料，而莫有如此豆之价廉也。今药肆中煮何首乌，不用黑大豆而用穞豆，甚谬。并有将煮过首乌之穞豆，伪充淡豆豉，尤属可笑。市医每有以穞豆皮加入煎剂者，不知黑大豆之皮有可用，穞豆之皮无可用也。因时珍混注穞豆即小黑豆，以致后人多误。

用药有宜陈久者收藏高燥处，又必时常开看，不令霉蛀，有宜精新者。如南星、半夏、麻黄、大黄、木贼、棕榈、芫花、槐花、荆芥、枳实、枳壳、橘皮、香栾、佛手柑、山茱萸、吴茱萸、燕窝、蛤蚧、沙糖、壁土、秋石、金汁、石灰、米、麦、酒、酱、醋、茶、姜、芥、艾、墨、蒸饼、诸曲、诸胶之类，皆以陈久者为佳。或取其烈性减，或取其火气脱也凡煎阿胶、鹿胶等，止宜微火令小沸，不得过七日。若日数多，火气太重，虽陈之至久，火气终不能脱，服之不惟无益，反致助火伤阴也。煎膏子亦宜微火，并不可久煎。阴虚有火之人，一应药饵食物，最忌煎炒。修合丸子，宜将药切绝薄片子，蒸烂熟，捣为丸。若用火制焙，不但不能治病，反致发火伤阴，旧疾必更作也。**余则俱宜精新。若陈腐而欠鲜明，则气味不全，服之必无效。唐耿湋诗云：朽药误新方**①。**正谓是矣。此药品有新陈之不同，用之贵各得其宜也。**

【点评】"药性总义"从药物形色气质等方面，全面介绍了药之五色、五味、四气、阴阳属性、气味厚薄、升降浮沉、归经、

---

① 朽药误新方：诗句出自唐代耿湋《秋晚卧疾司空拾遗卢少府纶》。

五脏补泻、五病所禁、五味气伤、用药七情、六淫主治、炮制、药之新陈等，大体构成了中药药性的全部。所论内容主要来自《内经》《本经》和《用药法象》等，若对药性进一步探赜索隐，可直接参阅原始文献。

草部　山草类五十四种

人参　珠儿参　党参　土人参　西洋人参　北沙参　空沙参　甘草　黄精　萎蕤　黄芪　野白术　种白术　苍术　桔梗　天麻　秦艽柴胡　前胡　独活　羌活　防风　升麻　细辛　远志　金毛狗脊　淫羊藿　巴戟天　琐阳　肉苁蓉　白及　三七　地榆　丹参　元参　苦参　龙胆草　黄连　胡黄连　黄芩　紫草　知母　贝母　白头翁　白前　白薇　白茅根　白鲜皮　延胡索　落得打　开金锁　冬虫夏草锦地罗　水仙根

芳草类三十四种

当归　芍药①　芎䓖　牡丹皮　泽兰　马兰　郁金　姜黄　蓬莪蒁　荆三棱　香附　木香　砂仁　白豆蔻　草豆蔻　草果　肉豆蔻破故纸　益智子②　蛇床子　荜茇　良姜　藿香　白芷　藁本　香薷荆芥　紫苏　鸡苏　薄荷　甘松香　山柰　奶酢草　茉莉花

隰草类六十五种

生地黄　干地黄　熟地黄　鳢肠　麦门冬　甘菊花　谷精草　草决明　决明子　木贼草　麻黄　刺蒺藜　沙苑蒺藜　茺蔚　夏枯草青蒿　连翘　紫花地丁　漏卢　恶实　大小蓟　马鞭草　刘寄奴　红

---

① 芍药：上海本作"白芍药"。
② 子：上海本作"仁"。

花　王不留行　瞿麦　萹蓄　车前子　灯心　地肤子　冬葵子　海金沙　茵陈　葶苈子　大青　青黛　芦根　豨莶草　旋覆花　紫菀　款冬花　牛膝　续断　胡芦巴　艾叶　木绵　鸡冠花　元宝草　雪里青　万年青　白米饭草　淡竹叶　薯实　箸　芭蕉根　苎麻根　萱草　石龙芮　狗尾草　败酱　薇衔　蠡实　石龙刍　酸浆　鼠曲草

毒草类三十种

附子　草乌头　白附子　天南星　半夏　常山　藜芦　大戟　甘遂　商陆　芫花　续随子　牵牛　蓖麻子　贯众　射干　蚤休　玉簪　大黄　菌茹　天名精　山慈姑　茵芋　莽草　仙茅　菜耳　木鳖子　凤仙子　土连翘　烟

蔓草类二十八种

何首乌　菟丝子　覆盆子　五味子　天门冬　百部　马兜铃　栝楼仁　天花粉　王瓜　白蔹　山豆根　金银花　蔷薇根　土茯苓　草薢　防己　木通　通草　天仙藤　葛根　茜草　紫葳花　威灵仙　钓①藤钩　使君子　旋花　雀梅叶

水草类七种

泽泻　石菖蒲　蒲黄　水萍　海藻　海带　昆布

石草类六种

石斛　骨碎补　石韦　金星草　景天　地锦

苔类三种

海苔　卷柏　马勃

木部　香木类二十五种

柏子仁　侧柏叶　松脂　杉材　肉桂　桂心　桂枝　辛夷　沉香丁香　白檀香　紫檀香　降真香　乌药　乳香　没药　血竭　枫香脂

---

① 钓：诸本作"钓"，戊申本、上海本作"钩"。下同。

安息香　苏合香　龙脑香　樟脑　阿魏　芦荟　胡桐泪

乔木类二十四种

黄檗　槐实　苦楝子　秦皮　樗根白皮　棕榈　没石子　诃黎勒
厚朴　皂荚　皂荚刺　肥皂荚　水杨枝叶　西河柳叶　榆白皮　海桐
皮　杜仲　合欢皮　芜荑　乌桕木根皮　苏木　干漆　大风子　巴豆

灌木类二十八种

桑根白皮　干桑枝　干桑叶　干桑葚　楮实　枳实枳壳　栀子
酸枣仁　蕤仁　山茱萸　金樱子　郁李仁　女贞子　五加皮　枸杞子
地骨皮　石楠叶　蔓荆子　木槿　木芙蓉　狗骨　南烛　枸橘叶　山
茶花　密蒙花　八角金盘　柞木　荆沥

苞木类四种

竹沥　竹茹　竹叶　天竹黄

寓木类六种

琥珀　茯苓　茯神　猪苓　雷丸　桑寄生

果部　　五果类六种

杏仁　巴旦杏仁　乌梅　桃仁　栗　大枣

山果类十五种

梨　柿　木瓜　山楂　橘皮　青皮　香橼　香栾　花红　枇杷叶
杨梅　石榴皮　银杏　胡桃　榛

夷果类九种

荔枝核　龙眼肉　橄榄　榧子　海松子　槟榔　大腹皮　枳椇子
落花生

味类五种

川椒　秦椒　胡椒　吴茱萸　茶

蓏①类五种

瓜蒂　西瓜　甘蔗　白沙糖　紫沙糖

水果类十种

莲子　石莲子　莲蕊须　藕节　藕　荷叶　菱　芡实　荸脐②
慈菇

菜部　荤辛类二十三种

韭　葱白　薤　大蒜　芸薹　白芥子　蔓菁③子　莱菔子　莱菔
生姜　姜汁　姜皮　煨姜　干姜　黑姜　胡荽　大茴香　小茴香　胡
萝卜　水芹　旱芹　蓬蒿菜　白菜

柔滑类二十种

菠菜　荠菜　苋菜　马齿苋　生菜　莴苣　蒲公英　翘摇　蓴菜
羊蹄　荙菜　黄瓜菜　鱼腥草　蕨　芋　土芋　山药　甘蕗　百合
竹笋

蓏菜类七种

茄子　壶卢　冬瓜　南瓜　越瓜　胡瓜　丝瓜

水菜类五种

茭白　紫菜　海粉　石花菜　龙须菜

芝栭④类四种

木耳　香蕈　蘑菰蕈　鸡坳

谷部　麻麦稻类十一种

胡麻　大麻仁　小麦　浮小麦　大麦　穬麦　荞麦　野麦　糯米
粳米　籼米

---

① 蓏(luǒ 裸)：瓜类等蔓生植物的果实。
② 脐：上海本作"荠"。脐通"荠"。
③ 菁：底本作"青"，而其药论则作"菁"，上海本作"菁"，据改。
④ 栭(ér 而)：木耳，枯木上生的菌类植物。

稷粟类十六种

稷 黍 粱 粟 秫 穄子 蜀黍 玉蜀黍 菰米 东廧子 蓬草子 茵草米 蒒草子 稗 薏苡仁 御米壳

菽豆类十二种

黑大豆 黄大豆 白豆 赤小豆 绿豆 豌豆 蚕豆 豇豆 白扁豆 穞豆 刀豆 黎豆

造酿类十六种

淡豆豉 大豆黄卷 豆腐 陈廪米 粥 蒸饼 面筋 麦粉 神曲 红曲 麦蘗 谷芽 饴糖 酱 醋 酒

金石部　金类八种

金 自然铜 铜青 铅 铅丹 密陀僧 古文钱 铁

玉类三种

云母 白石英 紫石英

石类二十六种

朱砂 水银 轻粉 银朱 雄黄 石膏 滑石 赤石脂 禹余粮 炉甘石 无名异 钟乳 石炭 石灰 海石 阳起石 磁石 代赭石 空青 石胆 礜石 砒石 青礞石 花蕊石 石燕 石蟹

卤石类十二种

食盐 戎盐 凝水石 元精石 朴硝芒硝 元明粉 硇砂 硼砂 石硫黄 白矾 绿矾 消石

水部　天水类十六种

立春雨水二节内水 惊蛰春分清明谷雨四节内水 小满水 梅雨水 重午日午时水 神水 立秋处暑白露秋分四节内水 寒露水 霜降水 液雨水 大雪冬至小寒大寒及腊日水 明水 露水 霜 腊雪 冰

地水类十七种

潦水　半天河水　流水　井泉水　醴泉　玉井水　乳穴水　温泉　阿井水　山岩泉水　海水　地浆　百沸汤　生熟汤　齑水　甑气水　铜壶滴漏水

火土部　火类十种

桑柴火　炭火　芦火竹火　灯火　灯花　艾火　神针火　火针　燧火　阳火阴火

土类十种

白垩　黄土　伏龙肝　东壁土　墨　釜脐墨　百草霜　梁上尘　碱　孩儿茶

禽兽部　原禽类十一种

燕窝　石燕　夜明砂　五灵脂　雀　雀卵　白丁香　鸽　鸡　乌骨鸡　雉

水禽类七种

白鹤血　鹈鹕油　鹅　鹜　凫　鸬鹚　鹭鸶

林禽类二种

斑鸠　鹊

畜类九种

猪　狗　羊　牛　牛黄　黄明胶　阿胶　驴溺　白马溺

兽类十五种

虎骨　象皮　犀角　熊胆　羚羊角　鹿茸　鹿角　麋茸麋角　麝香　猫胞　猪獾　狗獾　兔屎　獭肝　膃肭脐

鼠类二种

猳鼠矢　猬皮

虫鱼鳞介部　化生类五种

桑虫　蝉蜕　蝼蛄　䗪虫　虻虫

卵生类十一种

蜂蜜　露蜂房　虫白蜡　五倍子　桑螵蛸　白僵蚕　原蚕砂　斑猫　蝎　水蛭　粪蛆

湿生类四种

蟾蜍　田鸡　蜈蚣　白颈蚯蚓

有鳞类十八种

鲤鱼　鲟鱼　鲩鱼　青鱼胆　勒鱼　鲈鱼　白鱼　鳜鱼　鳡鱼　嘉鱼　鲻鱼　石首鱼　鲥鱼　鲳鱼　鲫鱼　鲂鱼　鲙残鱼　金鱼

无鳞类十五种

鳢鱼　鳗鲡　鳝鱼　鳅鱼　海螵蛸　海蛇　虾　海虾　海马　河豚　带鱼　鲨鱼翅　鲟鱼　鲟鳇鱼　海参

龙类四种

龙骨　龙齿　鲮鲤　蛤蚧

蛇类四种

蛇蜕　蚺蛇胆　白花蛇　乌梢蛇

龟鳖类三种

龟板　鳖甲　蟹

蛤蚌类十六种

牡蛎　蛤粉　蚌粉　蚬粉蚬肉　真珠　石决明　蛏　魁蛤　淡菜　田螺　螺蛳　海蛳　吐铁　江珧柱　西施舌　蜊壳爿

人部　十四种

发　牙齿　人中黄　金汁　人中白　童便　秋石　乳汁　月水　口津唾　人气　初生脐带　人胞　人骨

草部 山草类

人参 大补元气，生阴血，亦泻虚火。

甘、温，微苦。**大补肺中元气** 李东垣《用药法象》曰：肺主气，肺气旺则脏腑之气皆旺，精自生而形自盛。十剂曰：补可去弱，人参、羊肉之类是也。人参补气，羊肉补形。**泻火** 东垣曰：参、芪、甘草退火之圣药。按烦劳则虚而生热，得甘温以益元气，而虚热自退，故亦谓之泻。**除烦，生津止渴，开心益智** 心气强，则善思而多智。**聪耳明目** 洗与服俱佳。**安精神，定魂魄，止惊悸，通血脉** 气行则血行。**破坚积** 气运则积化。**消痰水** 气旺则痰行水消。**气壮而胃自开，气和而食自化。治虚劳内伤** 伤于七情六欲、饮食作劳为内伤，宜养正。伤于风寒暑湿燥火为外感，宜祛邪。如发热证，外感则发热无间，内伤则时热时止；恶寒证，外感虽絮火不除，内伤则得暖便减；头痛证，外感则常痛不休，内伤则时痛时止；外感则手背热，内伤则手心热；外感则鼻塞不通，内伤则口淡无味。**发热，自汗** 自汗属阳虚，宜参芪补气。亦有因肺热汗多者，服参芪汗必更多。宜清热而兼养血，汗自止矣。凡外感风邪，每多发热汗，脉必浮缓，而外证亦自可辨。**虚咳，喘促** 陈嘉谟《本草蒙筌》曰：歌①有"肺热还伤肺"之句，唯言寒热，不辨虚实。若肺中实热者忌之，虚热者服之何害。**心腹寒痛** 方书谓痛无补法，以其气实也。若虚寒作痛，急宜用之矣。**伤寒** 庸浅之辈，不察虚实，但见发热，动手便攻，且曰伤寒无补法。独不观仲景《伤寒论》立三百九十七法，而治虚寒者一百有奇，垂一百一十三方，而用人参、附子者，五十有奇乎。**瘟疫** 瘟疫病阳脉濡弱，正虚也。阴脉弦紧，邪实也。正虚邪实，则一团毒邪内炽，莫能解散。病固缠身为累，而冬不藏精之人，触其气者染之尤易。所以发表药中，宜少用人参三、五、七分，以领出其邪。喻嘉言《寓意草》中论之甚详。**呕**

---

① 歌：诸本皆作"咳"，据《备要》改。

哕，反胃，痃疟，泻痢皆理胃培脾之功。唯肺遗热于大肠，而为泻痢，虽日久宜清肺之化源。及风入肠胃，而致久泻久痢，宜祛风邪从肌表出，俱忌用。淋沥肺气化，则溺行而不频数。胀满皇甫嵩《本草发明》云：胸膈逆满宜补之，而胀自除。《经》所谓塞因塞用也。俗医泥于作饱不敢用，不知少用反滋壅，多用则宣通，补之正所以导之也。多梦纷纭，离魂异疾有人觉卧，则身外有身，一样无别。盖卧则魂归于肝，此由肝虚邪袭，魂不归舍，病名离魂。夏子益《奇疾方》，同龙齿、赤茯苓、朱砂各一钱，临睡煎服，三服愈。妊娠吐水酸心腹痛，不能饮食，《惠民和剂局方》炮姜等分为末，生地黄汁和丸桐子大，每服五十丸，米汤下。胎产诸虚。小儿慢惊，痘科险证凡痘证颜色娇红而不苍老，或顶陷，或皮薄浆清，或痒塌、泄泻，俱属气虚，宜用。若因肺热，浆不大行，及靥后难脱者，均忌。泄泻由于肺热者，亦忌之。外科阴毒痈疽出脓后收口，其效尤神。掺药用之亦妙。因虚失血古人治大失血脉虺洪者，并用人参，气旺则能摄血也。又凡血脱者，须益其气，盖血不自生，须得生阳气之药乃生，阳生则阴长之义也。若单用补血，无由而生矣。若火气方逆，血热妄行，则咸忌之。气虚甚者，浓煎独参汤进之。挟寒者，稍加附子。按：人参功能在诸药之上，但闭气。肺有火热，及肺气不利者忌之。实表，表有邪者忌之。凡痧痘斑毒欲出未出，但闷热而不见点，若误用之，以阻截其路，为祸尤烈。产辽东，宁古台出者，光红结实。船厂出者，空松铅塞。并有糙有熟，宜隔纸焙用。忌铁，不宜见风日。茯苓为使，畏五灵脂，恶皂角、黑大豆、紫石英、人溲，反藜芦李言闻[1]曰：东垣理脾胃，泻阴火，交泰丸内用人参、皂角，是恶而不恶也。古方疗月闭，四物汤加人参、五灵脂，是畏而不畏也。又疗痰在胸膈，人参、藜芦同用，而取其涌越，是激其怒性也。非洞奥达权者，不能知也。凡失血不止，人参和童便服即止，因相恶而效更奇也。

【点评】人参"泻火"，治"发热""伤寒""温疫""痃疟""泻痢"等，与其甘温之性似有不符。其实不然。由诸家诠释可知，人参宜治虚热、虚火、阴火、气虚、阳虚所致发热，此法经金元时期

---

① 李言闻：明代医家。字子郁，号月池，湖北蕲春人。为李时珍之父，尝任太医院吏目。著有《四诊发明》《痘疹证治》，均未见行世。并有增补崔嘉彦《脉学举要》一书，又有《蕲艾传》《人参传》等行于世。

李东垣阐明与发挥得以确认和推广。而外感发热、表实、肺热（肺有火热）、肺遗热于大肠而为泻痢等，均当忌用。

参条_{生津补气}。乃横生芦头上者。其力甚薄，止可用以调理常病，及生津止渴。其性横行手臂，凡指臂无力者，服之甚效。

参须_{生津补气}。亦横生芦头上，而更细者，其性与参条同，而力尤薄。要知参条、参须，不过得参之余气，危险之证，断①难倚仗。

太子参_{大补元气}。虽甚细如参条，短紧坚实，而有芦纹，其力不下大参。

参芦_{宣：涌吐。然亦有补性}。苦，温；涌吐。虚劳痰饮吴绶②曰：人弱者，以参芦代瓜蒂。朱丹溪《本草补遗》曰：人参入手太阴，补阳中之阴，芦则泻太阴之阳。亦犹麻黄苗能发汗，根能止汗也。痰在上膈在经络，宜吐之。吐中就有发散之义。一妇因怒而病呃，作则举身跳动，昏不知人。乃痰因怒郁，气不得降。以参芦半两，逆流水煎饮之，大吐顽痰数碗，大汗，昏睡而安。一人作劳发疟，服疟药变为热病，舌短、痰嗽、六脉洪数而滑，此痰蓄胸中也。以参芦汤加竹沥，涌出顽痰三块，次与参、芪、当归而安。**今东洋、西洋俱常用之**又人参内有一种，白皮细长，名凤凰城。又有一种，皮糙体松，名泡头。东洋俱大行。

【点评】书中明确标定为宣剂者，共125种，在十剂中居多。归纳表明，这些药物具有涌吐、祛风湿、通经络、散风寒、散风热、发汗解表、升阳、解郁、通窍、理气（顺气、利气、行气、调气）、活血、散结、辟秽、发痘、行药势等功能，足见宣剂包罗之广，作用范围之大，自然与其他诸剂多有重叠。参芦因涌吐而确定为宣剂。

参叶　大苦，大寒。损气败血。其性与人参相反，且无用。所以从来本草内俱不载。

---

① 断：上海本作"决"。
② 吴绶：元代医家。钱塘（今浙江杭州市）人。善治伤寒，撰《伤寒蕴要全书》。探讨五运六气，画图立说。后征至京师，为太医院院判。

【点评】所谓参叶"无用"，业已成为历史。人参叶早已收入《中国药典》一部。其功能"补气，益肺，祛暑，生津"，与人参有一定相似之处。在上市中药品种中，至少有七珠健胃茶以人参叶入药；而以人参茎叶皂苷入药者，则有维肝福泰片、复方树舌片；以人参茎叶总皂苷入药者则有益心宁神片、救心丸、活力源片（口服液）、强肾片和麝香心脑乐片等。

珠儿参 补气，除肺火。

苦，寒，微甘。味厚体重。补肺降火，肺热者宜之。脏寒者服之，即作腹痛。郁火服之，火不透发，反生寒热。其性大约与西洋人参相同，不过清热之功，热去则火不刑金，而肺脏受益，非真能补也。出闽中，须多去皮，再用滚水泡。以其苦劣之味在外皮，近中心则苦味减而稍甘。

【点评】珠儿参本书始收。为五加科植物大叶三七呈串珠状的根茎。具有养阴、清肺、散瘀、止血、定痛的功能。

党参 补中气，生津。

甘，平。补中益气，和脾胃，除烦渴。中气微虚，用以调补，甚为平妥。按古本草云：参须上党者佳。今真党参久已难得。肆中所卖党参种类甚多，皆不堪用。唯防风党参，性味和平足贵。根有狮子盘头者真，硬纹者伪也 白党味微甘而甚淡，功力远不及尔。

【点评】《别录》记载人参"出上党山谷"，上党属山西省长治市，与当今人参产地迥异。人参和党参分属五加科、桔梗科，基原不同。党参晚出，因其补中益气，价格便宜，现常代替人参使用。很多传统名方中成药以党参易人参，如生脉饮、十全大补膏、归脾丸、天王补心片、理中丸、香砂六君片等。因两药基原不同，如此替代的合理性尚待明确。而将党参以"不宜与藜芦同用"纳入中药十八反，没有任何道理。

土人参_{补肺气。通：下行。}

甘，微寒_{蒸之极透，则寒性去。}气香味淡，性善下降。能伸肺经治节，使清肃下行。补气生津，治咳嗽、喘逆，痰壅火升，久疟，淋沥，难产，经闭，泻痢，由于肺热；反胃，噎膈，由于燥涩。凡有升无降之证①，每见奇效_{其参一直下行，入土最深。}脾虚下陷，滑精梦遗，俱禁用，以其下行而滑窍也。孕妇亦忌。出江浙。俗名粉沙参_{红党参即将此参去皮净，煮极熟，阴干而成者。味淡无用。}

西洋人参_{补肺降火。}

苦，寒，微甘。味厚气薄。补肺降火，生津液，除烦倦。虚而有火者相宜。出大西洋佛兰西_{形似辽东糙人参，煎之不香，其气甚薄。}

【点评】西洋参原"出大西洋佛兰西（法国旧称）"，实为北美。现在我国东北、北京等地有栽培。对气阴两虚之咳嗽、消渴最为适宜。

北沙参_{补阴，清肺火。}

甘、苦，微寒。味淡体轻。专补肺阴，清肺火。治久咳肺痿。金受火刑者宜之，寒客肺中作嗽者勿服_{人参补五脏之阳，沙参补五脏之阴，肺热者用之。}白实长大者良。恶防己，反藜芦_{肺热咳嗽者，用沙参半两，水煎服之甚效。}

南沙参_{补阴，清肺火。}功同北参，而力稍逊。色稍黄，形稍瘦，小而短。近有一种味带辣者，不可用_{产亳州。}

空沙参_{即荠苨。寒利肺，甘解毒。}

甘、淡，微寒。解百药毒。利肺气，和中明目。主咳嗽、消渴、

---

① 证：上海本、《备要》作"症"。下同。

强中茎长兴盛，不交精液自出，谓之强中。疮毒、疗肿李时珍《本草纲目》曰：荠苨寒而利肺，甘而解毒，乃良品也。而世不知用，惜哉。人参、党参、土人参、洋参、荠苨、沙参、桔梗相似，不可不辨。沙参体虚无心而味淡；荠苨体虚无心而味甘；桔梗体坚有心而味苦；党参体实有心而味甘；土人参体实有心而味甘淡；人参体实有心而味甘，微带苦，自有余味；洋参虽似糙参，但气不香尔。即甜桔梗乃桔梗之一类二种。

甘草有补有泻，能表能里，可升可降，生阴血。

味甘。生用气平。补脾胃不足，而泻心火能生肺金。炙用气温，补三焦元气，而散表寒。入和剂则补益，入汗剂则解肌解退肌表之热。入凉剂则泻邪热，入峻剂则缓正气姜、附加之，恐其僭上；硝黄加之，恐其峻下。皆缓之之意。入润剂则养阴血。能协和诸药，使之不争。生肌止痛脾主肌肉，甘能缓痛。通行十二经。解百药毒，故有国老之称。疗诸痈肿疮疡。惟中满证忌之甘令人满。然亦有生用为泻者，以其能引诸药至于满所。《经》云：以甘补之，以甘泻之是已。故陶隐居《别录》、甄权《药性论》并云除满。脾健运，则满除也。又甘草得茯苓，则不资满而反泄满。故云：下气除满，仲景有甘草泻心汤治痞满。大而结者良。出大同。名粉草弹之有粉出。细者名统草。补中炙用，宜大者。泻火生用，宜细者去外赤皮。

【点评】所称甘草"生用气平，补脾胃不足"；"炙用气温，补三焦元气"，其后又称"补中炙用"，是知甘草生用和炙用的补中益气作用是矛盾的。《中国药典》一部确定炙甘草"补脾和胃，益气复脉"，而甘草"补脾益气，清热解毒，祛痰止咳，缓急止痛，调和诸药"，说明两者均能补中益气，故临床应用不必过于拘泥。

甘草头宣：涌吐。消肿导毒在上部者效。宜入吐药。

甘草梢达茎中。止茎中痛，淋浊证用之取其径达茎中也。白术、苦参、干漆为使，恶远志，反大戟、芫花、甘遂、海藻。然亦有并用者胡洽《百病方》治痰癖，十枣汤加甘草。东垣治结核，与海藻同用。丹溪治劳瘵，与芫花同行。非妙达精微者，不知此理。

【点评】在中药学和《中国药典》一部中，甘草反芫花、大戟、甘遂、海藻已成定律。不过,《别录》早已指出:甘草"解百药毒""安和七十二种石,一千二百种草"。此后,葛洪《肘后备急方》"治卒中诸药毒救解方"再度明确甘草(汁)解诸药中毒,并记载甘草(汁)解野葛毒和芫花毒。《证类》序例"解百药毒及金石等毒例"还增加甘草(汁)解莨菪毒和食诸菜毒等。说明甘草确有广泛的解毒作用。现已明确,甘草及其各种单、复方制剂对多种药物、代谢产物、细菌毒素和食物中毒都有解毒作用。其有效成分为甘草甜素。因此,应理性、客观地认识甘草与芫花等药的相反关系。

黄精平补气血而润。

甘,平。补中益气,安五脏,益脾胃,润心肺,填精髓,助筋骨,除风湿,下三尸虫。以其得坤土之精粹,久服不饥气满则不饥。却病延年。似玉竹而稍大。黄白多须,故俗呼为玉竹。黄精又一种似白及,俗呼为白及。黄精又名山生姜,恐非真者。去须,九蒸九晒用每蒸一次,必半日方透。

萎蕤即玉竹。平补气血而润,去风湿。

甘,平。补中益气,除烦渴,润心肺。治风淫湿毒,目痛眦烂风湿。寒热痁[1]疟,中风不能动摇,头痛,腰痛凡头痛不止者,属外感,宜发散;乍痛乍止者,属内伤,宜补虚。又有偏头风,左属风与血虚,右属痰热与气虚。腰痛亦有肾虚、气滞、痰积、瘀血、风寒、湿热之不同。凡挟虚挟风湿者,宜萎蕤。茎寒,自汗,一切不足之证,用代参、芪,不寒不燥,大有殊功。去毛,蜜水或酒浸,蒸用。畏碱卤。熬膏良小便猝淋,萎蕤五钱、芭蕉根二座[2],水二盏,煎一盏,入滑石末一钱服。

黄芪补气固表。生亦泻火,生阴血。

甘,温。生用固表。无汗能发,有汗能止丹溪曰:黄芪大补阳虚自汗。

---

① 痁(shān 山):疟病;病。
② 座:上海本作"茎"。

若表虚有邪，发汗不出者，服此又能自汗。**温分肉，实腠理，补肺气，泻阴火，解肌热。炙用补中，益元气，温三焦，壮脾胃**脾胃一虚，土不能生金，则肺气先绝。脾胃缓和，则肺旺而肌表固实，补中即所以固表也。**生血生肌**气能生血，血充则肉长。**排脓，内托疮痈圣药**毒气化则成脓，补气故能内托。痈疽不能成脓者，死不治。毒气盛而元气衰也。痘证亦然。**痘证不起，阳虚无热者宜之**合人参、甘草、生姜为保元汤，治痘虚不起。或加芎劳、官桂、糯米助之。王好古《汤液本草》曰：实卫气是表药，益脾胃是中州药，治伤寒尺脉不至，补肾元是里药。甄权谓其补肾者，气为水母也。《日华大明本草》①谓其止崩带者，气旺则无陷下之患也。《蒙筌》曰：补气药多补血药，亦从而补气。补血药多补气药，亦从而补血。益气汤虽用当归，因势寡，功被参、芪所据。补血汤黄芪数倍于当归，亦从当归所引而补血。补血汤黄芪一两、当归二钱，气药多而云补血者，气能生血，又有当归为引也。为补药之长，故名芪。**形如箭竿者佳。绵软而嫩无丫枝**故又名绵芪。切片，外白中黄，金井玉兰②。五台芪曰芪，皆不堪入药。**入补中药，捶扁蜜炙。如欲其稍降，盐水炒**有谓补肾及崩带、淋浊药宜盐水炒，汪切庵曰：此说非也。前证用黄芪，非欲抑黄芪使入肾也。取其补中升气，则肾受荫，而崩带淋浊之病自愈也。有上病下取，下病上取，补彼经而益及此经者，此类是也。**达表生用，或酒炒亦可。茯苓为使，恶龟甲、白鲜皮，畏防风**东垣曰：黄芪得防风其功益大，乃相畏而更以相使也。**按：黄芪极滞胃口，胸胃不宽者勿用。实表，有表邪及表旺者勿用。助气，气实者勿用。多怒则肝气不和，亦禁用。阴虚者宜少用，恐升气于表，而里愈虚尔**用盐水炒，以制其升性，亦得。**熬膏良。**

野白术补气生血，健脾燥湿。

甘补脾，温和中，苦燥湿《经》曰：脾恶湿，急食苦以燥之。**本善补气，同补血药用，亦能补血**气能生血。**无汗能发，有汗能止**发汗加辛散之味，止汗同芪、芍之类。**补脾则能进饮食，祛劳倦**脾主四肢，虚则四肢倦怠。**止肌热**脾主肌肉。**化癥癖**癥癖因脾虚不运者，宜用此以健脾，脾运则积化也。**和中则能已呕**

---

① 《日华大明本草》：宋代开宝中四明人撰，具体撰著者不详。又称《日华子诸家本草》《日华子本草》《日华子》和《大明》。

② 金井玉兰：药材横切面上，外圈(皮部和韧皮部)白色，中心(木质部或包括髓部)黄色或淡黄色，可称"金井玉栏"。如黄芪、桔梗、板蓝根等。

吐，定痛安胎得黄芩清胎热，得艾疗胎寒，得参大补胎元之弱。盖胎系于脾，脾虚则蒂无所附，故易落。燥湿则能利小便，生津液既燥湿而又生津，何也？汪机《本草会编》曰：脾恶湿，湿胜则气不得施化，津何由生。用白术以除其湿，则气得周流，而津液生矣。止泄泻，化胃经痰水土旺自能胜湿。理心下急满脾胃健于转输。利腰脐血结，去周身湿痹二证皆湿停为患，湿去则安矣。按白术赞云：味重金浆，芳逾玉液。百邪外御，六腑内充。盖甚言其功之广也。肾虚者勿用，有火者宜生用《寓意草》中载蒋中尊病伤寒，临危求肉汁淘饭，食毕大叫一声而逝。门人问临危索饭之时，尚有法可救否？喻嘉言曰：独参汤可以救之。曾治一孕妇伤寒，表汗过后，忽唤婢作伸冤之声，知其扰动阳气，急迫无奈，令进参汤。不可捷得，遂将白术三两，熬浓汁一碗与服，即时安妥。凡力艰不能服参者，重用野术，颇可代之。下焦阴气不脱，而上焦阳气骤脱者，大能起死回生。产于潜者最佳，今甚难得。即浙江诸山出者，俱可用。俗称为天生术。有鹤颈甚长，内有朱砂点，术上有须者尤佳。以其得土气厚，须乃其余气也。其次出宣歙者，名狗头术。冬月采者佳。用糯米泔浸借谷气以和脾。陈壁土炒借土气以助脾。或蜜水炒，人乳拌用润以制其燥。凡炒白术，止宜炒黄，若炒焦则气味全失。熬膏良。

种白术健脾燥湿。

止可用以调补常病之虚者，及病后调理脾胃。若生死关头，断难恃以为治。阴虚燥渴，肝肾有筑筑动气者，勿服。产浙江台州、燕山，亦以冬月采者为佳。并无鹤颈与须，反肥大于野术。熬膏良云术形长大，性燥劣，人或切片以杂之。江西白术其形甚小，与浙江野术相似。虽有鹤颈而甚短，其体坚实，其味苦劣如野术不可得，唯用台术为稳，余俱不可用。

苍术补脾燥湿。宣：升阳解郁。

苦，温，辛烈。燥胃强脾，发汗除湿。能升发胃中阳气上行雄壮，能除湿，治中气下陷；下安太阴，使邪气不入脾。止吐泻，逐痰水许叔微《本事方》曰：苍术能破水饮之澼囊。盖燥脾以去湿，崇土以补脾。方用苍术一斤、大枣五十枚去皮捣、油麻半两、水二盏研，滤汁和丸，名神术丸。丹溪曰：实脾土，燥脾湿，是治痰之本。消肿满，辟恶气为除邪气之上品，辟一切岚瘴邪恶鬼气。阴湿处焚之佳。散风寒湿，为

治痿要药<small>阳明虚则宗筋纵弛，带脉不引，故痿躄。苍术阳明经药，《经》曰：治痿独取阳明，合黄檗为二妙散，加牛膝名三妙散。</small>**又能总解痰、火、气、血、湿、食六郁**<small>丹溪曰：诸郁皆因传化失常，气不得升降，病在中焦。将欲升之，必先降之；将欲降之，必先升之。越鞠丸用苍术、香附，苍术能径入诸经，疏泄阳明之湿，通行敛涩，香附乃阴中快气之药，一升一降，故郁散而平。</small>**及脾湿下流，肠风、带浊**<small>带浊赤者，湿①伤血分，白者湿伤气分。并有寒热二证，亦有因痰而带浊者。宜二陈加二术、升、柴。</small>**燥结多汗者忌用。出茅山，坚小有朱砂点者良。糯米泔浸，焙干，同芝麻炒，以制其燥。二术皆防风、地榆为使。古本草不分苍白。陶隐居分两种，始各施用**<small>因湿气身痛者，苍术泔浸，切，煎取浓汁，熬膏，白汤点服。</small>

【点评】认为苍术"总解痰、火、气、血、湿、食六郁"，似乎言过其实。正如丹溪所云："诸郁皆因传化失常，气不得升降"所致，故越鞠丸以香附行气解郁，升降气机为主，以治气郁；川芎、栀子、神曲分主血、火和食郁；苍术燥湿运脾，可理湿郁、痰郁和食郁，但难以包揽六郁。临证当予别之。

桔梗<small>宣：通气血，泻火散寒，载药上浮。</small>

苦、辛，平。色白属金。入肺<small>气分。</small>**泻热。兼入手少阴心、足阳明胃经。开提气血，表散寒邪，清利头目咽喉，开胸膈滞气。凡痰壅，喘促，鼻塞**<small>肺气不利，</small>**目赤，喉痹咽痛**<small>两少阴火，</small>**齿痛**<small>阳明风热，</small>**口疮，肺痈，干咳**<small>火郁在肺，</small>**胸膈刺痛**<small>火郁上焦，</small>**腹痛肠鸣**<small>肺火郁于大肠，</small>**并宜苦梗以开之。为诸药舟楫，载之上浮。能引苦泄峻下之剂，至于至高之分成功**<small>既上行而又能下气，何也？肺主气，肺金清肃，气自下行耳。枳桔汤治胸中痞满不痛，取其能通肺利膈下气也。甘桔汤通治咽喉口舌诸病，取其苦辛散寒，甘平除热也。</small>**去浮皮，泔浸，微炒。畏龙胆、白及，忌猪肉**<small>《本经》桔梗一名荠苨。盖桔梗、荠苨乃一类，有甜苦二种。《别录》始分荠苨条。</small>

---

① 湿：《备要》同，戊申本、上海本作"热"。

【点评】何时发挥桔梗"为诸药舟楫，载之上浮"的作用？根据本节所言，符合病在"至高之分"且配伍"苦泄峻下之剂"者，即上焦、头目、口鼻、咽喉病变属实热者。如目赤、鼻塞、齿痛、口疮、喉痹咽痛、肺痈、干咳、痰壅、喘促之类；在古代方剂中，还用于伤寒头痛，亦属病在"至高之分"。

天麻 宣：祛风。

辛，温。入肝经气分。通血脉，疏痰气。治诸风眩掉，头旋眼黑，语言不遂。风湿瘈痹，小儿惊痫_{诸风眩掉皆属肝木。肝病不能荣筋，故见前证。天麻入厥阴而治诸疾，肝气和平，诸疾自瘳。}血液衰少，及非真中风者，忌用_{风药能燥血故也。按风药同养血药用，制其燥也；养血药同搜风药用，宣其滞也。古云：治风先治血，血行风自灭。}根类王瓜，茎名赤箭。明亮坚实者佳。湿纸包煨熟，切片，酒浸一宿，焙。子名还筒子，定风补虚。

【点评】天麻祛风，功执两端。既祛外风，除风湿痹痛，又祛内风，治中风不遂、惊痫诸疾。古代方剂配伍天麻主要用于急慢惊风、破伤风、风瘫痪、风痫、首风、风头眩、风瘙瘾疹和历节风等内外诸风。

秦艽 宣：去风湿。

苦燥湿，辛散风。去肠胃之热，疏肝胆之气，活血荣筋_{风药中润剂，散药中补剂。}治风寒湿痹_{《经》曰：风寒湿三气杂至，合而为痹。风胜为行痹，寒胜为痛痹，湿胜为着痹。痹在于骨则体重，在脉则血涩，在筋则拘挛，在肉则不仁，在皮则寒。}通身挛急，潮热骨蒸_{时珍曰：手足阳明经药，兼入肝胆。阳明有湿，则手足酸痛、寒热，有热则日晡潮热骨蒸。宋太宗《太平圣惠方》治急劳烦热，秦艽、柴胡各一两、甘草五钱为末，每服三钱。又方，治小儿骨蒸潮热，食减，瘦弱，秦艽、甘草各一两，每服一二钱。钱乙《小儿直诀》加薄荷五钱。}疸黄①，酒毒，肠风泻血，口噤牙痛_{齿下龈属手}

---

① 疸黄：上海本作"黄疸"。

阳明大肠经。张洁古《珍珠囊》曰：秦艽能去下牙痛，及本经风湿。**湿胜风淫之证，利大小便**牛乳点服。兼治黄疸、烦渴、便赤。**下部虚寒、小便不禁、大便滑者，忌用。形作罗纹相交，长大黄白，左纹者良。菖蒲为使，畏牛乳**一切疮口不合，秦艽为末掺之，效。

【**点评**】古代应用秦艽，侧重治疗虚劳、骨蒸，包括热劳、风劳、血风劳气、伤寒后夹劳、劳瘵等。还常用于中风，如中风偏枯、中风口噤和风偏枯之类。此外黄疸、风湿痹也常配伍。

柴胡宣：发表和里，退热升阳，解郁调经。

苦，微寒。味薄气升为阳。**主阳气下陷，能引清气上行。而平少阳、厥阴之邪热**肝、胆、心包、三焦相火。时珍曰：行少阳黄芩为佐，行厥阴黄连为佐。**宣畅气血，散结调经**人第知柴胡能发表，而不知柴胡最能和里。**为足少阳胆经表药**胆为清净之腑，无出无入，其经在半表半里，法当和解，小柴胡汤之类是也。若病在太阳，服之太早则引贼入门；若病入阴经，复服柴胡，则重虚其表。最宜详慎。**治伤寒邪热，痰热结实，心下烦热，诸疟寒热**东垣曰：诸疟以柴胡为君，佐以引经之药。喻嘉言《医门法律》云：疟发必有寒有热，盖外邪伏于半表半里，适在少阳所主之界。入与阴争，阳胜则热，出与阳争，阴胜则寒。即纯热无寒为瘅疟、温疟，寒多热少为牝疟，要皆自少阳而造其极偏。补偏救弊，亦必还返少阳之界。使阴阳协和而后愈也，谓少阳而兼他经则有之，谓他经而不涉少阳，则不成其为疟矣。脉纵屡迁，而"弦"之一字，实贯彻之也。**头眩，呕吐**邪在半表半里则多呕吐。**目赤，胸痞，胁痛**凡胁病多是肝木有余，宜小柴胡汤加青皮、川芎、白芍。**口苦，耳聋**皆肝胆之邪。**热入血室**冲为血海，即血室也。男女皆有之。柴胡在脏主血，在经主气。**胎前、产后诸热，小儿痘证。能散十二经疮疽血凝气聚。功同连翘**连翘治血热，柴胡治气热，为少异。**阴虚火炎气升者，禁用。产江南古城山。名齐接口者佳**定远县出者亦好。**外感生用，内伤升气酒炒用。凡治中及下降用梢。有汗咳者，蜜水拌炒。前胡、半夏为使，恶皂角。**按柴胡所用甚多，今药客入山收买。将白头翁、丹参、小前胡、远志苗等俱杂在内，谓之统柴胡。药肆中俱切为饮片，其实真柴胡无几。须拣去别种，用净柴胡。苗主治卒聋。捣汁频滴之。

【点评】吴氏所述柴胡功用，大体囿于张仲景《伤寒杂病论》少阳证、疟疾寒热往来、热入血室、月水不调诸病证。自《日华子》补治五劳七伤，《药性论》用治热劳，后世伍用柴胡治疗热劳、骨蒸、血风劳气、虚劳、虚劳潮热、虚劳寒热、伤寒后夹劳、急劳、气劳、骨热等诸劳蔚然成风，形成压倒性学术导向，对此应当引起足够重视。

银州柴胡宣：治劳热。治虚劳肌热，骨蒸劳疟，热从髓出，小儿五疳羸热。根长尺余，微白。

前胡宣：解表。泻：下气，治风痰。

辛以畅肺，解风寒；甘以入脾，理胸腹气香。苦泄厥阴肝之热；寒散太阳膀胱之邪。性阴而降，功颛①下气，气下则火降而痰消气有余便是火，火则生痰。能除实热。治痰热哮喘，咳嗽呕逆，痞膈霍乱乃手足太阴、阳明之药。与柴胡纯阳上升，入少阳、厥阴者不同。无实热与外感者忌用柴胡、前胡均是风药，但柴胡性升，前胡性降为异。肝胆经风痰，前胡能除之。味甘气香，性软。冬月采者良。内有硬者，名雄前胡，须拣去勿用。半夏为使，恶皂角，忌火。

独活宣：理伏风，去湿。

辛、苦，微温。气缓善搜。入足少阴气分肾以理伏风。治本经伤风头痛，头运目眩宜与细辛同用。风热齿痛文潞公《药准》用独活、地黄等分为末，每服三钱。痉痫，湿痹项背强直，手足反张，曰痉。湿流关节，痛而烦，曰湿痹。风胜湿，故二活兼能去湿。奔豚，疝瘕肾积曰奔豚，风寒湿客于肾家所致，疝瘕亦然。古方唯用独活。后人分二种，以形虚大，有臼如鬼眼，节疏色黄者，为独活。色紫节密，气猛烈者，为羌活。并出蜀汉。又云：自西羌来

① 颛(zhuān 专)：同"专"。

者，为羌活故又名胡王使者。喻嘉言曰：羌活之独本者，即真独活。

【点评】《本经》独活与羌活同条，称独活一名羌活。陶弘景撰《集注》始作区分，但未另立条次。两者一直混论至《证类》。两药功用略有异同，传统方剂常相须为用，治疗内外诸风，如风瘫痪（中风半身不遂、风不仁、风偏枯）、惊风（包括破伤风）和风湿痹痛（如风走注疼痛、中湿）、伤寒（伤寒两感、伤寒头痛、风热、风从寒中）和疼痛（首风、腰痛、身体疼痛）。

羌活宣：理游风，发表胜湿。

辛、苦，性温。气雄而散，味薄上升。入足太阳膀胱以理游风。兼入足少阴、厥阴气分肾肝，泻肝气，搜肝风。治风湿相搏，本经头痛同川芎，治太阳、少阴头痛。凡头痛多用风药，以巅顶之上，惟风可到也。督脉为病督脉并太阳经。脊强而厥，刚痉柔痉无汗为刚，有汗为柔。亦有血虚发痉者。大约风证宜二活。血虚忌用。中风不语真中风者宜之，若气血亏虚者，大忌。头旋目赤。散肌表八风之邪，利周身百节之痛。为却乱反正之主药。若血虚头痛，遍身痛者，此属内证，二活并禁用。

防风宣：发表，去风胜湿。

辛、甘，微温。升浮为阳。搜肝泻肺，散头目滞气，经络留湿。主上部见血用之为使，亦能治崩，上焦风邪。头痛目眩，脊痛项强，周身尽痛，太阳经证膀胱。徐之才曰：得葱白，能行周身。又行脾胃二经，为去风胜湿之要药凡风药皆能胜湿。东垣曰：卒伍卑贱之职，随所引而至，乃风药中润剂。若补脾胃，非此引用不能行。散目赤疮疡。若血虚痉急，头痛不因风寒内伤。泄泻不因寒湿，火升作嗽，阴虚盗汗，阳虚自汗者，并禁用同黄芪、白芍，又能实表止汗。合黄芪、白术，名玉屏风散，固表圣药。黄芪得防风而功益大，乃相畏而更相使也。青州黄润者良。软芦糯体登州莱阳次之。关东者性硬不用。恶干姜、白蔹、芫花，畏草薢，杀附子毒。

【点评】痛泻要方配伍防风，当今普遍认为取其散肝舒脾。实则土虚生湿，滞留肠间，适逢木乘，故痛泻而下。风药能胜湿，故用防风祛湿，助白术补脾化湿之力。所谓防风"阳虚自汗者禁用"，此说不当视为戒律。玉屏风散防风合黄芪、白术治疗表虚自汗，以三药甘温之性，用于阳虚自汗未尝不可。

升麻轻、宣：升阳，解毒。

甘、辛，微苦。足阳明、太阴引经药脾胃。参芪上行，须此引之。亦入手阳明、太阴大肠、肺。表散风邪引葱白散手阳明风邪。同葛根能发阳明之汗。引石膏主阳明头痛、齿痛。升散火郁。能升阳气于至阴之下，引甘温之药上行，以补卫气之散，而实其表柴胡引少阳清气上行，升麻引阳明清气上行，故补中汤①用为佐使。治时气毒疠头痛阳明头痛，痛连齿颊。寒热，肺痿吐脓，下痢后重后重者，气滞也。气滞于中，必上行而后能下降。有病大小便秘滞，用通利药而罔效，重用升麻而反通。丹溪曰：气升则水自降。久泄《经》曰：清气在下，则生飧泄。脱肛，崩中，带下能缓带脉之缩急。痘疮升葛汤初发热时可用。痘出后，或下陷泄泻者，可少用。否则见点之后，必不可用。为其解散也。斑疹成朵如锦纹者为斑，隐隐见红点者为疹。盖胃热失下，冲入少阳，则助相火而成斑；冲入少阴，则助君火而成疹。又有内伤阴证见斑疹者，微红而稀少，此胃气极虚，逼其无根之火游行于外，当补益气血。使中有主，则气不外游，血不外散，忌用升散之品。风热疮痫。解百药毒，吐蛊毒，杀精鬼性阳气升，味甘故也。阴虚火升者忌用下元虚者，用此升之，则下元愈虚。朱肱《活人书》言：瘀血入里，吐衄血者，犀角地黄汤乃阳明圣药。如无犀角，代以升麻。二药性味相远，何以云代？盖以升麻能引诸药，同入阳明也。朱二允曰：升麻性升，犀角性降，用犀角止血，乃借其下降之气，清心肝之火，使血下行归经耳。倘误用升麻，血随气升，不愈涌出不止乎。古方未可尽泥也。里白外黑、紧实者良。名鬼脸。升麻去须芦用或有参、芪补剂须用升、柴，而又恐其太升发者，并用蜜水炒之。别有一种绿升麻，缪仲醇《广笔记》用治痢有效。《肘后方》卒肿毒起，升麻磨醋，频涂之。

【点评】犀角地黄汤乃治热伤血络、蓄血留瘀和热扰心营之良

---

① 补中汤：方中含柴胡、升麻升举清阳之气上行之品，疑为补中益气汤。

方。现今因动物保护犀角不得入药，临床以水牛角代之，实属无奈。朱肱所谓"如无犀角，代以升麻"，给犀角地黄汤带来一丝希望。不过，"二药性味相远，何以云代？"答曰："盖以升麻能引诸药，同入阳明也。"此属所答非所问，尚难服人。显然，升麻只有具备犀角清心、凉血、解毒功能，方有替代之理。由升麻性寒，治疗时气、寒热、肺痿吐脓、下痢后重、痘疮、斑疹、风热疮痛等多种热病，是知朱肱所云或成一家之言。然还应通过实验和临床予以证实。

细辛宣：散风寒，温行水气，润肾燥。

辛，温。散风寒，故诸风痹痛、咳嗽上气、头痛脊强者宜之颠治少阴之头痛。辛散浮热，故口疮、喉痹少阴火鼻渊、齿䘌者宜之虫蚀脓烂。水停心下则肾燥，细辛之辛，能行水气以润之肾燥者心亦躁，火屈于水，故躁也。《经》曰：肾苦燥，急食辛以润之。虽手少阴引经心，乃足少阴本药肾。能通精气，利九窍。故惊痫、耳聋、鼻齆鼻塞不闻香臭，风寒湿热入于脑，故气不宣通。寒宜表，湿热宜清。有息肉者，为末吹鼻。风眼泪下、倒睫、大便燥结者宜之。温经发汗能发少阴之汗。仲景治少阴证反发热者，麻黄附子细辛汤乃治邪在少阴之表剂。行血下乳，散结破痰。味厚性烈，不可多用。北产者细而香。华阴出者最佳。南产者稍大而不香，名土辛，又名马辛以其叶似马蹄也。拣去双叶者用。恶黄芪、山茱萸，畏硝石、滑石，反藜芦危亦林①《得效方》，暗风卒倒、不省人事者，细辛吹入鼻中。

【点评】《素问·宣明五气篇》曰："五脏所恶，肾恶燥"；《素问·脏气法时论》云："肾苦燥，急食辛以润之"。肾燥和辛润肾燥之证治，便由此而发。然诸家肾燥药例各不相同，张元素以知母、黄柏为辛润药；张介宾以附子、肉桂为辛润药；成无己以半夏、干姜、细辛为辛润药，本论亦然。因肾燥诸家用药迥异，是

---

① 林：底本作"村"，据戊申本改。元代危亦林编撰《世医得效方》。

知对肾燥的认识大不相同。据明代马莳释云："肾主水，其性润，而肾燥则精涸，故恶燥"，可确认此肾燥为肾水亏虚、肾精不藏也。于是，后世有人认为肾阴亏虚、肾失封藏为肾燥的基本病机。诸如遗精、水气、遗尿、泄泻、出血、虚喘、消渴等封藏失司一类病症，均属肾燥之范畴。进而在用药差异甚大基础上，从病机上统一起来。

远志宣：散郁，通心肾。

苦泄热，温行气，辛散郁。主手少阴心，能通肾气，上达于心，强志益智，聪耳明目，利九窍。治迷惑善忘，惊悸不寐诸证皆因心肾不交所致。皮肤中热，肾积奔豚，一切痈疽，敷服皆效缪希雍《本草经疏》曰：痈疽皆从七情忧郁恼怒而得，远志辛能散郁。并善豁痰。远志交通心肾，并无补性。虚而挟滞者，同养血补气药用。资其宣导，臻于太和。不可多用独用。纯虚无滞者忌。山西白皮者佳山东黑皮者次之。去心，甘草水浸一宿用。畏珍珠、藜芦，得茯苓、龙骨良。叶名小草，益精补阴气，治虚损梦泄可于统柴胡内拣出用之。

【点评】远志"通肾气，上达于心"，故能"交通心肾"，治疗心肾不交（又称水火失济）者。心肾不交临床所见，或以失眠为主症，伴见心悸、怔忡、心烦、腰膝酸软；或心悸、心慌伴见惊恐、健忘、失眠多梦、睡中易醒、腰膝酸软；或为男子梦遗、女子梦交等。

金毛狗脊平补肝肾，除风寒湿。

苦坚肾，甘益血滋肝，温养气。治失溺不节益肾，脚弱腰痛，寒湿周痹《经》曰：内不在脏腑，而外未发于皮，独居分肉之间，真气不能周，故曰周痹。除风虚，强机关，利俯仰滋肾益肝，则胃健而筋强。有黄毛如狗形，故名。去毛切，酒拌蒸。萆薢为使，熬膏良。

淫羊藿补肾命。

辛香、甘，温。入肝肾。补命门，益精气，坚筋骨，利小便。治绝阳不兴，绝阴不产，冷风劳气，四肢不仁手足麻木。相火易动远之。一名仙灵脾。北部淫羊，一日百合。食此藿所致，故名。去枝，羊脂拌炒。山药为使，得酒良牙齿虚痛，仙灵脾为粗末，煎汤频漱，大效。

【点评】淫羊藿古今功用有一定差异。古代侧重用于中风半身不遂、偏枯、风瘫痪、身体不遂、偏风、风不仁之类；其次用于风痹手足不遂、风腰脚疼痛、风湿痹、历节风等。现今侧重补肾壮阳、骨痿、骨痹和痹病等。

巴戟天补肾祛风。

甘、辛，微温。入肾经血分。强阴益精，治五劳七伤。散风湿，治风气脚气水肿。阴虚而相火炽者忌服。根如连珠，击破中紫而鲜洁者，伪也；中虽紫，微有白糁粉色，而理小暗者，真也。蜀产佳山萆根似巴戟，但色白。人或醋煮以乱之。去心，酒浸焙用。覆盆子为使，恶丹参。

琐阳补阳滑肠。

甘，温。补阴，益精兴阳，润燥养筋强筋，故能兴阳。治痿弱，滑大肠便燥者啖①之，可代苁蓉，煮粥弥佳。泄泻及阳易举而精不固者，忌之。鳞甲栉比，状类男阳。酥炙。

肉苁蓉补肾命门，滑肠。

甘、酸、咸，温。入肾经血分。补命门相火，滋润五脏，益髓强筋。治五劳七伤，绝阳不兴，绝阴不产，腰膝冷痛，峻补精血时珍曰：补而不峻，故有苁蓉之号。骤用恐妨心滑大便。功用与琐阳相仿，禁忌亦同。长大如臂，重至斤许，有松子鳞甲者良。酒浸一宿，刷去浮甲，

---

① 啖(dàn 但)：吃或给人吃。

劈破，除内筋膜，酒蒸半日，又酥炙用，忌铁苏恭注《唐本草》曰：今人所用多草苁蓉，功力稍劣。

【点评】巴戟天、肉苁蓉"入肾经血分"者，以其"强阴益精""峻补精血"故也。因精血互生，是知精血亏虚乃血病之范畴；此血分与卫气营血辨证之血分证毫无相干。

白及涩：补肺，化瘀生新。

苦、辛而平。性涩而收。得秋金之令。入肺止吐血《摘元》①云：试血法吐水内，浮者肺血也，沉者肝血也，半浮沉者心血也。各随所见，以羊肺、肝心蘸白及末，日日服之佳。肺损者，能复生之以有形生有形也。人之五脏，惟肺叶损坏者可以复生。治跌打折骨酒服二钱。汤火灼伤油调末敷。恶疮痈肿，败疽死肌。去腐，逐瘀生新。除面上䵟皰䵟音干，去声，面黑气；皰音炮，面疮也。涂手足皲裂，令人肌滑。紫石英为使，畏杏仁，反乌头重舌、鹅口，为末，乳汁调，涂足心。

【点评】所称白及"入肺止吐血。肺损者能复生之"，以及"人之五脏，惟肺叶损坏者可以复生"，是把肺作为一个实质性脏器而言的。基于五行学说的五脏，不具有解剖学属性，肺脏自然也是如此。故对此宜加区别。

三七一名山漆。泻：散瘀定痛。

甘、苦，微温。散血定痛。治吐血衄血，血痢，血崩，目赤痛肿醋磨涂即散。已破者，为末掺之。为金疮杖疮要药杖时先服一二钱，则血不冲心。杖后敷之，去瘀消肿，易愈。大抵阳明、厥阴血分之药，故治血病。能损新血，无瘀者勿用。从广西山洞来者，略似白及，长者如老干地黄，有节。味微甘，颇似人参。以末掺猪血中，血化为水者真又有一种，叶似菊艾而劲厚，

---

① 《摘元》：即《摘元方》。《备要》作"摘玄"。

有歧尖，茎有赤棱，夏秋开黄花，蕊如金丝，盘纽可爱，而气不香，根大如牛蒡，味甘，极易繁衍，云是三七。治金疮、折伤、血病甚效。与南中来者不同。

【点评】三七散血定痛，作为阳明和厥阴血分之药，传统主要用于各种出血和跌打损伤。当今延伸应用到胸痹、心悸、中风、眩晕、头痛属瘀血阻滞者，古今应用已有很大不同。

地榆涩：止血。

苦、酸，微寒。性沉而涩收汗止血，皆酸敛之功。入下焦，除血热，治吐衄、崩中、肠风血鲜者为肠风，随感而见也。血瘀者为脏毒，积久而发也。粪前为近血，出肠胃。粪后为远血，出肺肝。血痢苏颂《本草图经》曰：古方断下多用之。气血虚寒及初起者，禁用。似柳根，外黑里红。取上截，炒黑用。梢反行血。得发良，恶麦冬。

【点评】所谓"粪前为近血，出肠胃。粪后为远血，出肺肝"，其中"粪前为近血"无疑是正确的，但血色鲜红，血与便是分开的。"粪后为远血"的"粪后"表述未必精准。远血来自上消化道，经过整个消化过程而形成柏油便，血与便均匀融为一体。至于近血和远血发生部位，仅仅是一个大致的判断，不必求全责备。

丹参补心，去瘀生新。

气平而降，味苦色赤，入心与包络。破宿血，生新血瘀去然后生新，安生胎养血，堕死胎去瘀，调经脉风寒湿热袭伤营血，则经水不调。先期属热，后期属寒。又有血虚血瘀气滞痰阻之不同。大抵妇人之病，首重调经，经调则百病散，除烦热，功兼四物一味丹参散，功同四物汤，为女科要药。治冷热劳，骨节痛，风痹不随手中缓散，不随人用。《经》曰：足受血而能步，掌受血而能握。癥瘕癥者有块可征；瘕者假也。移动聚散无常，须分别治。血虚、血瘀之候。又治目赤、疝痛、疮疥、肿毒。排脓生肌，养神定志，通利血脉。虽能补血，长于行血，无瘀斟酌用之。畏咸水，忌醋，反藜芦。

【点评】虽为女科要药，但传统方剂配伍丹参主要用于风湿痹痛、中风、脚气等；当今临床则大量用于胸痹、中风、痛经、失眠等。

元参 泻无根之火，补阴。

苦、咸，微寒。入肺肾二经 景岳云：本草言其入肾，而不知其尤入肺脏也。元素曰：元参乃枢机之剂，管领诸气上下，清肃而不浊，风药中多用之。《活人书》治伤寒阳毒汗下后，毒不散，心下懊憹，烦不得眠，心神颠倒欲绝者，俱用元参。以此论之，治胸中氤氲之气，泻无根浮游之火，当以元参为圣剂也。除烦止渴，降火滋阴，明目 为末，米泔煮羊肝，日日蘸食之，亦治赤脉贯瞳神。解毒，利咽喉 通肺气，通二便 下水气，治头痛 火热生风。鼻疮 肺热也。末涂，或①以水浸软塞之。瘰疬，鼠瘘 俱生捣敷，日三易。发斑，咽痛，颈下结核，急喉痹风 以上皆整肃清肺气之功。痈疽，疝气，温疟，游风，潮热骨蒸 肺金为肾水之上源。肺金清，则肾水自生，故又能理瘵。脾虚泄泻者忌。取青白者 元参色本青白，其黑色乃后来湿蒸之坏色。若收采时即晒干，并不黑也。蒸过再焙。勿犯铜器。恶黄芪、萸肉、姜、枣，反藜芦。

【点评】元参入肺、肾二经之辨，张景岳称"尤入肺脏"，所云"肺金为肾水之上源。肺金清，则肾水自生"，则从五行金水相生而立论。其实，早在《本经》即称玄参"补肾"，《集注》已对苦参、丹参、人参、沙参和玄参五参按五行、五脏予以定位。虽然当时尚未直称归经，但苦参与肝、丹参与心、人参与脾、沙参与肺、玄参与肾的对应关系已经确立，玄参入肾经当为根本。至于后世根据所治病症的脏腑定位补充玄参归肺、胃经，则另当别论。

苦参 泻湿热，祛风。

大苦燥湿，大寒胜热，沉降入肾。消痈解毒，明目止泪 泪为肝热。

---

① 或：上海本作"之"。

治梦遗滑精<small>白术、牡蛎倍之，雄猪肚丸。亦治赤白带下。</small>热痢、血痢<small>纯下清血者，</small><small>风伤肝也。宜散风凉血。</small>肠风泻血，溺赤黄疸。又能祛风<small>热极生风。</small>杀虫<small>虫因</small><small>湿生。</small>治大风疥癞眉脱。又能解酒毒<small>酒为湿热之最。</small>肝肾虚而无热者忌<small>其</small><small>气能伤肾。沈括《梦溪笔谈》云：久用苦参擦牙，遂病腰痛，由其气伤肾也。</small>糯米泔浸去腥气，蒸。元参为使，恶贝母、菟丝、漏芦，反藜芦。

【点评】苦参"沉降入肾"，却"肝肾虚而无热者忌"，既不治肾脏或肾经病变，又非引药入肾，苦参入肾依据何在？五参之中，苦参本与肝相应，《别录》尚有苦参"养肝胆气"之说，两者相合。不难看出，苦参最初入肝，与《本经》治疗中医肝病"心腹结气，癥瘕积聚，黄疸""明目止泪"等，可谓相互照应。

龙胆草<small>泻肝胆火，下焦湿热。</small>

大苦，大寒。沉阴下行。入肝胆而泻火；兼入膀胱肾经，除下焦之湿热。与防己同功。酒浸，亦能外行上行。治骨间寒热<small>肾主骨，</small>惊痫邪气<small>肝经风火，</small>时气温热，热痢，疸黄，脚气<small>足伤湿热则成脚气。肿而痛者，为</small><small>湿脚气，宜清热利湿搜风；痛而不肿，挛缩枯细者，名干脚气，宜养血润燥舒筋。</small>咽喉风热，赤睛胬肉<small>泻肝胆火能明目。元素曰：柴胡为主，龙胆为使，目疾要药。凡目疾初</small><small>起，宜发散，忌寒凉。</small>痈疽疮疥。大损胃气，无实火者忌之。甘草水浸一宿，曝用。小豆、贯众为使，忌地黄。

黄连<small>泻火燥湿。</small>

大苦，大寒。入心泻火<small>海藏曰：泻心实泻脾也，实则泻其子。</small>镇肝凉血<small>凡</small><small>治血，防风为上部之使，黄连为中部之使，地榆为下部之使。</small>燥湿开郁，解渴除烦，消心瘀<small>能去心窍恶血。</small>止盗汗<small>凉心。</small>治热毒诸痢<small>致痢之由不一，若止因湿热而气实</small><small>者，连为要药。嘉言曰：治痢必先汗解其外，后调其内。首用辛凉以解表，次用苦寒以清</small><small>里。痢有虚实寒热之分，白属气分，红属血分，红热白寒之说非也。须凭脉证而为凉泻温</small><small>补。</small>痞满嘈杂，吞酸吐酸<small>因肝火郁而成者，同吴萸降火开郁。</small>腹痛，心痛，伏梁<small>心积。</small>目痛眦伤<small>人乳浸点，或合归、芍等分煎汤热洗。散热活血亦佳。</small>痈疽疮疥<small>诸疮痛痒，皆属心火。</small>酒毒。明目，定惊，止呕<small>热郁恶心，兀兀欲吐，可用数分。</small>

解毒除疳，杀蛔_{蛔得苦则伏}。虚寒为病大忌_{久服黄连、苦参，反热从火化也。盖炎上作苦，味苦必燥，燥则热矣。且苦寒沉阴肃杀，伐伤生和之气也。或用甘草以调其苦，或加人参以节制之，其庶几乎}。黄连种数甚多，雅州连细长弯曲，微黄无毛，有硬刺。马湖连色黑细毛，绣花针头硬刺，形如鸡爪。此二种最佳。云南连体松软毛，无硬刺。古勇连_{产云南古勇山}。体重无毛，无硬刺。此二种次之。水连头_{又名鲁连，产川中}。体松有毛，无硬刺，又次之。新山连_{产广西}。光黄性重，断则淡黄色。土连_{产处州}。色黑，团节_{马药中用之}。鸡屎连色黑细小，断则淡绿色。以上三种，服之害人。云景连_{产云南}。色黑，断则红色，不入药。川中种连色黄软毛，无硬刺，味微苦而薄。服之无效。去毛，治心火，生用；肝胆火，猪胆汁炒；上焦火，酒炒；中焦火，姜汁炒；下焦火，盐水炒_{或童便炒}；食积火，黄土炒；湿热在气分，吴萸汤炒；在血分，醋炒_{时珍曰：诸法不独为之引导。盖辛热制其苦寒，咸寒制其燥性，用者详之}。黄芩、龙骨为使，恶菊花、元参、僵蚕、白鲜皮，畏款冬、牛膝，忌猪肉_{时珍曰：方有脏连丸、黄连猪肚丸，岂忌肉而不忌脏腑乎}。杀乌头、巴豆毒。

【点评】《伤寒论》五泻心汤主治多种痞满，即水热互结痞满用生姜泻心汤，胃虚痞满用甘草泻心汤，热痞兼表阳虚痞满用附子泻心汤，胃气不和痞满用半夏泻心汤，热痞用大黄黄连泻心汤。五方皆配伍黄连，以其苦寒降泄除热，与半夏、干姜等形成辛开苦降、和中散痞之势。此外，治疗上热下寒腹痛欲呕之黄连汤和寒热错杂蛔厥之乌梅丸，所配黄连均取此义，凸显黄连治疗痞满的特殊作用。

胡黄连_{其性味功用并似黄连，故名。}

今诸家俱用，以治小儿潮热、五疳等证_{喻嘉言曰：凡治小儿五疳，即大人五劳也。幼科知用五疳之成方，而不知五劳之曲折次第。初起者治之，可以得效。胃虚者服之，有死而已。盖胆草、芦荟、黄连、胡黄连之类，极苦大寒，儿不能胜尔，大方亦然。设妄谓五脏虚劳之外，又有实劳，而恣用苦寒诸药，如是死者，医杀之尔。}**解吃烟毒**二允曰：解吃烟毒，合茶服之效。出波斯国，今秦陇、南海亦有之。心黑外黄，折之尘出如烟者，乃为真也。其禁忌畏恶，俱同黄连。

黄芩 泻火除湿。

苦入心，寒胜热。泻中焦实火，除脾家湿热。治澼痢腹痛 寒痛忌用。凡腹痛有寒热、虚实、食积、瘀血、痰湿之不同。寒宜温，热宜清，虚宜补，实宜攻，食宜消导，瘀血宜行散，湿痰宜化痰利湿。痛时手不可按者，为实痛；按之痛止者，为虚痛。寒热往来 邪在少阳。黄疸，五淋，血闭 实热在血分。气逆，痈疽疮疡，及诸失血。降痰 丹溪曰：黄芩降痰，假其降火也。痰因火动，当先降火。解渴，安胎 胎孕宜清热凉血，血不妄行则胎安。酒炒则上行，泻肺火，利胸中气 肺主气，热伤气，泻热所以利气。治上焦之风热湿热 丹溪曰：黄芩，上中二焦药。火嗽，喉腥 五臭，肺为腥。目赤肿痛 黄芩得柴胡退寒热，得芍药治痢，得厚朴、黄连止腹痛，得桑皮泻肺火，得白术安胎之圣药。时珍曰：仲景治少阳证，小柴胡汤；太阳少阳合病下痢，黄芩汤；少阳证下后心满，泻心汤并用之。盖黄芩苦寒入心，泻热，除脾家湿热，使胃火不流入肺，不致刑金，即所以保肺也。肺虚不宜者，苦寒伤土，损其母也。少阳证虽在半表半里，而心膈痞满，实兼心肺上焦之邪，心烦喜呕，默默不欲食，又兼脾胃中焦之证，故用黄芩以治手足少阳相火。黄芩亦少阳药也。杨士瀛《直指方》曰：柴胡退热，不及黄芩。时珍曰：柴胡乃苦以发之，散火之标也。黄芩乃寒能胜热，折火之本也。东垣治肺热，身如火燎，烦躁引饮而昼盛者，宜一味黄芩汤，以泻肺经气分之火。黄芩一两煎服。《本事方》治崩中暴下。苦寒伤胃，虚寒者，均宜戒。胎前若非实热而服之，阴损胎元矣。中虚者名枯芩，即片芩。泻肺火，清肌表之热 轻飘者上行。内实者名条芩，即子芩，泻大肠火 坚重者下降。上行酒炒。泻肝胆火 猪胆汁炒。山茱、龙骨为使。畏丹皮、丹砂。

【点评】朱丹溪曰：黄芩，上中二焦药，古今药论皆从之。其实，临证之时也非尽然。黄芩安胎，功在下焦；治疗月水不调、肠风下血、崩漏、淋沥、小便出血，亦功在下焦。可见，凡属三焦实热病症，均可适当取用，不必拘泥"上中二焦药"之论。

紫草泻血热，滑肠。

甘、咸，气寒。入厥阴血分_{心包、肝}。凉血活血，利九窍，通二便_{咸寒性滑}。治心腹邪气_{即热也}。及痘疮血热毒盛，二便闭涩者_{血热则毒闭，}得紫草凉之，则血行而毒出。曾世荣《活幼心书》云：紫草性寒，小儿脾实者可用。脾虚者能作泻，古方惟用茸，取其初得阳气，以类触类。用发痘疮，今人不达此理，一概用之，误矣。便滑者勿用。去头须酒洗。

知母泻火补水，润燥滑肠。

辛、苦，寒滑。泻肾家有余之火_{膀胱邪热，服此亦清}。因而上清肺金兼泻胃热。入二经气分_{黄檗入肾经血分，故二药每相须而行}。润肾滋阴，消痰定嗽，止渴除烦_{火入于肺则烦。泻肾家有余之火，是其本功。至于清金诸效，良由相火不炎，自当驯至也}。安胎_{能去胎前之热}。治伤寒烦热，蓐劳骨蒸_{退有汗之骨蒸}。利二便，消浮肿_{小便利则肿消}。东垣曰：热在上焦气分，结秘而渴，乃肺中伏热，不能生水，膀胱绝其化源，宜用渗湿之药，泻火清金，滋水之化源。热在下焦血分，便秘而不渴，乃真水不足，膀胱干涸，无阴则阳无以化，宜用黄檗、知母大苦寒之药，滋肾与膀胱之阴，而阳自化，小便自通。丹溪曰：小便不通，有热有湿有气结于下，宜清宜燥宜升，又有隔二隔三之治。如肺不燥，但膀胱热，宜泻膀胱，此正治。如因肺热不能生水，则清肺，此隔二之治。如因脾湿不运，而精不上升，故肺不能生水，则燥胃健脾。此隔三之治。泻膀胱，黄檗、知母之类；清肺，车前、茯苓之类；燥脾，二术之类。凡病皆有隔二隔三之治，不独便闷也。伤胃滑肠，令人作泻_{李士材《本草通元·药性解》曰：苦寒肃杀，非长养万物者也。世以其滋阴，用治虚损，则如水益深矣}。得酒良。上行酒浸，下行盐水拌。忌铁。

【点评】知母与黄柏"每相须而行"，知柏地黄丸、知柏八味丸、大补阴丸、虎潜丸诸方是也。其治皆肝肾阴虚所见骨蒸潮热、虚烦盗汗、腰脊酸痛、筋骨痿弱、遗精诸症。古方配伍两药，还常用于疮疡痈疽、消渴、小便淋秘等，当今临床可参酌其用。

贝母宣：散结，清火润肺，化燥痰。

甘，微寒。泻心火。辛散肺郁入肺经气分，心火降则肺气宁。诗曰：言采其虻①。虻，即贝母也。取其解郁。润心肺，化燥痰。治虚劳烦热，咳嗽上气，吐血咯血，肺痿肺痈，喉痹，目眩火热上攻，淋沥小肠邪热，心与小肠相为表里，肺为气化之源。瘿瘤化痰。乳闭，产难。功专散结除热。敷恶疮，敛疮口火降邪散，疮口自敛，非贝母性敛也。能入肺治燥，非脾家所喜汪机曰：俗以半夏燥毒，代以贝母。不知贝母寒润，主肺家燥痰；半夏温燥，主脾家湿痰，何可代也。故凡风寒湿热诸痰，贝母非所宜也，宜用半夏、南星。川产最佳，圆正底平，开瓣味甘。象山贝母体坚味苦，去时感风痰。土贝母形大味苦，治外科证痰毒。俱去心捣用。厚朴、白薇为使，畏秦艽，反乌头。

【点评】明代以前本草仅载贝母，此条另出象山贝母和土贝母。因称"川产最佳，圆正底平，开瓣味甘"，是知此贝母为川贝母；而象山贝母和土贝母均属浙贝母，当合而论之。尚需指出，《中国药典》一部收载五种贝母，除川、浙贝母外，尚有平贝母、伊贝母和湖北贝母三种。平、伊贝母的性味（苦甘，微寒）、归经（肺、心）和"清热润肺、化痰止咳"功能与川贝母相同，但不称川贝母之"散结消痈"；湖北贝母微苦性凉，功用"清热化痰，止咳，散结"，与浙贝母功用相近。选用之时，应当区别。

白头翁泻热凉血。

苦坚肾。寒凉血。入阳明血分胃、大肠。治热毒下痢仲景治热痢，有白头翁汤合黄连、黄檗、秦皮。东垣曰：肾欲坚，急食苦以坚之②。痢则下焦虚，故以纯苦之剂坚之。温疟寒热，齿痛，骨痛肾主齿骨，龈属阳明。鼻衄，秃疮，瘰疬，疝瘕，血痔，偏坠捣敷患处。明目消疣。血分无热者忌。药肆中多于统

① 言采其虻：诗句出《诗经·载驰》："陟彼阿丘，言采其虻"。
② 肾欲坚，急食苦以坚之：语出《素问》，非李东垣所云。

柴胡内拣出用之。然必头上有白毛者方真。得酒良。

【点评】白头翁主治病症较多，总以祛邪攻疾为用。古代方剂配伍主要用于多种痢疾；散在用于疮痈、瘰疬、疟疾和风癫。

白前泻肺降气，下痰。

辛、甘，微寒。长于降气，下痰止嗽。治肺气壅实喉中作水鸡声者，服之立愈。胸膈逆满。肺实者宜，否则忌也。似牛膝，粗长坚直，脆而易断者，白前也；短小柔软，能弯不断者，白薇也近道多有，形色不①同，以此别之。去头须，甘草水浸一伏时，焙用。忌羊肉。

白薇泻血热。

苦、咸而寒。阳明、冲任之药。利阴气，下水气。主中风，身热，支满，忽忽不知人阴虚火旺则内热生风；火气焚灼故身热支满；痰随火涌故不知人。血厥汗出过多，血少阳气独上，气塞不行而厥，妇人尤多此证，宜白薇汤。白薇、当归各一两、参五钱、甘草钱半，每服五钱。热淋，温疟，寒热，酸痛寒热作，则营气不能内荣，故酸痛。妇人伤中淋露血热，孙真人《千金方》白薇散治胎前、产后遗尿不知时，白薇、白芍等分，酒调服。丹溪曰：此即刘河间《原病式》②所谓：热甚，廷孔郁结，神无所依，不能收禁之意也。廷孔，女人溺孔也。产虚烦呕《经疏》云：古方调经种子往往用之。盖不孕缘于血热，而其源起于真阴不足，阳胜而内热，故营血日枯也。益阴清热，则血自生旺而有子矣。须佐以归、地、芍药、杜仲、苁蓉等药。血热相宜，血虚则忌。似牛膝而短小柔软。去须，酒洗。恶大黄、大戟、山茱、姜、枣肺实鼻塞不通，同贝母、款冬各一两，百部二两，米饮服末一钱。

白茅根泻火消瘀，凉血止哕。

甘，寒。入手少阴心，足太阴、阳明脾胃。除伏热，消瘀血，利小便，解酒毒。治吐衄诸血心肝火旺，逼血上行，则吐血；肺火盛则衄血，茅根甘和

---

① 不：原作"颇"，据上海本、《备要》改。
② 《原病式》：全称《素问玄机原病式》。金代医学家刘河间（即刘完素，字守真）撰著。另著有《素问要旨论》《宣明论方》《三消论》《伤寒标本心法类萃》等。

血，寒凉血，引火下降，故治之。扑损瘀血，捣汁服，名茅花汤。亦治鼻衄、产淋，**血闭寒热**血瘀则闭、闭则寒热作矣，**淋沥，崩中**血热则崩，**伤寒哕逆**即呃逆。《说文》曰：哕，气牾也。许慎《说文解字》，周弼《说文字原》，**肺热喘急，内热烦渴，黄疸，水肿**清火行水。时珍曰：良药也，世人以微而忽之。惟事苦寒之药，伤冲和之气，乌足知此哉。**针能溃脓**酒蒸服，一针溃一孔，二针溃二孔。**花能止血。**吐血因于虚寒者，非所宜也。

白鲜皮通：祛风湿。

气寒善行，味苦性燥。入脾胃，除湿热。兼入膀胱、小肠，行水道，通关节，利九窍。为诸黄、风痹之要药一味白鲜皮汤治产后风。时珍曰：世医止施之疮科，浅矣。兼治风疮、疥癣，女子阴中肿痛湿热乘虚，客肾与膀胱所致。下部虚寒，虽有湿证，勿可饵也。近道处处有之。以四川所产为良。江宁府、滁州、润州所产俱次之。根黄白而心实，取皮用山人采嫩苗为菜茹。恶桑螵蛸、桔梗、茯苓、萆薢鼠瘘已破，出脓血，白鲜煮汁服效。

【点评】早期，白鲜皮被视为疮疡、黄疸和风痹要药，后用于风瘙瘾疹、疥癣等皮肤病。不过，古代方剂配伍白鲜皮以治疗中风（中风半身不遂、风瘫痪、风痱、卒中风等）为众，其次为癫狂（癫痫、风狂、惊痫、风痫、一切痫、心狂、热痫），与本草学所记迥别。尚可注意到，在《证类》序例"诸病通用药"中，白鲜皮与凝水石、石膏、知母、黄芩等同置"大热"项下，提示白鲜皮有清热之功。与古代方剂配伍治疗风热、时气发黄、时气谵语、热病烦躁相吻合。

延胡索宣：活血利气。

辛、苦而温。入手足太阴肺、脾，厥阴心包、肝。能行血中气滞，气中血滞。通小便，除风痹。治上下内外诸痛通则不痛，癥瘕，崩淋，月候不调气血不和，因而凝滞，不以时至，产后血晕，暴血上冲，折伤积血。为活血利气之药。然辛温走而不守独用力迅，宜兼补气血药用。通经堕胎，瘀滞有余者宜之。生用破血，炒用调血_{酒炒行血，醋炒止血}。经事先期，虚而崩漏，产后虚运，均忌之_{根如半夏，黄色而坚}。

【点评】延胡索为妇科气滞血瘀诸病症之要药。以月经病（月水不调、月水不通、月水来腹痛、月水不利、崩漏）和产后病（产后腹痛、产后血晕、产后恶露不下、产后恶露不尽）等最为常用。其次用于诸疝、痹痛、跌打损伤和癥瘕积聚。

落得打_{宣：行血止血。}

甘，平。治跌打损伤，及金疮出血。并用根煎。能行血_{酒炒}，又能止血_{醋炒或捣敷之，不作脓}。苗高人许，叶如薄荷，根如玉竹而无节。捣烂则黏。

【点评】为忍冬科植物蒴藋的全草和根。以祛风除湿、活血止血为用。古时除用于跌打损伤和金疮出血外，还用于风瘙瘾疹、丹毒、疮肿和湿痹。古方应用甚少。

开金锁_{宣，祛风湿。}

苦，平。祛风湿。治手足不遂，筋骨疼痛。与苍术、当归同用甚效。产江浙。苗高三四尺，叶如萆薢，根如何首乌而无棱，肉白色而无纹，略似菝葜而无刺。

【点评】为蓼科植物天荞麦的根及根茎。除祛风湿止痛外，尚可清热解毒，治疗喉痹、痈疽和瘰疬。

冬虫夏草_{补肺肾。}

甘，平。保肺益肾，止血，化痰。已劳嗽。四川嘉定府所产者最佳。云南、贵州所出者次之。冬在土中，身活如老蚕，有毛能动。至夏则毛出土上，连身俱化为草。若不取，至冬则复化为虫。

锦地罗 <small>泻：解毒。</small>

微苦，平。治山岚瘴毒，疮毒，并中诸毒。以根生研，酒服一钱匕即解。出广西庆远山岩间，镇安、归顺、柳州皆有之。根似萆薢及栝楼根状。彼处人颇珍重之，以充方物①。

【点评】为茅青菜科植物锦地罗的去花茎的全草。能截疟、解毒。治疗疟疾、喉痹、疮疡。古方很少伍用。

水仙根 <small>泻：解毒。</small>

苦、微辛，寒，滑。治痈疽及鱼骨哽②。花—<small>名金盏银台</small>。主治作香泽涂身，去风气，又疗妇人五心发热<small>胡濙《卫生易简方》同干荷叶、赤芍等分为末，白汤调，每服二钱，热自退。</small>

---

① 方物：古代指土特产。
② 哽：上海本此字后有"喉"字。

卷 二

草部 芳草类

当归 补血，润燥滑肠。

甘温和血，辛温散内寒，苦温助心散寒 诸血属心。凡通脉者，必先补心。当归苦温助心。入心肝脾 心生血，肝藏血，脾统血。为血中气药。治虚劳寒热，咳逆上气 血和则气降，温疟 厥阴肝邪，澼痢，头痛，腰痛，心腹肢节诸痛 散寒和血，跌打血凝作胀，风痉无汗 身强项直，角弓反张曰痉。无汗为刚痉，有汗为柔痉。当归辛散风，温和血，产后亦有发痉者，以脱血无以养筋也。宜十全大补汤。痿痹，癥瘕 筋骨缓纵，足不任地，曰痿；风寒湿客于肌肉血脉，曰痹。痘证，痈疽疮疡。冲脉为病，气逆里急。带脉为病，腹痛满，腰溶溶如坐水中 冲脉起于肾下，出于气街，挟脐上行，至胸中，上颃颡，渗诸阳，灌诸经，下行入足，渗三阴，灌诸络，为十二经脉之海，主血。带脉横围于腰，如束带，总约诸脉。及妇人诸不足，一切血证，阴虚而阳无所附者。润肠胃，泽皮肤，去瘀生新，温中养营，活血舒筋，排脓止痛 血和则痛止。使气血各有所归，故名 血滞能通，血虚能补，血枯能润，血乱能抚。盖其辛温能行气分，使气调而血和也。东垣曰：头止血而上行，身养血而中守，尾破血而下流，全活血而统治。雷敩、海藏并云：头破血。时珍曰：治上用头，治中用身，治下用尾，统治全用。雷敩著《雷公炮炙论》，时珍曰：此雷公，是刘宋时雷敩，非黄帝时雷公也。极善滑肠，泻者禁用 当归为君，白芍为臣，地黄为佐，芎藭为使，名四物汤，治血之总剂。血虚佐以人参、黄芪，血热佐以条芩、栀、连。切庵曰：血属阴，须得阳气而生。四物汤纯阴不能生血。气虚血弱之人当用参、芪，取阳旺生阴之义。川产力刚善攻，秦产力柔善补。以秦产头圆尾多，肥润气香，里白不油者为良，名马尾当归。尾粗坚枯者，名镵①头当归，只宜发散用，宜酒制。治吐血，宜醋炒。畏菖蒲、海藻、生姜。恶湿面当归和酒服，治倒产、子死不出。

【点评】药有和血、活血、破血者，程度各异也。何谓"和血"？"血滞能通，血虚能补，血枯能润，血乱能抚。盖其辛温能行气分，使气调而血和也"。当归乃"血中气药"，尤以"妇人诸不足，一切血证，阴虚而阳无所附者"为宜。古方配伍当归主治妇科诸病，月水不调(月水不通、崩漏、月水来腹痛、月水不利、月水不断)和产后病(恶露不尽腹痛、恶露不下、恶露不绝、血晕、血晕气攻腹痛、蓐劳)伍用最多，也用于安胎和带下。诸如疮疡痈疽、中风、诸虚、下痢、跌打损伤、痹痛和肠风下血也常取用。

白芍药补血，泻肝，敛阴。

苦、酸，微寒。入肝脾血分白术补脾阳，白芍补脾阴，为手足太阴行经药肺、脾。泻肝火酸敛肝，肝以敛为泻，以散为补，安脾肺，固腠理肺主皮毛，脾主肌肉。肝木不克土，则脾安。土旺能生金，则肺安。脾和肺安，则腠理固矣。和血脉，收阴气，敛逆气酸主收敛。缓中止痛东垣曰：损其肝者缓其中，即调血也。除烦敛汗，退热安胎。治泻痢后重，血虚腹痛泻痢俱太阴病，不可缺此。寒泻、冷痛忌用。古方治腹痛，白芍四钱、甘草二钱，名芍药甘草汤。盖腹痛因营气不从，逆于肉里，白芍能调营气，甘草能缓逆气。又，痛为肝木克脾土，白芍能伐肝故也。其治腹痛，止血虚腹痛，余痛不治。以其酸寒收敛，无温散之功也。胁痛胁者，肝胆二经来往②之道。其火上冲则胃脘痛，横行则两胁痛。白芍能敛气，泻肝火。肺胀喘噫嗳同。脾热易饥。其收降之性，又能入血海冲脉为血海，男女皆有之。而至厥阴肝经。治鼻衄，目涩，肝血不足，小儿痘疮地红血散，毒不附疮，必用以敛附，妇人胎产，及一切血病同白术补脾，同参、芪补气，同归、地补血，同芎劳泻肝，同甘

---

① 镵(chán 缠)：古代的一种掘土器具。
② 来往：上海本、《备要》作"往来"。

草止腹痛，同芩、连止泻痢，同防风发痘疹，同姜、枣和营卫。酒炒，加入补中益气汤中，治气虚下陷，尤称神妙。**又曰：产后忌用**丹溪曰：以其酸寒，伐生生之气也。必不得已，酒炒用之可耳。时珍曰：产后肝血已虚，不可更泻也。寇宗奭《本草衍义》曰：减芍药以避中寒。微寒如芍药，古人犹谆谆戒谨，况大苦大寒，可肆行而莫之忌耶。按产后虚热多汗，阴气失散，用白芍以收敛之，取微寒以退虚热，正其相宜。前言亦失之太过耳。《景岳全书》内所论极为中正。

【点评】既然白芍药治"女人胎产及一切血病"，则不当"产后忌用"。明清医家对此颇有争议，当以临床应用实例证之。考察表明，用于产后蓐劳、产后调补、产后恶露不绝、产后血晕、产后诸疾的古方皆有配伍，即产后虚实病症白芍药均为常用之品。其血虚补之，血瘀和之行之，当无"产后忌用"之虞。

赤芍药泻肝、散瘀。

泻肝火，散恶血，利小肠。治腹痛，胁痛，坚积，血痹，疝瘕邪聚外肾为疝，腹内为瘕。经闭，肠风，痈肿，目赤皆散泻之功。白补而敛，赤散而泻。白益脾，能于土中泻木。赤散邪，能行血中之滞。虚者忌用。赤白各随花色。单瓣者入药。酒炒用制其寒。妇人血分醋炒，下痢后重不炒。恶芒硝、石斛，畏鳖甲、小蓟，反藜芦。

【点评】《本经》赤、白芍不分，统称芍药。《集注》始作区分。宋《开宝》指出：芍药"赤者利水便，下气；白者止痛、散血"。成无己云"白补而赤泻，白收而赤散。故益阴养血，滋润肝脾，皆用白芍；活血行滞，宣化疡毒，皆用赤芍药"。从补泻、散收将两者区别开来，与《开宝》所云差别较大。明清诸家所述，大体没有超出这一范围。

芎䓖补血，去瘀，润燥。宣：行气搜风。

辛温升浮。为少阳引经胆，入手足厥阴心包、肝。乃血中气药。升清阳而开诸郁丹溪曰：气升则郁自降，为通阴阳气血之使。润肝燥而补肝虚肝以泻为补，所谓辛以散之，辛以补之。**上行头目，下行血海**冲脉。**搜风散瘀，止痛调经。治风湿在头，诸种头痛**东垣曰：头痛必用之。如不愈，加引经药。太阳羌活，阳明白芷，少阳柴胡，太阴苍术，少阴细辛，厥阴吴茱萸。丹溪曰：诸经气郁，亦能头痛。**偏正头风，腹痛，胁风。气郁，血郁，血痢，寒痹筋挛，目泪多涕**肝热。**风木为病**诸风眩掉，皆属肝木。**及痈疽疮疡**痈从六腑生，疽从五脏生，皆阴阳相滞而成。气为阳，血为阴。血行脉中，气行脉外，相并周流。寒湿搏之，则凝滞而行迟，为不及；火热搏之，则沸腾而行速，为太过。气郁邪入血中，为阴滞于阳；血郁邪入气中，为阳滞于阴，致生恶毒，百病皆由此起。芎、归能和血行气，而通阴阳。**痘疮不起**头面上不起发者，用之尤宜。**男妇一切血证**芎、地酸寒为阴，归、芎辛温为阳。故四物汤取其相济，以行血药之滞耳。川芎辛散，岂能生血者乎？治法云：妇人经过三月，用川芎末，空心热汤调一匙服，腹中微动者是胎，不动是经闭。**凡气升痰喘，虚火上炎，呕吐咳逆，不宜用之。单服，久服令人暴亡。**蜀产为川芎，秦产为西芎，江南为抚芎。以川产大块，里白不油，辛甘者良。白芷为使，畏黄连、硝石、滑石，恶黄芪、山茱萸齿败口臭，水煮芎莠含之佳。

【点评】当归、川芎和香附均为"血中气药"，此其同。当归、川芎主一切血证，和血活血，兼行血中滞气、气郁；香附主一切气，解六郁，治各种气病，诸种气痛，兼治吐血、便血、崩中和月候不调诸血病，乃其异。

牡丹皮泻伏火，去瘀。

辛、苦，微寒。**入手足少阴**心、肾，**厥阴**心包、肝。**泻血中伏火**色赤故入血分，能泻诸经伏火，古方所以用治相火也。世人专以黄檗治相火，不知丹皮之功更胜。**和血凉血而生血**血热则枯，凉则生。**破积血**积瘀不去，则新血不生。**通经脉，止吐衄**血属阴本静，因相火所逼，故越出上窍。**治惊痫瘛疭**筋脉伸缩抽掣，为瘛疭。或手足抽掣，口眼喎斜，卒然眩仆，吐涎身软，时发时止为痫。皆阴虚血热、风火相搏、痰随火涌所致。**除烦热，疗痈疮**凉血。**下胞胎，退无汗之骨蒸**张元素曰：丹皮治无汗之骨蒸，地骨皮治有汗之骨蒸。神不足者手少阴，志不足者足少阴，仲景肾气丸用丹皮，治神志不足也。按《内经》云：水之精为志，故肾藏志。火之精为神，故心藏神。**胃气虚寒，经行过期不净者，勿服。胎前亦宜酌用。**单瓣花红者入药时珍曰：花白者补，赤者利，须分别之。肉厚者佳。酒拌蒸用。畏贝母、菟丝、大黄，忌蒜、胡荽、伏砒丹皮根捣末服，解中蛊毒。

【点评】牡丹皮为血分之剂，以活血、凉血为用。月经病包括月水不调、月水不通、月不不利、崩漏、月水来腹痛、血风烦闷、血风走注、血风体痛和血气心腹疼痛等伍用最多；并治产后血晕、蓐劳、恶露不下、恶露不尽、积聚、癥块诸疾。另治血热吐衄（犀角地黄汤）、痈疮（大黄牡丹皮汤）和诸痛。

泽兰 通：行血，消水。

苦泄热，甘和血，辛散郁，香舒脾，微温行血。入足太阴、厥阴脾、肝。通九窍，利关节，破宿血，通月经，消癥瘕，散水肿甘温能和血行血，独入血海，攻击稽留。其消水肿者，乃血化为水之水，非脾虚停湿之水也。治产后血沥腰痛瘀行未尽，身面浮肿，吐血，鼻衄，目痛，头风，痈毒，扑损。性虽和缓，终是破血之品，无瘀者勿轻用古方泽兰丸甚多。近今禀赋渐薄，不可常用。时珍曰：兰草、泽兰，一类二种，俱生下隰①。紫茎素枝，赤节绿叶，叶对节生，有细齿。但以茎圆、节长、叶光有歧为兰草；茎微方，节短，叶有毛为泽兰。嫩时并可挼音那而佩之。《楚词》②所谓：纫秋兰以为佩也朱子《离骚辨证》云：必花叶俱香，燥湿不变，方可刈佩。今之兰蕙，花虽香而叶无气质弱易萎，不可刈佩。泽兰走血分，消水肿，涂痈毒，破瘀除癥，为妇人要药。兰草走气分，利水道，除痰癖，杀蛊辟恶，为消渴良药《经》曰：数食肥甘，传为消渴，治之以兰，除陈气也。亦名大泽兰与泽兰俱生下隰之地故也。俗呼省头草夏月采置发中，则发不腻。兰泽草香草浸油涂发，去垢香泽，故名兰泽，又名香草。以为山兰误矣寇宗奭、朱丹溪并以兰草为山兰之叶，李时珍考众说以讥之曰：陈遁斋《闲览》云：《楚骚》③之兰，或以为都梁香，或以为

---

① 隰（xí 习）：指低湿的地方。
② 《楚词》：即《楚辞》。
③ 《楚骚》：指战国时期楚国屈原所作的《离骚》。

泽兰，或以为狶兰，当以泽兰为正。今之所种如麦门冬者，名幽兰，非真兰也。故陈止斋著《盗兰说》以讥之。方虚谷《订兰说》言：古之兰草，即今之千金草，俗名孩儿菊。今所谓兰，其叶如茅者，根名土续断。因花馥郁，故得兰名。杨升庵云：世以如蒲萱者为兰，九畹①之受诬也久矣。又吴与澄《草庐集》有"兰说"云：兰为医经上品，有枝有茎，草之植者也。今所谓兰，无枝无茎，因黄山谷称之，世遂谬指为《离骚》之兰。寇氏本草溺于流俗，反疑旧说为非。夫医经为实用，岂可诬哉。今之兰，果可以利水杀蛊而除痰癖乎。其种盛于闽，朱子闽人，岂不识其土产而辨析。若此，世俗至今，犹以非兰为兰，何其惑之甚也。洛按：时珍之辨兰草，指实详明，证据凿凿。则兰草为泽兰之一类二种也。夫复何疑，若山兰叶全无气味，于以上之称名不符，何能有以上之功效乎。汪氏力辨兰草为山兰叶，但并无实据，不过为臆度之见尔。士材所著本草，滥收兰叶，致无识之医，遂有加建兰叶为引者。

马兰 泻：凉血。

辛，凉。入阳明血分。与泽兰同功。治鼻衄，痔疮 喉痹、口紧，马兰根叶捣汁，入米醋少许，滴鼻孔或灌喉中，取痰自开。

郁金 宣：解郁；泻：凉血破瘀。

辛、苦、微甘，气寒。其性轻扬。上行入心及包络，兼入肺经。凉心热，散肝郁，破血下气。治吐衄，尿血，妇人经脉逆行 经不下行，上为吐衄诸证，用郁金末加韭汁、姜汁、童便服，其血自清。痰中带血者加竹沥。血气诸痛，产后败血攻心，颠狂失心 颠多喜笑，尚知畏惧，证属不足；狂多忿怒，人莫能制，证属有余。因惊忧痰血塞于心窍所致，用郁金七两、白矾三两，薄荷糊丸，名白金丸。郁金散恶血，白矾化顽痰。痘毒入心 因瘀血凝滞而痘疹陷伏者，可用。阳毒。生肌定痛。能开肺金之郁，故名。今医用此开郁，罕效。如真阴虚火亢吐血，不关肺肝气逆，不宜用也 近日郁证，多属血亏，用破血之药开郁，郁不能开，而阴已先败，致不救者多矣。出川广。体锐圆如蝉肚，外黄内赤，色鲜微香，折之光明脆彻。苦中带甘者乃真 今市中所用者多是姜黄，并有以蓬莪蒁伪之者。俱峻削性烈，挟虚者大忌。

【点评】古代方剂配伍郁金，主要用于疮疡肿毒（喉痹、诸肿、

---

① 九畹：出《楚辞·离骚》："余既滋兰之九畹兮，又树蕙之百亩。"王逸注："十二亩曰畹。"一说，田三十亩曰畹。后即以"九畹"为兰花的典实。

诸疮、丹毒、下注疮、目赤肿痛、恶疮)、惊风、诸热和出血（小便出血、鼻衄、金疮血不止、血淋、吐血、血暴下)。与当今活血止痛、行气解郁、清心凉血、利胆退黄所治病症差异甚大。

姜黄 _{泻：破血行气。}

味苦、辛，温。色黄入脾，兼入肝经。理血中之气，破血下气_{辛散苦泄，专于破血下气，其旁及者耳。}除风消肿。性更烈于郁金。治血积气胀，产后败血攻心，通月经，疗扑损。片子者，能入手臂，治风寒湿痹痛_{时珍曰：入臂治痛，其兼理血中之气可知矣。}血虚者，服之病反增剧。出川广_{藏器曰：郁金苦寒色赤，姜黄辛温色黄，莪味苦色青，三物不同，所用各别。《经疏》云：姜黄主治，介乎三棱、郁金之间。时珍曰：姜黄、郁金、莪术形状功用，大略相近，但郁金入心，专治血；姜黄入脾，兼治血中之气；莪入肝，治气中之血，稍为不同。今时以扁如干姜者，为片子姜黄；圆如蝉腹者，为蝉肚郁金；莪形虽似郁金而色青不赤为异耳。}

【点评】 虽云"姜黄主治介乎三棱、郁金之间"，但古方配伍却有所不同。姜黄产后病(血晕、恶露不下腹痛、恶露不尽腹痛、恶血冲心)和月经病(月水不调、月水不利、月水不通、血气心腹疼痛)伍用较多。其次，癥瘕(积聚、积聚心腹胀满、诸癖结胀满、产后积聚癥块、月水不通腹内癥块)、脾胃病和气机不畅也常配伍应用。

蓬莪术 _{泻：行气破血，消积。}

辛、苦而温。主一切气，又能通肝经，聚血行行，消瘀通经，化食止痛。治心腹诸痛，冷气，吐酸，奔豚，疝癖_{酒醋磨服。疝，音贤，小腹积。疝癖多见于男子，癥瘕多见于妇人。莪术香烈，行气通窍，同三棱，用治积聚诸病。按五积，心积曰伏梁，起脐上至心下；肺积曰息贲，在右胁；肝积曰肥气，在左胁；脾积曰痞气，在胃脘右侧；肾积曰奔豚，在小腹，上冲至心下。治之不宜专用攻伐，恐损真气。宜于破血行气药中，加补脾胃药，气旺方能磨积也。《经》曰：大积大聚，其可犯也，衰其半而止，过者死。东垣五积方用三棱、莪术，皆兼人参，赞助成功。}中恶，鬼疰_{脏腑壅滞，}

阴阳乖隔，鬼疠凭之，利气达窍，邪无所容矣。**虚人服之，积未去而真已竭。兼以参、术，或庶几耳。根如生姜，莪生根下，似卵不齐，坚硬难捣。灰火煨透，乘热捣之**入气分。**或醋磨、酒磨，或煮熟用**入血分。

【点评】蓬莪蒁即莪术。与郁金、姜黄、三棱均入血分，同为血中气药，故气血诸病均可酌情伍用。古方配伍莪术，主要用于癥瘕（积聚、痃癖、诸癖结胀满、血癥、血积）、一切气（冷气、痃气、五膈、气痛、小肠气）和月经病（月水来腹痛、血气心腹疼痛、月水不通、月水不利），此外，脾胃虚冷、脾胃不和及脾胃俱虚所见水谷不化、心腹疼痛、宿食不消、不能饮食也常取用。

荆三棱泻：破血行气，消积。

苦，平。入肝肺血分，破血中之气亦能通肝经聚血。散一切血瘀气结、疮硬、食停、老块坚积。消肿止痛，通乳，堕胎。功近香附而力峻。按化积必借气运，专用伐克。气愈不运，积安得去。须辅以健脾补气为要。色黄体重，若鲫鱼而小者良。醋浸炒，或面裹煨三棱两半、丁香三分，为末，沸汤服一钱。治反胃，药食不下。

香附一名莎草根。宣：调气解郁。

气香味辛能散，微苦能降，微甘能和。乃血中气药。通行十二经八脉气分，主一切气人身以气为主，气盛则强，虚则衰。顺则平，逆则病，绝则死矣。《经》曰：怒则气上，恐则气下，喜则气缓，悲则气消，惊则气乱，思则气结，劳则气耗。又曰：寒则气收，热则气泄。名九气。以香附为君，随证而加升降消补之药。利三焦，解六郁痰郁、火郁、气郁、血郁、湿郁、食郁。治多怒，多忧，痰饮，积聚，痞满，腹胀，霍乱，吐泻，痈疽，疮疡血凝气滞所致。香附末服，名独胜丸。治痈疽由郁怒而得者，如疮初作，以此代茶。大凡疮疽喜服香药，行气通血最忌臭秽不洁触之。康祖左乳病痈，又臆间生核，痛楚半载。祷张王梦授以方，姜汁制香附为末，每服二钱，米饮下遂愈。吐血，便血，崩中，带下，月候不调气为血配，血因气行。成块者气之凝，将行而痛气之滞，行后作痛，气血俱虚也，色淡亦虚也。色紫气之热，色黑则热之甚也。错经者气之乱，肥人痰多而经阻，气不运也。香附阴中快气之药，气顺则血和畅。然须辅以凉血补气之药。丹溪曰：能引血药至气分而生血，宜与补气血药同用。

诸种气痛，胎产百病时珍曰：得参、术则补气，得归、地则补血，得木香则散滞和中，得檀香则理气醒脾，得沉香则升降诸气，得芎䓖、苍术则总解诸郁；得栀子、黄连则清降火热，得茯神则交济心肾，得茴香、破故纸则引气归元，得厚朴、半夏则决壅消胀，得紫苏、葱白则发汗散邪、得三棱、莪莪则消积磨块，得艾叶则治血气，暖子宫。乃气病之总司，女科之仙药也。大抵妇人多郁，气行则郁解。故服之尤效。非宜于妇人不宜于男子也。又曰：凡人病则气滞而馁，香附为气分君药，臣以参、芪，佐以甘草，治气滞甚速也。**苦燥而能耗血散气**士材曰：乃治标之品，唯气实血未大虚者宜之。不然，恐损气而耗血，愈致其疾矣。世俗泥于女科仙药之一语，惜未有发明及此者。**产金华者良。生则上行胸膈，外达皮肤。熟则下走肝肾，旁彻腰膝。童便浸炒，盐水浸炒，则入血分。青盐炒则入肾，酒浸炒则行经络，醋浸炒则消积聚，且敛其散。蜜水炒，制其燥性。姜汁炒则化痰饮。炒黑又能止血。忌铁**治聤耳出汁，香附为末，以绵杖送入。

【点评】香附虽为血中气药，实李时珍所云"乃气病之总司，女科之仙药"。月经病见月水不调、痛经、崩漏者，胎前见胎动不安、恶阻者，皆其所宜。所谓香附解六郁，大抵以气郁（多怒、多忧）为主。另对气滞（痞气、痞满、腹胀）、气痛（牙齿疼痛、小肠气、膀胱气痛、首风、风头痛、腰痛）皆有效验。

木香宣：行气。

辛、苦而温。三焦气分之药，能升降诸气。泄肺气，疏肝气，和脾气怒则肝气上，肺气调则金能制木而肝平，木不克土而脾和。**治一切气痛**时珍曰：诸气膹郁，皆属于肺。上焦气滞用之者，金郁泄之也。中气不运，皆属于脾。中焦气滞用之者，脾胃喜芳香也。大肠气滞则后重，膀胱气不化则癃闭，肝气郁则为痛，下焦气滞用之者，塞者通之也。**中气不省**闭目不语，如中风状。为末，冬瓜子煎汤，灌下三钱。**耳卒聋闭**切一两，酒浸一夜，入麻油一合，煎汤滴耳。**呕逆反胃，霍乱泻痢后重**同槟榔用。刘河间曰：行血则便脓自愈，调气则后重自除。**癃闭，痰壅，气结，疝癖，癥块，肿毒，冲脉为病，气逆里急。杀鬼物，御瘴雾，去腋臭，**

健胃宽中，醒脾消食，开郁安胎气逆则胎不安。香燥而偏于阳，肺虚而热，血枯而燥者，慎勿与之丹溪曰：味辛气升，若阴火冲上者，反助火邪。当用黄檗、知母，少以木香佐之。番舶上来，形如枯骨，味苦黏舌者良，名青木香今人皆称为广木香、南木香。磨汁用。东垣用黄连制。亦有蒸用、面裹煨用者煨用实肠止泻。畏火木香内有番白芷，状同，但色微黑，体松。今人称马兜铃根，为土青木香。

【点评】木香虽为"三焦气分之药"，尤以中焦气分病最为适宜，以其和脾气，善治呕逆反胃、霍乱，泻痢后重；取其健胃宽中、醒脾消食，可治食少纳呆、宿食不消、痞满和腹胀。所谓"泄肺气"，当针对肺气上逆者。但据古本草所记，古方配伍，多用于痰壅、痰饮。其实，木香尚治喘嗽，《卫生易简方》即合防己和杏仁而为用。

砂仁即缩砂蔤。宣：行气调中。

辛，温，香窜。和胃醒脾，快气调中，通行结滞。治腹痛、痞胀痞满，有伤寒下早、里虚邪入而痞者，有食壅痰塞而痞者，有脾虚气弱而痞者，须分虚实治之。不宜颛用利气药，恐变为鼓胀。鼓胀内胀而外有形，痞胀唯觉痞闷而已，皆太阴为病也。霍乱转筋，噎膈呕吐，上气咳嗽，奔豚，崩带，赤白泻痢湿热积滞客于大肠，砂仁亦入大小肠经。祛痰逐冷，消食醒酒，止痛安胎。散咽喉、口齿浮热，化铜铁骨哽好古曰：得檀香、豆蔻入肺，得人参、益智入脾，得黄檗、茯苓入肾，得赤石脂入大小肠。白飞霞①《医通》曰：辛能润肾燥，引诸药归宿丹田。地黄用之拌蒸，亦取其下达也。《经疏》曰：肾虚气不归元，用为向导。殆胜桂、附热药为害。辛窜性燥，血虚、火炎者勿用。胎妇多服耗气，必致难产。出岭南。炒去衣研《百一选方》治鱼骨入咽，砂仁、甘草等分为末，绵包，含之咽汁，当随痰出。

【点评】木香、砂仁、陈皮和甘松，均为健胃宽中、醒脾消

---

① 白飞霞：明代医家韩懋，又名白自虚，字天爵，号飞霞子，人称白飞霞。著有《韩氏医通》《杨梅论治方》《海外奇方》等。

食、散痞除满之剂，脾气虚弱诸病症以及补益诸剂，均可选择使用，既能健胃醒脾，振奋中焦，又可防止补药过剂而虚不受补、壅遏呆滞之弊。

白豆蔻宣：行气暖胃。

辛，热。流行三焦，温暖脾胃三焦利，脾胃运，诸证自平。而为肺家本药肺主气。散滞气，消酒积，除寒燥湿，化食宽膨。治脾虚疟疾，感寒腹痛，吐逆反胃，白睛翳膜白睛属肺，能散肺滞。太阳经目眦红筋太阳脉起目眦。火升作呕，因热腹痛，气虚诸证，咸宜禁之。番舶者良。去衣微焙。研细胃冷恶心，食即欲吐，白豆蔻三枚，捣细，好酒服。

草豆蔻闽产名草蔻。燥湿祛寒。

辛温香散。暖胃健脾，燥湿祛寒。治寒客胃痛，霍乱泻痢，噎膈反胃，痞满吐酸。解口臭、酒毒、鱼肉毒故食料用之。辛燥犯血忌，阴不足者远之。形如龙眼而微长。皮黄白，薄而棱峭。仁如砂仁，辛香气和，去膜微炒，香同细辛。末含去口臭。

草果滇广所产名草果。除痰截疟。

辛，热。破气除痰，消食化积疟积。治瘴疠、寒疟佐常山能截疟。或与知母同用，取其一阴一阳，治寒热瘴疟。盖草果治太阴独胜之寒，知母治阳明独胜之火。若疟不由于岚瘴，气不实邪不盛者，并忌。形如诃子，皮黑厚而棱密，子粗而辛臭。面裹煨熟，取仁用。忌铁。

肉豆蔻一名肉果。温中涩肠。

辛，温，气香。理脾暖胃，下气调中《日华》称其下气。以脾得补而善运，气自下也。非若陈皮、香附之泄耳。逐冷除痰，消食解酒，辟鬼杀虫。治积冷，心腹胀痛，中恶吐沫，小儿吐逆，乳食不下。又能涩大肠，止虚泻、冷痢。病人有火，泻痢初起，皆不宜服。出岭南。似草蔻，外有绉纹，内有斑纹。糯米粉裹或面裹，煨熟，须去油净。忌铁阴寒滑痢，腹痛，不能食，肉果醋和面裹，煨为末，粥饮，调服一钱。

【点评】肉豆蔻与白豆蔻、草豆蔻皆辛温，中焦脾胃药也。均有理脾暖胃、消食化积、下气调中功能，凡脾胃虚弱、脾胃虚寒所见呕吐、胃反、噎膈、胃痛、痞满、腹痛、霍乱、泄泻、下痢均可选用，并能解酒毒。肉豆蔻则善治虚泻、冷痢和五更泄泻，四神丸即配伍本品而为用。

破故纸一名补骨脂。燥：补命火。

辛、苦，大温。入心包、命门。补相火以通君火，暖丹田，壮元阳，缩小便亦治遗溺。治虚寒喘嗽能纳气归肾。腰膝酸痛，肾冷精流，火虚泄泻命门火衰，不能熏蒸脾胃，脾胃虚寒，迟于运化，致饮食减少，腹胀肠鸣，呕涎泄泻。如鼎釜之下无火，物终不熟。故补命门相火以生土，破故纸四两、五味三两、肉蔻二两、吴萸一两，姜煮枣丸，名四神丸，治五更泄泻。妇人血气妇人之血脱气陷，亦犹男子之肾冷精流。堕胎。阴虚有热，大便闭①结者戒之。出南番者色赤，岭南者色绿。酒浸蒸用，亦有童便乳浸，盐水炒者。得胡桃、胡麻良，恶甘草唐郑相国方：破故纸十两，酒浸蒸为末，胡桃肉二十两，去皮烂研，蜜调如饴，每晨酒服一大匙。治虚寒喘嗽，腰脚酸痛。忌羊血、芸薹。加杜仲名青娥丸。白飞霞曰：故纸属火，坚固元阳；胡桃属木，润燥养血。有木火相生之妙也。

【点评】破故纸功在下焦肾命，以温肾阳、固精气、缩小便、实大便为用。凡肾阳虚所见之腰膝冷痛、漏浊遗精、小肠气、疝冷、疝痛、虚寒泄泻、崩漏等，皆可取用。《和剂局方》青娥丸配伍本品，取补肾阳、强腰脚、壮筋骨之功，现则用于骨质疏松。

益智子燥脾胃，补心气、命门。

辛，热。本脾药。兼入心肾，主君相二火。补心气命门之不足。能涩精固气，又能开发郁结，使气宣通。温中进食，摄唾涎胃冷则涎涌。

---

① 闭：上海本作"秘"。

缩小便肾与膀胱相表里。益智辛温固肾，盐水炒，同乌药等分，酒煮山药糊丸，盐汤下，名缩泉丸。治客寒犯胃，冷气腹痛，呕吐，泄泻，泄精，崩带。血燥有热，因热而崩带、遗浊①者，不可误入也。出岭南。形如枣核，取仁，盐水炒腹胀忽泻不止，诸药不效，浓煎益智饮之。

【点评】益智子功在中下二焦，侧重温化固涩之用。故滞颐、小便利多、泄泻、遗精、崩漏、带下之属虚寒失摄者，每予取用。

蛇床子补肾命，去风湿。

辛、苦而温。强阳补肾，散寒祛风，燥湿杀虫。治阴痿囊湿，女子阴痛阴痒湿生虫，同矾煎汤洗。子脏虚寒，产门不闭炒热熨之。肾命之病，腰酸体痹，带下，脱肛。及顽癣、恶疮擦之多效，风湿诸病。煎汤浴，止风痒时珍曰：肾命、三焦气分之药，不独补助男子，而且有益妇人。世人舍此而求补药于远域，岂非贵耳贱目乎。肾火易动者勿食。似小茴而细，微炒杀毒则不辣以地黄汁拌蒸三遍，佳。恶丹皮、贝母、巴豆《圣惠方》冬月喉痹肿痛，不可下药者，蛇床烧烟于瓶中，口对瓶口吸烟，其痰自出。

【点评】在古代，蛇床子以燥湿杀虫，治疗疥癣、湿痒、风痒最为推重；诸疮也为主治。以其强阳补肾，常伍用于虚劳和肾虚阳气痿弱。因能散寒祛风，故风湿痹取用也占一定比重。另外还用于阴脱和脱肛。

荜茇一作拨。燥：除胃冷，散浮热。

辛，热。除胃冷，祛痰，消食下气。治水泻，气痢，虚冷肠鸣亦入大肠经，呕吐酸水，冷痰恶心，疝癖，阴疝。辛散阳明之浮热，治头痛偏头风者，口含温水，随左右，以末吹一字入鼻，效。牙痛寒痛宜干姜、荜茇、细辛；

---

① 浊：上海本作"溺"。

热痛宜石膏、牙硝；风痛宜皂角、僵蚕、蜂房、二乌；虫痛宜石灰、雄黄，**鼻渊**。古方用此甚少。以其耗散真气，动脾肺之火，且损目耳。出南番、岭南，亦有类榧子而长，青色，去挺，醋浸一宿，焙干，刮去皮，粟子净，免伤人肺《卫生易简方》鼻流清涕，用荜茇末吹之，效。

良姜宣、燥：暖胃散寒。

辛，热。暖胃散寒，消食醒酒。治胃脘冷痛凡心口一点痛，俗言心痛，非也。乃胃脘有滞或有虫，及因怒因寒而起。以良姜酒洗七次，香附醋洗七次，焙研。因寒者，姜二钱，附一钱；因怒者，附二钱、姜一钱；寒怒兼者，每一钱五分，米饮加姜汁一匙，盐少许服。古方治心脾疼，多用良姜。寒者用之至二钱，热者亦用四①五分，于清火剂中，取其辛温下气、止痛有神耳。**岚瘴，疟疾，霍乱泻痢，吐恶，噎膈，冷癖**。虚人须与参、术同行。若单用、多用，恐犯冲和之气。出岭南高州。东壁土拌炒用。

红豆蔻即良姜子。宣、燥：温肺醒脾。

温肺散寒，醒脾燥湿，消食，解酒。禁忌、制用同上。

【点评】以上红豆蔻、草豆蔻、白豆蔻、草果、高良姜、砂仁、益智仁皆姜科药物，性皆辛温，归脾胃经，有温中散寒、化湿行气、开胃消食之功。故虚寒、寒湿和湿浊中阻所致脘腹冷痛、痞满、呕吐、泄泻、食积、不思饮食等，均在可选之列。区别之处在于，草果尚可截疟，砂仁能理气安胎，益智并能摄唾，功兼下焦，固精缩尿。临床选用，当予别之。用量均应严格控制。

藿香宣：去恶气。

辛、甘，微温。入手足太阴肺、脾。快气和中，开胃止呕。去恶气，进饮食。治霍乱吐泻，心腹绞痛，上中二焦邪滞禀清和芳烈之气，为脾肺达气要药。《局方》有藿香正气散，正气通畅，则邪逆自除。**阴虚火旺及胃热胃**

---

① 四：上海本无"四"字。

虚作呕者，戒用。出交广。方茎有节，叶微似茄叶。古唯用叶，今枝梗亦用。因叶多伪也冷露疮烂，藿香叶、细茶等分，烧灰，油调涂之良。

【点评】藿香上中二焦之药，所述皆治中焦脾胃病变。以其芳香清和之气，又为肺经邪滞常用之品，特别是暑湿感冒或感冒夹湿者，常配伍香薷、佩兰、紫苏叶等芳香化浊、解表宣肺之品。

白芷宣：发表，祛风燥湿。

色白，味辛，行手阳明庚金大肠。性温气厚，行足阳明戊土胃。芳香上达，入手太阴辛金肺。故主治不离三经。通窍发汗，除湿散风。治头目昏痛阳明之脉萦于面，故治头面诸疾。杨吉老方：白芷汤泡四五遍，蜜丸弹子大，名都梁丸，每服一丸，荆芥点腊茶嚼下。眉棱骨痛风热与痰。同酒浸黄芩为末，茶下。牙痛上龈属足阳明，下龈属手阳明，二经风热。鼻渊肺主鼻。风热乘肺，上烁于脑，故鼻多浊涕而渊。《经》曰：脑渗为涕。宜同细辛、辛夷治之。目痒，泪出，面奸干去声，面黑气。瘢疵可作面脂。皮肤燥痒，三经风热之病。及血崩，血闭，肠风痔瘘，痈疽疮疡，三经湿热之病。活血排脓肠有败脓血，淋露腥秽，致脐腹冷痛，须以此排之。生肌止痛，解砒毒、蛇伤先以绳扎伤处，酒调下白芷末五钱。种白芷能辟蛇。又治产后伤风，诸种头痛自鱼尾上攻，血虚头痛多在日晚，宜四物加辛、芷；气虚头痛多在清晨，宜芎、藁，倍参、芪。刘松石《保寿堂经验方》治偏正头风，白芷、川芎各三钱，搽牛脑上，加酒顿①熟，热食尽醉，其病如失。燥能耗血，散能损气，有虚火者勿用。痈疽已溃，宜渐减去。色白气香者佳名宫白芷。不香者名水白芷，不堪用。微焙。当归为使，恶旋覆花。

【点评】白芷作为辛温发表之剂，其用远超此限。古时最治痈疽疮疡、中风半身不遂、跌打损伤、诸种头痛；面瘢面奸（制面膏外用）、牙痛、风瘙瘾疹、痔漏和月水不调，也常配伍应用。

---

① 顿：同"炖"。

藁本宣：去风寒湿。

辛，温，雄壮。为太阳经风药膀胱。寒郁本经，头痛连脑者，必用之凡巅顶痛，宜藁本、防风，酒炒升、柴。治督脉为病，脊强而厥督脉并太阳经贯脊。又能下行去湿。治妇人疝瘕，阴寒肿痛，腹中急痛皆太阳经寒湿。胃风泄泻夏英公病泄，医以虚治，不效。霍翁曰：此风客于胃也。饮以藁本汤而愈。盖藁本能除风湿耳。粉刺酒齄和白芷作面脂良。按头痛挟内热及伤寒，发于春夏，阳证头痛，不宜进也。根紫色，似芎䓖而轻虚，气香味麻。恶蔺茹小儿疥癣，藁本煎汤浴，并浣衣。

【点评】藁本古时常用于牙痛、中风瘫痪、面䵟（包括面皯疱、粉刺、酒齄）、头痛诸疾。此外，还治疗风瘙痒、风头眩和疮疡。这些功用已在本草所记基础上有所拓展。

香薷宣、通：利湿，消暑退热。

辛散皮肤之蒸热，温解心腹之凝结。属金水而主肺，为清暑之主药。肺气清，则小便行而热降暑必兼湿，治暑必兼利湿。若无湿，但为干热，非暑也。治呕逆水肿熬膏服，小便利则消。脚气，口气煎汤含漱。单服治霍乱转筋。香薷乃夏月解表之品，无表邪者戒之其性温热，阴暑宜用以温散，若阳暑则宜清凉。误服之，反成大害。时珍曰：有处高堂大厦，纳凉太过，饮冷太多，阳气为阴邪所遏，反中入内，遂病头痛恶寒、烦躁口渴、吐泻霍乱，宜用之。以发越阳气，散邪和脾则愈。若饮食不节，劳役作丧之人，伤暑汗出如雨，烦躁，喘促，或泻或吐者，乃内伤之证，宜用清暑益气汤、人参白虎汤之类，以泻火益元。若用香薷，是重虚其表，而益之热矣。今人谓能解暑，概用代茶，是开门揖盗也。陈者良。宜冷服《经》所谓治温以清凉而行之也，热服作泻。小儿发迟，陈者二两，水一盏，煎汁三分，入猪脂半两和涂。白秃惨痛，加胡粉和涂。

荆芥一名假苏。轻、宣：发表，祛风理血。

辛、苦而温，芳香而散。入肝经气分，兼行血分。其性升浮，能发汗，散风湿，利咽喉，清头目。治伤寒头痛，中风口噤，身强项直，口面㖞斜，目中黑花。其气温散，能助脾消食气香入脾，通利血脉。治吐衄，肠风，崩中，血痢，产风血运产后去血过多，腹内空虚，则自生风。故常有崩晕之患，不待外风袭之也。荆芥最能散血中之风。华佗愈风散：荆芥三钱，微焙为末，豆淋酒调服，或童便服，诸家云甚效。瘰疬疮肿。清热散瘀，破结解毒结散热清，则血凉而毒解。为风病、血病、疮家圣药功本治风，又兼治血者，以其入风木之脏，即是藏血之地也。今人但遇风证，概用荆、防，此流气散之相沿耳，不知唯风在皮里膜外者宜之。若风入骨肉者，须防风，不得混用。连穗用穗在于巅，故善升发。治血，炒黑用凡血药用山栀、干姜、地榆、棕榈、五灵脂等，皆应炒黑者，以黑胜红也。反鱼、蟹、河豚、驴肉。

【点评】所称荆芥"为风病、血病、疮家圣药"，将其功用笼统分为三类。风病又分外风和内风，风头痛、伤寒、风热是为外风；中风口噤、身强项直、口面㖞斜则属内风。吐衄、肠风、崩中、血痢、产风血运均为血病，以其通利血脉，散血中之风故也。其治疮疡、痈疽者，以"热清则血凉而毒解"释之，然性温何以清热凉血？如同白芷等辈，治疮疡初起者，辛散温通，通利血脉，疮疡则自消，非清热凉血也。

紫苏宣：发表散寒。

味辛入气分。利肺下气，定喘，安胎治子气。色紫兼入血分，和血止痛。性温，发汗解肌，祛风散寒。气香开胃，益脾宽中，利大小肠。又解鱼蟹毒时珍曰：同陈皮、砂仁行气安胎，同藿香、乌药温中止痛，同香附、麻黄发汗解肌，同芎藭、当归和血散血，同桔梗、枳壳利膈宽肠，同卜子、杏仁消痰定喘，同木瓜、厚朴散湿解暑，治霍乱、脚气。气虚、表虚者禁之俗喜其芳香，旦暮恣食，不知泄真元之气，古称芳草致豪贵之疾，此类是也。气香者良。宜橘皮，忌鲤鱼。

【点评】所谓紫苏"味辛入气分""色紫兼入血分"，羌活色紫却不入血分，而杜仲"色紫入肝经气分"，分别由药物的味和色判定入气分或血分。而巴戟天、肉苁蓉、三七、白头翁、白芍药入血分，则与味和色无关，应是从治疗血病而做出的判断。说明药物入气分和血分的判定是多元的，灵活的。从根本上说来，是基于象思维的。

苏子泻：降气消痰。开郁降气力倍苏叶。消痰利膈，温中宽肠。润心肺，止喘咳。肠滑、气虚者禁之。炒研。

苏梗宣：顺气。顺气安胎。功力稍缓。挟虚者宜之。

鸡苏一名水苏、一名龙脑薄荷。轻：散热理血。

辛而微温。清肺下气，理血辟恶，消谷。治头风目眩，肺痿，血痢，吐衄，崩淋，喉腥，口臭，邪热诸病。辛烈之物，走散真气，虚者宜慎。方茎中虚，似苏叶而微长，密齿面皱。

薄荷轻、宣：散风热。

辛能散，凉能清《本经》温。盖体温而用凉也。升浮能发汗，搜肝气而抑肺盛，疏逆和中，宣滞解郁，消散风热，清利头目。治头痛头风，中风失音，痰嗽口气，语涩舌胎含漱，或和蜜擦之。眼耳、咽喉、口齿诸病辛香通窍而散风热。皮肤瘾疹，疮疥，惊热小儿治惊药，有用薄荷汤调，骨蒸。消宿食，止血痢血痢病在凝滞，辛能散，凉能清。通关节，定霍乱，猫咬蛇伤薄荷，猫之酒也。犬，虎之酒也。蜈蚣，鸡之酒也。桑葚，鸠之酒也。莽草，鱼之酒也。食之皆醉。被猫伤者，薄荷汁涂之。辛香伐气，多服损肺、伤心。虚者远之每见小儿多食薄荷糕者，汗多体弱。苏州所莳者，茎小而气芳，最佳。江西者稍粗，次之。四川者更粗，又次之。野生者，茎叶气味都相似。入药以苏产者为胜张杲①《医说》方，灸火毒气入内，两股生疮，汁水淋滴者，用薄荷煎汁，频涂立愈。

【点评】薄荷入药略晚，《唐本草》增补。主治上焦(头、耳目、咽喉、口齿)风热诸疾，外感风热。搜肝气而治惊热；疏逆和中、宣滞解郁，则有逍遥散配伍之用。抑肺盛可平痰嗽、咳

---

① 杲：底本作"果"，诸本均作"杲"，据改。张杲，南宋名医，著《医说》10卷。

喘。此外，尚用于瘰疬、痈疽疮疡和疥癣瘙痒。

甘松香_{宣：理气醒脾。}

辛、甘，温。芳香理诸气，开脾郁_{时珍曰：少加入脾胃药中，甚醒脾气。}治风疳，齿䘌，脚气，膝浮_{煎汤淋洗。}卒然心腹痛满_{下恶气。}味虽带甘，毕竟辛香伐气，挟虚者忌之。出松州、凉州、辽州等处。叶细如茅草。用根_{根极繁密，八月采之，作汤浴，令人身香。}

山柰_{俗作三奈。宣：温中辟恶。}

辛，温。暖中，辟瘴疠恶气。治心腹冷痛，寒湿霍乱，风虫牙疼。辛香伐气，甚于甘松香，不宜轻服。产拂林国。今广中亦栽之。根叶皆如生姜。与甘松、良姜俱入合诸香用。

【点评】 所谓诸香者，是多种气味芳香中药的总称。其气芳香浓烈，可混合制成香料，以保存衣物和辟秽之用。古时比较常用的香料有丁香、丁子香、青木香、笺香、郁金香、枫香、乳香、香附、檀香、白檀香、甲香、甘松香、艾纳香、藿香、降真香、安息香、沉香等。

奶酣草_{宣：温中辟恶。}

辛，温，芳香。暖中辟恶，去臭气。止霍乱吐泻。忌同上。尖叶大如指甲，有枝梗。夏月开细紫花成簇，结子亦细。今人俱盆内种之，妇女摘其头以插发。

茉莉花

辛，热。主治：蒸油取液，作面脂，头泽长发，润燥香肌。亦入茗汤。以其无毒也。根辛热有毒。主治：以酒磨一寸，服则昏迷，一日乃醒。二寸二日。三寸三日。凡跌损，骨节脱臼，接骨者用此。则不知痛也。茉莉原出波斯，移植南海。今中华俱栽莳之。台湾所栽者最佳，福州者次之，赣州者又次之。

卷 三

草 部 隰草类

生地黄 大泻火，平血逆。

味苦、微甘，大寒。入心肾。泻丙火小肠为丙火，心与小肠相为表里。清燥金胃、大肠火。平诸血逆，消瘀通经。治吐衄，崩中唾血者，血随唾出。咯血者，随痰咯出，或带血丝，出肾经及肺经；自两胁逆上吐出者，属肝经；吐出呕出成盆成碗者，属胃经。咳血者，咳出痰内有血。衄血者，血溢于脑，从鼻而出，并属肺经。经漏不止曰崩，血热则妄行，宜以此清之。热毒痢疾，肠胃如焚，伤寒瘟疫痘证血热红紫，诸大热大渴引饮，折跌绝筋生地一斤、瓜姜糟一斤、生姜四两，炒热，罨伤折处，冷则易之。又生地汁三升、酒升半，煮服，下扑损瘀血。利大小便，又能杀虫，治心腹急痛《海上方》捣汁和面，作馎饦①食，能利出虫，忌用盐。必燥结有实火者，方可用。生掘鲜者，捣汁饮之热喝昏沉，地黄汁一盏服之。

【点评】从其"生掘鲜者，捣汁饮之"，是知此生地黄乃今之鲜地黄。鲜地黄以清热生津、凉血止血，治疗热病伤阴，舌绛烦渴，温毒发斑，吐血衄血，咽喉肿痛而为用，大体继承了古代清泻诸脏腑之火，治疗吐衄、热毒痢疾、肠胃如焚、伤寒瘟疫痘证和大热大渴引饮的功用。古代还广泛用于月水不调、崩漏、月水不通、产后血晕、产后恶露不尽、跌打损伤等瘀血病症，体现"消瘀通经"功用。不知何故，当今已舍弃不用。

---

① 馎饦（bó tuō 博托）：古代一种水煮的汤面。

干地黄养阴凉血。

苦、甘而寒。沉阴而降。入手足少阴心、肾，厥阴心包、肝及手太阳经小肠。养阴退阳，凉血生血。治血虚发热，常觉饥馁，五心烦热《经》曰：阴虚生内热。痿痹，惊悸有触而心动曰惊，无惊而自动曰悸，即怔忡也。有因心虚火动者，有因肝虚胆怯者，有因水停心下者，火畏水，故悸也。地黄能交心肾而益肝胆，亦能行水，故治之也。倦怠嗜卧肝火郁于胃中，同归身用。胸膈痞闷肝胆燥火闭伏胃中，亦须同归身用。吐衄尿血痛为血淋，不痛为尿血。血晕崩中《经》曰：阴虚阳搏谓之崩。调经安胎，利大小便。性寒而润，脾虚泄泻，胃虚食少，均在禁例。以怀庆肥大而短，糯体细皮，菊花心者佳。用沉水者，浮者不用。恶贝母，畏芜荑，忌莱菔、葱、蒜、铜铁器，得门冬、丹皮、当归良。

【点评】本干地黄乃今之生地黄。古今养阴凉血之功相同，但主治病症当今扩充较大。新增主治病症有热入营血、温毒发斑、热病伤阴、阴虚发热、骨蒸劳热和内热消渴。然干地黄生血，治虚劳、血虚发热、血晕、崩漏、月水不调、安胎等传统功用，当今则未予保留。

熟地黄平补肝肾、养血滋阴。

甘而微温。入足三阴经。滋肾水，封填骨髓，利血脉，补益真阴，聪耳明目耳为肾窍，目为肝窍。目得血而能视，耳得血而能听。黑发乌须，又能补脾阴，止久泻《经》云：肾司二便，久泻多属肾虚。且下多亡阴，自宜补肾，不可专责脾也。治劳伤风痹，阴亏发热，干咳痰嗽咳嗽阴亏者，地黄丸为要药，亦能除痰。丹溪曰：久病阴火上升，津液生痰不生血，宜补血以制相火，其痰自除。喻嘉言曰：凡咳嗽渐至气高汗渍，不补其下，但清其上，必至气脱卒亡，医之罪也。气短喘促熟地一两、归身三钱、炙甘草一钱，名贞元饮。治气短似喘，呼吸急促，提不能升，咽不能降，气道噎塞，势极垂危者。常人但知气急其病在上，而不知元海无根，肝肾亏损，此子午不交，气脱证也。尤惟妇人血海常亏者，最多此证，宜以此饮济之缓之。傥庸众不知，妄云痰逆气滞，用牛黄苏合，及青、陈、枳壳破气等剂，则速其危。胃中空虚觉馁，痘证血虚无脓，病后胫股酸痛，产后脐腹急疼丹溪曰：产前当清热养血为主，产后宜大补气血。虽有杂证，从末治之。感证阴亏，无汗，便闭阴气外溢则得汗，阴血下润则便通。诸种动血，一切肝肾阴亏，虚损百病。为壮水之主药。按熟地黄性滞，痰多气郁之人，能窒碍胸膈，用宜斟酌郭佩兰《本草汇》曰：丹溪云：气病补血，虽不中病，亦无害也。不知血药属阴，其性凝滞，胃虚气弱之人，过服归、地等剂，必致痞闷食减，病安能愈耶？《景岳全书》曰：地黄产于中州沃土之乡，得土气之最厚者也。其色黄，土之色也。其味甘，土之味也。而谓非脾胃中州之药，吾不信也。但脾胃喜温而恶寒，生干地黄性寒，自非脾胃所喜。蒸晒极熟则甘温，正与脾胃相宜耳。殊不知熟地黄乃阴滞不行之药，大为脾胃之病所不宜也。作熟地黄法。拣取肥地黄沉水者数十斤，洗去沙土，略晒干。别以拣下瘦小者数十斤，捣绞取汁，投石器中。浸漉令浃，入柳木甑。放瓦锅上蒸一日，晒几日。令极干又蒸又晒，如是九次。锅内傥有淋下地黄余汁，亦必拌晒，使汁尽而干。其地黄光黑如漆，味甘如饴。须瓷器收之，以其脂柔喜润也按地黄取其纯阴静重，近时多拌以好酒及砂仁末而蒸晒之。是反以散动香燥，乱其性矣，其法甚为不善。有用姜汁拌炒者，尤不合法。今市中惟以一煮而售，害有不可胜言者。盖禀北方纯阴至寒之性，非太阳与烈火频频交炼则不温。所以固本膏虽经日煎熬，必生熟各半而用之。设以生地一煮便作熟地投用，归肾右归、七味、八味等剂中则寒凉之性未除，心肾之经各别以心经寒凉之药为君主，以肾经温暖之药为臣佐，岂徒无益，反引寒性下损真阳。微虚者，暂堪抵受；大虚挟寒者，气立孤危。制治乖方，而为害甚烈，斯其最也。市医尝将熟地、枸杞等炒作炭用，是甘润养阴之品，变而为苦燥伤阴之物，非徒无益，而又害之矣。

鳢肠即旱莲草，又名金陵草。补肾。

甘、酸而寒。汁黑补肾，黑发乌须。赤痢变粪，止血针灸疮血不止者，敷之亦妙。固齿擦牙。功善益血凉血当及时多收，其效甚速。纯阴之质，不益脾胃。若不同姜汁、椒红相兼修服者，恐腹痛作泻。苗如旋覆，实似莲房，断之有汁，须臾而黑。熬膏良偏正头风，用汁滴鼻中，良。

【点评】旱莲草补肾阴、益血凉血，为业医者所熟知，但古时常用其揩齿擦牙，治疗牙齿松动，知此者甚少。

麦门冬润肺清心、泻热。

味甘、微苦，微寒。润肺清心，泻热除烦_{微寒能泻肺火}。化痰行水_肺清则水道下行，故治浮肿。生津止嗽_{午前嗽，多属胃火；午后嗽及日轻夜重者，多属阴}虚，宜麦冬、五味同滋阴药用。治呕吐_{胃火上冲则呕，宜麦冬。又有因寒因食因痰因虚之}不同。痿躄_{手足缓纵曰痿躄。阳明湿热上蒸于肺，肺热叶焦，发为痿躄。《经疏》曰：麦冬}实足阳明之正药。客热，虚劳，暑伤元气，脉绝，短气_{同人参、五味名生脉散。}盖心主脉，肺朝百脉。补肺清心，则气充而脉复，故脉绝将死者，服此能复生之。夏月火旺克金，服之尤宜。东垣曰：人参甘温，益元气而泻虚热；麦冬苦寒，滋燥金而清水源；五味酸温，泻丙火而补庚金，益五脏之气也。丙火小肠，庚金大肠，并主津液。肺痿吐脓，血热妄行，经枯，乳闭。明目悦颜。性寒而润，虚寒泄泻者勿用。肥白而大者佳。去心，入滋补药，酒润_{制其寒}。或拌米炒黄。地黄、车前为使，恶款冬、苦参、青葙、木耳，忌鲫鱼。熬膏良_{齿缝出血，煎汤}漱之。

【点评】麦门冬所述四种功能中，古时以其清热生津止渴，治疗消渴最为广泛；清心除烦、养心安神，用以治疗心虚、惊悸、不得眠、心健忘、发狂、风惊恐、心烦热也伍用甚多。以其化痰止嗽，咳嗽、肺劳、虚劳咳嗽、咳逆上气、肺脏壅热等也常见配伍。此外，还用于胎动不安、恶阻和子烦。唯独"行水"治浮肿用之甚少。

甘菊花_{宣：祛风热，补肺肾，明目。}

甘、苦，微寒。备受四气_{冬苗、春叶、夏蕊、秋花}。饱经霜露，得金水之精。能益肺肾二脏，以制心火而平肝木。木平则风息，火降则热除。故能养目血，去翳膜_{与枸杞相对，蜜丸久服，永无目疾}。治目泪头眩，散湿痹游风。家园所种，杭产者良_{花小味苦者，名苦薏，非真菊也。景焕《牧竖闲}谈》云：真菊延龄，野菊泻人。有黄白二种，单瓣味甘者入药。点茶、酿酒、作枕俱佳。白术、枸杞子、地骨皮为使。菊青叶救垂危疔毒_{以叶捣烂，}入酒绞汁饮之。其渣敷于毒上，神效。

【点评】将甘菊花作为宣剂，明确其"祛风热"之功，但未述解表，疏散风热之用。是因此前多用于各种眼病(目昏暗、内外障眼、目风泪出、目涩痛、目赤肿痛、目青盲)，以及风头眩、风头痛。用于疏散风热，是晚近确认的新功能。

谷精草轻：明目。

辛，温。轻浮。功善明目退翳。兼治头风，喉痹，牙疼，疥痒。田中收谷后多有之。田低而谷为水腐，得谷之余气结成谷精草为末，热面汤服二钱，治鼻衄不止。

草决明一名青葙子。泻肝明目。

味苦，微寒。除风热。治一切目疾，虫疥，恶疮。能动阳火，瞳子散大者勿服。类鸡冠而穗尖长。

【点评】即今之青葙子，为治风热、肝热眼病专药。古代主要治疗目昏暗、目赤痛、目生翳膜、内外障眼、目青盲、目生胬肉和目涩痛等。

决明子泻肝明目。

甘、苦，咸平。祛风热作枕，能治头风。治青盲内障，翳膜遮睛，赤肿眶烂，泪出羞明。状如马蹄，以能明目，故名。捣碎煎。叶作菜食。利五脏，明目。

【点评】决明子又称草决明，但与上条草决明并非一物。但同为眼病专药，共有"决明"之名。所治青盲、内障眼、翳膜遮睛、目赤肿眶烂、泪出羞明属风热为患者，为其所宜。在古代方剂中，配伍决明子几乎皆治各种眼病。后又扩大应用到头痛、便秘和眩晕。

木贼草 <small>轻：发汗，退目翳。</small>

甘、苦而平。治目疾迎风流泪，翳膜遮睛<small>翳乃肝邪郁遏，不能上通于目。</small>去节者能发汗；中空而轻，有升散火郁、风湿之功。多服损肝<small>舌硬出血，木贼煎水，漱之即止。</small>

麻黄 <small>轻：发汗。</small>

辛、苦而温<small>僧继洪云：中牟产麻黄地，冬不积雪，性热可知。</small>入足太阳<small>膀胱。</small>兼走手少阴、阳明<small>心、大肠。</small>而为肺家专药。能发汗解表，去营中寒邪，疏通气血，利九窍，开毛孔。治伤寒头痛，恶寒无汗<small>东垣曰：十剂云：轻可去实，葛根、麻黄之类是也。邪客皮毛，腠理闭拒，营卫不行，故谓之实。二药轻清可去之。时珍曰：麻黄太阳经药，兼入肺经，肺主皮毛；葛根阳明经药，兼入脾经，脾主肌肉。二药皆轻扬升发，而所入不同。好古曰：麻黄汤治卫实，桂枝汤治卫虚，虽皆太阳经药，其实营卫药也。心主营为血，肺主卫为气，故麻黄为手太阴肺之剂，桂枝为手少阴心之剂。时珍曰：仲景治伤寒无汗用麻黄，有汗用桂枝，未有究其精微者。津液为汗，汗即血也，在营则为血，在卫则为汗，寒伤营，营血内涩，不能外通于卫，卫气固闭，津液不行故无汗，发热而恶寒。风伤卫，卫气外泄，不能内护于营，营气虚弱，津液不固故有汗，发热而恶风。然风寒皆由皮毛而入，皮毛肺之合也。盖皮毛外闭，则邪热内攻，故用麻黄、甘草同桂枝引出营分之邪，达之肌表，佐以杏仁泄肺而和气。汗后无大热而喘者，加石膏。《活人书》夏至后加石膏、知母，皆泄肺火之药，是麻黄汤虽太阳发汗重剂，实散肺金火郁之药。腠理不密，则津液外泄而肺气虚，虚则补其母，故用桂枝同甘草外散风邪以救表，内伐肝木以防脾，佐以芍药泄木而固脾，使以姜、枣行脾之津液，而和营卫。下后微喘者，加厚朴、杏仁以利肺气也。汗后脉沉迟者，加人参以益肺气也。有火者加黄芩，为阳旦汤，以泻肺实也。是桂枝汤虽太阳解肌轻剂，实为理脾救肺之药也。</small>温疟，咳逆上气<small>风寒郁于肺经。</small>《经》曰：诸气膹郁皆属于肺。痰哮气喘<small>哮证宜泻肺，然惟气实者可暂用。</small>皮肉不仁，水肿风肿。唯冬月在表，真有寒邪者宜之。若非冬月，或无寒邪，或寒邪在里，或伤风等证，虽发热恶寒，不头疼、身疼而拘急，六脉不浮紧，皆不可用。虽可汗之证，亦不宜过剂<small>汗为心液，过汗则心血为之动。或亡阳，或血溢，而成大患。丹溪以人参、麻黄同用，亦攻补法也。</small>发汗用茎去节，煮十余沸，掠去浮沫。或用醋汤略泡晒干。亦有用蜜水炒者<small>庶免太发。</small>止汗用根节<small>随时出汗为自汗，属阳虚；梦中出汗为盗汗，属阴虚。用麻黄根、蛤粉、粟</small>

米等分为末，袋盛①扑之，佳。时珍曰：麻黄发汗，骏不能御，根节止汗，效如影响，物理不可测如此。自汗有风湿、伤风、风温、气虚、血虚、胃热、痰饮、中暑、亡阳、柔痓等证，皆可加用。盖性能行周身肌表，引药至卫分而固腠理也。汗虽为心液，然五脏亦各有汗。《经》曰：饮食饱甚，汗出于胃；惊而夺精，汗出于心；持重远行，汗出于肾；疾走恐惧，汗出于肝；摇体劳苦，汗出于脾。**厚朴、白薇为使，恶辛夷、石膏**内外障翳，麻黄根一两、归身一钱，同炒黑色，入麝香一厘为末，**嘀鼻频用效。**

【**点评**】麻黄"发汗用茎去节"，始自张仲景《伤寒论》。《集注》序录云："麻黄皆折去节，令理通，寸剉之"。麻黄条下陶弘景又云："用之折除节，节止汗故也"。后世本草方书均明确麻黄去节使用，其理，皆遵"令理通""节止汗"之言。今人或认为节有一定毒性，故而去之。其实，无论"令理通"还是"节止汗"，都是基于象思维得出的认识。即去节取其通透、宣散、透达之意。上条木贼草也有"去节者能发汗"之说，足可证之。或许考虑到这一点，《中国药典》麻黄已无去节修制之法。

刺蒺藜 疏肝泻肺。

辛、苦而温。散肝风而泻肺气。胜湿破血，催生堕胎，通乳闭，消癥瘕。细审其质。性不过泻气破血之品，古方俱用以补肾何也？产同州府，去刺，酒拌蒸牙齿动摇，出血不止，白蒺藜末日擦之，佳。

【**点评**】古方配伍本品，主要治疗疥癣瘙痒（风瘙瘾疹、大风癞病、风瘙痒、诸疥）、痹痛（腰脚疼痛、身体疼痛）、头痛和疮肿。"古方俱用以补肾"，看来不是事实。所谓白蒺藜，当属下文的沙苑蒺藜，又称沙苑子。

沙苑蒺藜 补肾固精。

苦，温。补肾强阴，益精明目。治虚劳腰痛，遗精带下，痔漏阴

---

① 盛：底本作"成"，戊申本作"盛"，据文义改。

癀。性能固精，若阳道数举，媾精难出者，勿服。出潼关，状如肾子，带绿色今肆中所卖，俱是花草子，真者绝无。炒用亦可代茶。

茺蔚 即益母草。通：行瘀血，生新血。

味辛、微苦、微寒。入手足厥阴心包、肝。消水行血，去瘀生新，调经解毒瘀血去则经调。治血风血晕，血痛血淋，胎漏，产难，崩中，带下带脉横于腰间，病生于此，故名为带。赤属血，白属气。气虚者，补中益气而兼升提；血虚者，养血滋阴而兼调气。消疔肿、乳痈亦取其散瘀解毒。通二便。其性辛散滑利，全无补益。勿以其有益母之名而滥用之。瞳神散大者尤忌勒乳成痈，益母草为末，水调涂乳上，一宿自消，生捣亦得。

【点评】益母草以行血祛瘀调经为胜，妇科经带胎产诸疾经常伍用。除本草学所记外，古方配伍本品，还习用于产后恶露不下腹痛。

茺蔚子 调经明目血滞病目者则宜之。活血顺气逐风血和则气行，血活则风散。治心烦，头痛血热所致。胎产，崩带。令人有子凡妇人血滞、血热者，服之有子。时珍曰：益母根茎花叶实皆可同用。若治疮肿、胎产、消水行血，则宜并用。若治血分风热，明目调经，用子为良。盖根茎花叶专于行，子则行中有补也。虽曰行中有补，终是滑利之品，非血滞、血热者勿与。瞳神散大均在忌例。微炒。忌铁。

夏枯草 散结，消瘿，明目。

辛、苦，微寒。缓肝火，解内热，散结气。治瘰疬，鼠瘘，瘿瘤，癥坚，乳痈，乳岩，目珠夜痛夜痛及点苦寒药反甚者，火为阴寒所郁，故而夏枯能散厥阴之郁火。久用亦伤胃家。

青蒿 泻热，理劳，清暑。

苦，寒。得春木少阳之令最早二月生苗。故入少阳、厥阴血分肝、胆。治劳瘦骨蒸能除骨髓之热，用童便浸，捣汁熬膏。蓐劳虚热，久疟，久痢，虚烦盗汗能除阴分伏热。风毒热黄，瘙疥恶疮，鬼气尸疰身中鬼气接引外邪，有游走皮肤，洞穿脏腑，每发刺痛，变动不常者，为飞尸；附骨入肉，攻凿血脉。见尸闻哭便作者，为遁尸；淫跃四末，不知痛之所在，每发恍惚，得风雪便作者，为风尸；缠结脏腑，冲引心胁，每发绞切，遇寒冷便作者，为沉尸；举身沉重，精神错杂，尝觉昏废，每节气大发者，为尸疰。时珍曰：《月令通纂》言：伏内庚日，采青蒿悬门庭，可辟邪。冬至元旦，各服二钱亦良。则青蒿之治鬼疰，盖亦有所伏也。**明目，清暑辟秽。**凡苦寒药，多与胃家不利。惟青蒿芬芳袭脾，宜于血虚有热之人，以其不犯冲和之气尔。寒而泄泻者，仍当避之。使子勿使叶，使根勿使茎。熬膏良《圣济总录》治鼻中息肉，青蒿灰、石灰等分，淋汁熬膏点之。

【点评】由东晋葛洪《肘后备急方》所记：治疗疟疾，取"青蒿一握切，以水一升渍，绞取汁，尽服之"得到启发，屠呦呦调整思路，采用沸点更低的乙醚提取，终于获得抗鼠疟和猴疟活性均强的青蒿素，救治众多疟疾患者。并因此获得2015年诺贝尔生理学或医学奖。其启示意义在于，努力从古本草学、古方剂学经验事实中获取灵感，可望源源不断挖掘出有重要临床价值的中药新药，实现继承和挖掘祖国医药学遗产的宏伟目标。

连翘 轻、宣：散结，泻火。

味苦，微寒。而性升浮。其形似心 实似莲房有瓣。故入手少阴、厥阴 心、心包。而泻火，兼除手足少阳 三焦、胆。手阳明经 大肠。湿热。散诸经血凝气聚，利水通经，杀虫止痛，消肿排脓 皆结者散之。凡肿而痛者为实邪，肿而不痛为虚邪，肿而赤者为结热，肿而不赤为留气停痰。为十二经疮家圣药《经》曰：诸疮痛痒皆属心火。苦寒之物，多饵即减食，痈疽溃后勿服《集验方》治痔疮肿痛，连翘煎汤熏洗后，以刀上飞过绿矾，入麝香贴之。

【点评】连翘"其形似心，故入手少阴、厥阴；而泻火，兼除手足少阳、手阳明经湿热"，是知连翘归心、心包、三焦、胆和大肠五经，是从外形似心、性寒泻火、味苦燥湿三个方面确定的。足见药物归经确定之多元性。古方配伍连翘，主治痈疽疮疡、瘰疬、诸发、疔疮、恶核等，正合"十二经疮家圣药"之意。

还常用于诸热、诸痔、伤寒和热毒攻眼。

紫花地丁 _{泻热解毒。}

辛、苦而寒。治痈疽，发背，疔疮，瘰疬，无名肿毒。叶似柳而细，夏开紫花，结角。生平地者起茎，生沟壑者起蔓_{乾坤秘药，治稻芒黏咽不得出，地丁草嚼咽下。}

漏卢 _{泻热解毒。}

苦下泄，咸软坚，寒胜热。入胃、大肠，通肺、小肠。散热解毒，通经下乳，排脓止血，生肌杀虫。治遗精，尿血，痈疽，发背_{古方以漏卢汤为首称。}出闽中。茎如油麻，枯黑如漆者真。甘草拌蒸。连翘为使。

【点评】古方配伍漏芦，以其通经下乳，治疗产后无乳最为广泛；泻热解毒，又为痈疽、发背、丹毒、瘰疬常用之品；杀虫止痒，可治风瘙瘾疹和疥癣。至于遗精、尿血，则未见伍用。

恶实 _{一名牛蒡子，一名鼠黏子。泻热解毒。}

辛、苦而寒。泻热散结，除风。宣肺气，清咽喉，理痰嗽。治痘证，消斑疹，利二便，行十二经。散诸肿疮疡之毒，利腰膝凝滞之气。性冷而滑。惟血热便闭者宜之，否则禁用。痘证、虚寒泄泻者，切勿妄投。实如葡萄而褐色。酒拌蒸，待有霜，拭去用。根苦寒。竹刀刮净绞汁，蜜和服。治中风，汗出乃愈。捣和猪脂，贴疮肿及反花疮_{肉反出如花状。}小儿咽肿，牛蒡根捣汁细咽之。

大小蓟 _{泻：凉血破血。}

甘、苦，凉。皆能破血退热。治吐衄，肠痈。小蓟力微，能破瘀生新。不能如大蓟之消痈毒_{丹溪曰：小蓟治下焦之结热、血淋。《本事方》：一人冷气入阴囊，肿满疼痛，煎大蓟汁服，立瘥。}两蓟相似，花如髻。大蓟茎高而叶皱，小蓟茎低而叶不皱。皆用根_{舌硬出血不止，或九窍出血，鲜蓟捣汁酒服。干}

者为末冷水服。

【点评】大小蓟并条，始之《别录》，其后本草多合而论之。《中国药典》虽分列条次，但两者功能主治完全相同。概括说来，凉血止血而治多种血热出血；散瘀解毒消肿而治痈肿疮毒。古今尤以凉血止血最为推重。

马鞭草[①]泻：破血，消胀，杀虫。

味苦，微寒。破血通经，杀虫消胀。治气血癥瘕，下部䘌疮阴肿^{捣涂}发背，痈疽，杨梅毒气。颛以驱逐为长。疮证久而虚者，斟酌用之。下地甚多。春月生苗，方茎，叶似益母对生，夏秋开细紫花，作穗如车前穗，其子如蓬蒿子而细，根白而小。用苗叶《集验方》：男子阴囊肿大如升，核痛，人所不能治，马鞭草捣涂之。

【点评】马鞭草破血通经，最治月水来腹痛、经闭和月水不调，并癥瘕积聚；以其清热解毒，则治痈疽疮疡，尚有截疟之功。

刘寄奴泻：破血止血。

苦，温。破血通经，除癥下胀，止金疮血。多服令人吐利。一茎直上，叶尖长糙涩，花白蕊黄，如小菊花。有白絮如苦荬絮，子细长，亦似苦荬子。茎叶花子皆可用^{风入疮口肿痛，刘寄奴为末，掺之即止。}

【点评】刘寄奴为血分之药。以其破血通经，常用于月水不通、月水来腹痛、产后血晕、恶露不尽或不下；并治打扑损伤、金疮出血和疮肿。

---

① 草：底本脱，据目录补。

红花古名红蓝花。通：行血润燥。

辛、苦，甘温。入肝经而破瘀血，活血瘀行则血活。有热结于中，暴吐紫黑血者，吐出为好。吐未尽，加桃仁、红花行之。大抵鲜血宜止，瘀血宜行。润燥，消肿止痛凡血热、血瘀，则作肿作痛。治经闭，便难，胎死腹中非活血行血不能下。产后血晕口噤有产妇血闷而死，名医陆氏以红花数十斤煮汤，寝妇于上而熏之，汤冷再加，半日而苏。《金匮》有红蓝花酒，治妇人六十二种风证。喉痹不通，痘疮血滞。过用，能使血行不止而毙。酒喷微焙。胭脂活血，解痘毒，敷痘疔挑破，以油胭脂敷之。子功与花同。叶捣涂游肿。

【点评】古代配伍红花，以其活血散瘀，通经止痛，侧重治疗经闭、月水来腹痛、产后血晕、产后恶露不下，另治癥瘕、痞块、疮肿和跌扑损伤。当今拓展应用到胸痹心痛和胸胁刺痛。

王不留行通：行血。

甘、苦而平。其性行而不住虽有王命，不能留行，故名。能走血分，通血脉。乃阳明、冲任之药阳明多气多血。除风去痹，止血定痛，利便通经，催生下乳气盛血滞者，可暂用以行之，否则宜慎。治金疮止血。痈疮疔疮散血。出竹木刺。失血后、崩漏家及孕妇并忌之。花如铃铎。实如灯笼。子壳五棱。取苗子蒸，浆水浸。

瞿麦通：利水破血。

苦，寒。降心火，利小肠，逐膀胱邪热。为治淋要药若产后淋，宜与蒲黄同用。五淋大抵皆属湿热、热淋，宜八正及山栀、滑石之类；血淋宜小蓟牛膝膏；肾虚淋宜补肾，不可独泻；老人气虚者，宜参、术兼木通、山栀；亦有痰滞中焦作淋者，宜行痰兼通利药。不可发汗，汗之必便血。破血利窍，决痈消肿，明目去翳，通经堕胎性利善下。小肠虚者忌服。恐心热未除，而小肠复病矣。当求其属以衰之。花大如钱，红白斑斓，色甚妖媚。俗呼洛阳花。用蕊壳、丹皮为使，恶螵蛸竹木入肉，瞿麦为末，水服方寸匕。或煮汁，日饮三次。

萹蓄一名扁竹。通淋杀虫。

苦，平。利小便，治黄疸，热淋。杀诸虫，治蛔咬腹痛，女子阴蚀_{煮服}。疥疮诸疾_{皆去湿热之功}。叶细如竹，弱茎蔓引，促节有粉，三月开红花。

车前子_{通：利水，清肺肝。}

甘，寒。清肺肝风热，渗膀胱湿热，开水窍以固精窍，令人有子_{男女阴中各有二窍，一窍通精，一窍通水，二窍不并开。水窍开则湿热外泄，相火常宁；精窍常闭，久久精足。《名①医别录》云：服固精药久，服此行房即有子②。五子衍宗丸用之。}治湿痹，五淋，暑湿泻痢，目赤障翳，催生下胎。阳气下陷、肾气虚脱勿服。入滋补药，酒蒸捣饼。入利水泄泻药，炒研。

【点评】一来称"开水窍以固精窍"，又称"阳气下陷、肾气虚脱勿服"，精窍不固肾气必虚，车前子若固精窍，自当补肾气，其间乖违已经显现。《别录》早有车前子"强阴，益精，令人有子"之说，五子衍宗丸用之，强化此说。寇宗奭《衍义》提出异议，认为"此药甘滑，利小便，走泄精气"，《中国药典》删除此用，不言其补，值得玩味。临证使用当予详审。

车前草_{通：行水、泻热凉血。甘，寒。凉血去热，通淋明目}凡利水之剂多损目，唯此能解肝与小肠之湿热，热去而目清矣。使叶，勿使茎蕊。

灯心_{轻、通：利水清心③。}

甘、淡，微寒。降心火，清肺热，利小肠_{心与小肠相为表里，心火清则肺清，小肠亦清，而热从小便出矣。}通气止血。治五淋，水肿。烧灰吹喉痹，涂乳止夜啼，擦癣最良_{缚成把，擦摩极痒时，虫从草出，浮水可见。十余次可以断根。}中寒、小便不禁者勿服_{破伤出血，灯心嚼烂，敷之即止。}

地肤子_{通：利水。}

甘、苦而寒。入膀胱。除虚热，利小便而通淋_{时珍曰：无阴则阳无以}

① 名：底本和上海本均作"明"，戊申本作"名"，结合引文，当为《名医别录》。
② 服固精药…有子：《名医别录》原文为：车前子"强阴，益精，令人有子"。
③ 心：上海本作"肺热"。

化。亦犹东垣治小便不通，用知檗滋肾之意。王节斋①云：小便不禁或频数，古方多以为寒，而用温涩之药，殊不知属热者多。盖膀胱火邪妄动，水不得宁，故不能禁而频数也。老人多频数，由膀胱血少，阳火偏旺也。治法当补膀胱阴血，泻火邪为主，而佐以收涩之剂，如牡蛎、山茱、北味之类。补血泻火，治其本也；收之涩之，治其标也。治癞疝，散恶疮煎汤洗疮疥良。叶作浴汤，去皮肤风热丹肿；洗眼，除雀盲涩痛。叶如蒿，茎赤，子类蚕砂。恶螵蛸胁下疼痛，地肤子末，酒服方寸匕。

【点评】《药性赋》称："地肤子利膀胱可洗皮肤之风"，概括了地肤子清热利湿治疗热淋和祛风止痒治疗皮肤瘙痒的功能。但须指出，古代方剂配伍本品，压倒性用于目昏暗、雀目、目生胬肉、目赤肿痛、内外障眼、目生翳膜等众多眼病，部分用于癞疝和小便淋秘。与本草所记和现今应用差异甚大。

冬葵子通：润肠利窍。

甘，寒，淡滑。润燥利窍，通营卫，行津液，利二便，消水肿用榆皮等分煎。通关格，下乳滑胎。秋葵复种，经冬至春作子者，名冬葵子。根叶同功。春葵子亦滑，不堪入药。蜀葵花赤者治赤带，白者治白带，赤者治血燥，白者治气燥。亦治血淋，关格。皆取其寒润滑利之功汤火伤疮，冬葵叶为末敷之。

【点评】现称冬葵果。以其清热利尿消肿，古方配伍本品主治小便不通、小便淋秘、小便赤涩、血淋、淋沥、小便难、沙石淋等。尚有催生作用，用于难产。

海金沙通淋，泻湿热。

甘，寒，淡渗。除小肠、膀胱血分湿热。治肿满，五淋茎痛。得栀子、牙硝、硼砂，治伤寒热狂大热利小便，此釜底抽薪之义。唯热在太阳

---

① 王节斋：即明代医学家王纶，字汝言，号节斋。据古代本草及张洁古、李东垣、朱震亨等名医所著删筛而成《本草集要》，另著《明医杂著》。

经血分者宜之。产黔中及河南。收曝日中小干。以纸衬之，以杖击之，有细砂落纸上。且曝且击，以尽为度。茎细如线，引竹木上，叶纹皱处，有砂黄赤色。忌火。

茵陈通：利湿热，治诸黄。

苦燥湿，寒胜热。入足太阳经膀胱。发汗利水，以泄太阴、阳明之湿热脾、胃。为治黄疸之君药脾胃有湿热则发黄，黄者脾之色。身如橘色，汗如檗汁而色明者热多，熏黄而色暗者湿多。须五苓之类佐助成功。又治伤寒时疾，狂热瘴疟，头痛头旋，女人瘕疝皆湿热为病。按黄疸须分阴黄、阳黄。阳黄宜茵陈，阴黄宜温补。若用茵陈，多致不救。

葶苈子大泻气闭；通：行水。

辛苦，大寒。性急。大能下气，行膀胱水。肺中水气膹急者，非此不能除。破积聚癥结，伏留热气，消肿除痰，止嗽定喘皆水湿泛溢。通经利便十剂曰：泄可去闭，葶苈、大黄之属是也。大黄泄阴分血闭，葶苈泄阳分气闭。性峻，不可混服。有甜苦二种，甜者力稍缓，更宜大枣补辅之仲景有葶苈大枣泻肺汤，治肺气喘急不得卧。切菴曰：辅以大枣，补土所以制水。子如黍米微长，色黄。糯米微炒，去米，或酒拌炒。榆皮为使头风疼痛，葶苈子为末，以汤淋汁沐头，三四度即愈。

大青泻心胃热毒。

苦、咸，大寒。解心胃热毒。治伤寒时疾热狂，阳毒发斑热甚伤血，里实表虚则发斑。紫黑者，热极而胃烂也，多死。《活人书》治赤斑烦痛，有犀角大青汤。黄疸，热痢，丹毒，喉痹。非心胃热毒勿用。处处有之，高二三尺，茎圆叶长，叶对节生。八月开小红花成簇，实大如椒色赤，用茎叶。

【点评】大青以清热解毒、凉血消斑为用。古方伍用最多者为口舌生疮。其次则为伤寒、时气、热病所见壮热、发斑或发狂。

青黛泻肝，散郁火。

咸，寒。色青泻肝，散五脏郁火，解中下焦蓄蕴风热《衍义》曰：一妇患脐腹、二阴遍生湿疮，热痒而痛，出黄汁，二便涩。用鳗鲡、松脂、黄丹之类涂之，热痛愈甚。其妇嗜酒，喜食鱼虾发风之物，乃用马齿苋四两研烂，青黛一两和涂，热痛皆去。仍服八正散而愈。此中下焦蓄蕴风热，毒气若不出，当病肠风内痔。妇不能禁酒物，果发痔。治伤寒发斑、血痢、咯血合杏仁研，置柿饼中煨食，名圣饼子，治咯血。小儿惊痫、疳热、丹热。敷痈疮、蛇犬毒。性凉，中寒者勿使，即阴虚而有热者，亦不宜用。真者从波斯国来，不可得也。今用干靛花取娇碧者，每斤淘取一两。亦佳内多石灰，故须淘净。

【点评】古方青黛之用，功取三端。以其清热解毒，主治温病、热病、伤寒、时气、热毒、痈疮、蛇犬毒、丹毒、喉痹和口舌疮；以其凉血止血，治伤寒发斑、血痢、咯血；清热止痉则配伍用于小儿惊风。

芦根泻热止呕。

甘和胃，寒降火。治呕哕反胃胃热火升则呕逆，食不下。客热消渴，伤寒烦热，止小便数肺为水之上源，脾气散精，上归于肺，始能通调水道，下输膀胱。肾为水脏，而主二便，三经有热，则小便数甚，至不能少忍，火性急速故也。芦中空，清上焦，湿热解，则肺之气化行，而小便复其常道矣。芦笋能解鱼、蟹、河豚毒。反胃呕吐由于寒者勿用。取逆水肥厚者，去须节因热霍乱烦闷，芦根三钱、麦门冬二钱，水煎服，即愈。

【点评】芦根以清热生津止渴、止呕、除烦、利尿为用。所谓"止小便数"，当用于热淋所见尿频、尿数者，非治肾虚尿液不摄之缩尿之剂也。

豨莶草宣：去风湿。

苦、辛。生寒、熟温。治缠绵风气，四肢麻痹，筋骨冷痛，腰膝无力，风湿疮疡。长于理风湿。毕竟是燥血之品，恃之为补非是本草相传功用甚奇。近世服之，经年罕效，意者制法未尽善欤。风气有分别欤，药产非地道欤，亦以见执方者之失也。江东人呼猪为豨，其草似猪莶臭，故名。以五月五日、六月六日、七月七日采者，尤佳。去粗茎，留枝叶花实，酒拌蒸晒九次，蜜丸豨莶辛苦气寒，必蒸晒九次，加以酒蜜，则苦寒之阴浊尽去，而清香之美味见矣。数不至九，阴浊未尽，不能透骨搜风而却病也。捣汁熬膏，以生地、甘草煎膏，炼蜜，三味收之。酒调尤妙风气行于肠胃泄泻，豨莶为末，醋糊丸桐子大，每服三十丸，白汤下。

旋覆花一名金沸草。泻：下气消痰。

苦、辛能下气行水，咸能软坚，微温能通血脉。入肺、大肠经。消痰结坚痞，唾如胶漆，噫气不除噫，于介切，俗作嗳。胸中气不畅，故嗳以通之。属不足，亦有挟痰挟火者。属有余，仲景治汗下后，痞硬噫气者，有代赭旋覆汤。大腹水肿，风气湿痹。走散之药，冷利大肠，虚人禁之。根治风湿。叶治疔疮肿毒，敷金疮止血。类金钱菊，去皮、蒂、蕊、壳，蒸用。入煎剂。须用绢包好有细毛，恐射肺令人嗽。

【**点评**】古方配伍旋覆花，多用于风痰、痰饮、眩晕、头痛、脚气、眼疾和痞满。所称通血脉，治风气湿痹，罕见其用。

紫菀润肺下气。

辛温润肺，苦温下气，化痰止渴。治寒热结气，咳逆上气，咳吐脓血专治血痰，为血劳圣药。肺经虚热，小儿惊痫亦虚而有热。能开喉痹，取恶涎，又能通利小肠《本草汇》云：苦能达下，辛可益金。故吐血保肺收为上剂。虽入至高，善于达下，使气化及于州都，小便自利。辛散性滑，暂用之品。阴虚肺热者，不宜专用多用。须地黄、麦冬共之。根作节，紫色润软者良今人多以车前、旋覆根伪之。白者名女菀时珍曰：紫入血分，白入气分。去头须，蜜水浸焙。款冬为使，恶天雄、瞿麦、藁本、远志，畏茵陈妇人小便卒不得出，或小便血，紫菀为末服。

款冬花润肺、化痰、止嗽。

辛，温。润肺消痰，除烦定惊，明目。治咳逆上气，喘渴肺虚挟火。喉痹，肺痿，肺痈，咳吐脓血。为治嗽要药烧烟，以筒吸之亦良。《本草汇》曰：隆冬独秀，先春开敷。得肾之体，先肾之用，故为温肺理嗽之最。大抵咳必因寒，寒为冬气，入肺为逆。款冬非肺家颛药，乃使肺邪从肾顺流而出也。款冬、百合等分，蜜丸，名百花膏。治咳嗽痰血。凡阴虚劳嗽，通用款冬、紫菀、百合、沙参、生地、麦冬、五味、苡仁；如内热骨蒸，加丹皮、地骨。若嗽而复泻者，为肺移热于大肠，脏腑俱病。嗽而发热不止者，为阴虚火炎，皆难治。十一二月开花，如黄菊雪积冰坚，款花偏艳。想见其纯阳之禀，故其主用皆辛温开豁也。却不助火，可以久任。微见花，未舒者良生河北关中，世多以枇杷蕊伪之。拣净花，甘草水浸一宿，曝用。得紫菀良，杏仁为使，恶皂角、元参、硝石，畏辛夷、青葙、麻黄、连翘、黄芪、贝母虽畏贝母，得之反良。口中疳疮，黄连等分为末，用唾津调成饼子，先以蛇床煎汤漱口，乃以饼子敷之，立消。

【点评】款冬花广泛用于咳嗽和相关病症。所谓"除烦定惊"，始见《本经》所云：主"诸惊痫"，后《日华子》增治"心虚惊悸"。其实，惊痫与惊悸本属不同疾病。尚可注意到，虽称"定惊"，古方几无应用，《中国药典》亦无收录。

牛膝通：下行，补肝肾，散恶血。

苦、酸而平。足厥阴、少阴经药肝、肾。能引诸药下行。酒蒸，甘酸而温。益肝肾，强筋骨肝主筋，肾主骨治腰膝骨痛，足痿，筋挛，阴痿血行故痛止，下行故理足，补肝则筋舒，筋舒则阴强。久疟以上皆补肝肾之功。生用散恶血，破癥结血行则结散。治心腹诸痛，淋痛，尿血热蓄膀胱，便涩而痛曰淋。气淋便涩余沥，劳淋房劳即发，冷淋寒战后溲，膏淋便出如膏，石淋精结成石，血淋涩痛。尿血色鲜者，心与小肠实热，色瘀者，肾与膀胱虚冷。子和曰：石淋乃肝经移热于胞中，日久熬煎成石，非肾与小肠病也。大抵治淋，宜通气清心，平火利湿。不宜用补，恐湿热得补增剧也。牛膝淋证要药，血淋尤宜用之。杜牛膝亦可。又有中气不足，致小便不利者，宜补中益气。《经》所谓气化则能出也。忌用淋药通之。经闭，产难下行之效。误用堕胎。喉痹，齿痛引火下行。痈肿恶疮，金疮伤折以上皆散恶血之功。出竹木刺捣烂罨之即出。纵疮口合，刺犹自出。有升无降，用以为导甚妙。主用皆在肾肝下部，上焦药中勿入。梦遗，滑精，血崩不止，及气虚下陷，因而腿膝肿痛者，大忌。出怀庆府，长大肥润者良。下行生用，入滋补药。酒浸蒸。恶鳖甲，畏白前，忌牛肉口舌疮烂，牛膝浸酒，含漱；牙齿疼痛，煎汤冷漱。

【点评】牛膝功在下焦肝肾。以其补肝肾、强筋骨，善治腰痛、腰脚疼痛、风湿痹痛，并治中风、风瘫痪、中风偏枯；以其逐瘀通经，常治经闭、月水不调、月水来腹痛、产难、胞衣不出；取其利水通淋，又除淋痛、尿血。尚有引药下行、引血下行、引火（热）下行之说。

续断 补肝肾，理筋骨。

苦、辛，微温。补肝肾，通血脉，理筋骨。主劳伤，暖子宫，缩小便，止遗泄，破瘀血。治腰痛，胎漏怀妊沥血。崩带，肠风，血痢平胃散一两，用续断二钱半，每服二钱，米饮下，治时痢甚效。痈痔肿毒。又主金疮折跌以功命名。止痛生肌。女科、外科，需为上剂补而不滞，行而不泄，取用宏多。川产良。状如鸡脚，皮黄皱节，节断者真草茅根形似续断，误服令人筋软。去向里硬筋，酒浸。地黄为使，恶雷丸叶捣罨打扑伤损。

【点评】续断其用较多，补肝肾，壮筋骨，而理腰痛、腰膝酸软，并除风湿痹痛；活血散瘀，调经止痛，能治跌扑伤损，筋伤骨折，以及崩漏、月水不调、产后恶露不绝；尚可安胎，疗痈疽疮疡、肠风痔漏。

胡芦巴 燥：补肾命，除寒湿。

苦，温，纯阳。入右肾命门，暖丹田，壮元阳。治肾脏虚冷，阳气不能归元同附子、硫黄。癞疝冷气同茴香、巴戟、川乌、川楝、吴茱萸。寒湿脚气。相火炽盛，阴血亏少者禁之。出岭南，番舶者良。云是番莱菔子。淘净，酒浸曝，或蒸或炒小肠气痛，胡芦巴为末，每服二钱，茴香汤下。

【点评】胡芦巴乃温壮元阳之剂，专主肾脏虚冷、命门火衰之病症。诸如寒疝、癫冷、阴精不固、腹胁冷痛和脚气。

艾叶宣：理气血，燥：逐寒热。

苦、辛。生温、熟热，纯阳之性。能回垂绝之元阳。通十二经，走三阴太、少、厥。理气血，逐寒湿，暖子宫，止诸血，温中开郁，调经安胎胎动腰痛下血，胶艾汤良，胶艾煎服，亦治虚痢。治吐衄崩带治带要药。腹痛冷痢，血痢，霍乱转筋，杀蛔治癣醋煎服。外科有用干艾作汤，投白矾二三钱，洗疮，然后敷药。盖人气血冷，必假艾力以佐阳，而艾性又能杀虫也。以之灸火，能透诸经而除百病丹田气弱，脐腹冷者，以熟艾装袋兜脐腹甚妙。寒湿脚气亦宜以此夹入袜内。纯阳香燥，凡血燥生热者，禁与灸火。亦大伤阴血，虚者宜慎。陈久者良。揉捣如绵，谓之熟艾，灸火用。妇人丸散，醋煮捣饼，再为末用入茯苓数片同研则易细。煎服宜鲜者。醋、香附为使艾附丸调妇人诸病。宋时重汤阴艾，自明成化来，则以蕲州艾为胜。云灸酒坛，一灸便透。《蒙筌》《发明》并以野艾为真蕲艾，虽香，实非艾种。今人多以蓬蒿伪蕲艾。

木棉《纲目》作木绵，俗呼棉花。

甘，温。治血崩，金疮白绵或布，烧灰。子油辛热微毒。治恶疮疥癣，然①灯损目。有草木二种草本出南番，宋末始入江南。今则遍及江北与中州矣。不蚕而绵，不麻而布，利被天下，其益大哉。木本出交州、永昌等处。

鸡冠花

甘，凉。治痔漏下血，赤白下痢，崩中，赤白带下分赤白用。子治肠风泻血，赤白痢，崩中，带下炒用。苗治疮痔及血病。以花状命名。

元宝草补阴。

辛，寒。补阴。治吐血，衄血。生江浙田塍间。一茎直上，叶对

---

① 然：通"燃"。

节生，如元宝向上。或三四层，或五六层。

【点评】为藤黄科植物元宝草的全草。能活血止血，用于吐血、衄血和月水不调。所谓"补阴"者，以其治疗阴虚咳嗽、慢喉痹、盗汗故也。并有解毒之用，取治痈毒、乳痈。本品处方配伍甚少。

雪里青泻热。

苦，大寒。治咽喉急闭捣汁灌之立效。一名过冬青。生田塍间。如天名精而小，叶布地生，无枝梗，四时不凋，雪天开小白花。

【点评】有雪里青之名的草药较多，同时有雪里青和过冬青之称者有白毛夏枯草和荔枝草两种，前者来自唇形科植物筋骨草的全株，后者乃唇形科植物雪见草的全草。据《百草镜》所记："雪天开小白花者乃过冬青；三月起茎，花白成穗如夏枯草。有毛者名雪里青"，与本条所述无异。是知此雪里青当为白毛夏枯草。

万年青泻热。

甘、苦，寒。治咽喉急闭捣汁，入米醋少许灌之，吐痰立甦。一名千年蒀。子可催生。

白米饭草一名糯米饭草。润：补肺。

甘，平。润燥补肺，和中益胃。治劳伤肺气，吐血，咳嗽不论根茎花叶，捣汁熬膏，入上白蜜炼稠，贮瓷器，随时服。又名嗦嗦草。用花尤良花味甚甘。儿童常采以嗦其汁，故名。

【点评】湿即润也。故湿剂本书统称润剂。根据"脂柔喜润"，润剂当主要来自植物药和动物药。不过，食盐、朴硝和玄明粉均称润燥，取咸能润下之意。至于白石英、紫石英列属润剂，当属不妥。全书明确为润剂者，仅有白米饭草、松花、枳椇子、姜汁、海粉、御米、紫石英、甑气水、燕窝数种，多数以"润燥"功能体现。可以确认，润剂由润汤通便、滋补（养阴润肺、滋补肝肾、养血滋阴）类药物组成，与通剂等有一定重叠。本品为唇形科植物野芝麻的全草。古方很少伍用。

淡竹叶 通：利水。

甘、淡，寒。利小便 小便利，则心火因之而清。故能兼除烦热。有走无守，孕妇禁服。春生，苗高数寸，细茎绿叶，俨如竹，秋结小长穗 根苗捣汁，和米作酒曲，甚芳烈。

【点评】除利水通淋治疗热淋外，淡竹叶尚可清心除烦止渴、清热泻火，用于烦渴、目赤肿痛和口舌生疮。

蓍实 补中气。

味苦、酸，平。益气充肌，明目，聪慧先知。久服不饥不老 此神草也。故《本经》列之上品。叶治痞疾 腹中痞块，蓍叶、独蒜、穿山甲末，食盐同好醋捣成饼，量痞大小贴之，以两炷香为度。其痞化为血，从大便出。

【点评】蓍实为蓍草的种子，菊科多年生草本植物。因其活得长久，古人认为此草灵验，用其茎占卜吉凶，预测未知，日久便有"神草"之名。所谓"聪慧先知"，显系由占卜和预测含义引申而来，不必当真。作为草药，古方几无使用。现蓍草（包括蓍实）作为解毒利湿、活血止痛药收入《中国药典》之中。古今功用大相径庭。

箬 通肺气。

甘，寒。利肺气 《圣济总录》治肺壅鼻衄，箬叶烧灰、白面各三钱，研匀，井花水调服二钱。治诸血证 并烧存性，温汤服一钱。通小便 《百一选方》治五淋血淋尤妙。多年煮酒瓶头、箬叶，每用七个，烧存性，入麝香一厘，陈米饮下，日三服。疗喉痹 《集简方》治咽喉闭痛，箬叶、灯心烧灰，等分吹之甚妙。**消痈肿**赵宜真《济急仙方》治吹奶、乳痈，五月五日粽箬烧灰，酒服二钱即散，累效。**愈目疾**《经验方》笼箬烧灰，淋汁洗之自效。

【点评】箬叶禾本科植物箬竹的叶。主要用于多种出血(鼻衄、吐血、脏毒下血)、诸痔和目赤痛。发挥凉血止血、解毒消肿之功。古方伍用较少。

芭蕉根泻热解毒。

甘，大寒。治一切肿毒，发背欲死，赤游风疹，风热头痛葛洪《肘后方》并捣烂涂之。**产后血胀**捣汁温服二三合。**消渴饮水**骨节烦热，生捣汁，时饮一二合。**天行热狂**同上。**血淋涩痛**《圣惠方》旱莲草等分，煎服，日二。**疮口不合**《直指方》取汁抹之。

苎麻根通：治血淋。

甘，寒。治小便不通同蛤粉各半两为末，每服二钱。《摘元方》苎根洗研，摊绢上，贴少腹，连阴际，须臾即通。**痰哮，咳嗽**《正传方》煅存性，为末，生豆腐蘸三五钱食，即效。未全①，可以肥猪肉二三片蘸食，甚妙。**肛门肿痛**生捣烂坐之。**脱肛不收**捣烂煎汤，熏洗。**疔血淋**煎汤频服。亦治诸淋。藏器曰：苎性破血。将苎麻与产妇枕之，破血止血晕。产后腹痛，以苎安腹上，即止也。

【点评】为荨麻科植物苎麻的根。以其清热止血，可治血淋、吐血、下血；取之清热解毒，则疗痈肿、疔疮；用以活血散瘀，可治产后血晕、产后腹痛。但古方伍用甚少。

萱草通：去湿热。

甘，凉。煮食，治小便赤涩，去烦热，利湿热，除酒疸。作菹利胸膈，安五脏，令人欢乐忘忧，轻身明目。根治砂淋，下水气小便不

---

① 全：诸本同，通"痊"。病愈。

通，煎水频饮甚良。遍身水肿亦效。**除酒疸**黄色遍身者，捣汁服。**吹乳，乳痈肿痛**擂酒服，外以滓封之。

【点评】又称忘忧草、黄花菜。为百合科植物萱草的全草，其花和根可单独入药。有清热利湿，利水通淋，解毒消肿之功。古方较少配伍应用。

石龙芮补阴润燥。

苦，平。补阴气不足。治失精茎冷，令人皮肤光泽，有子时珍曰：石龙芮乃平补之药，古方多用之。其功与枸杞、覆盆子相埒，而世不知用，何哉。**逐诸风，利关节，止烦渴，明耳目。用子**根皮功用相仿，差不及尔。

叶名水堇，俗呼胡椒菜。甘、微辛、苦涩，寒。**除心下烦热，主寒热鼠瘘，瘰疬生疮，结核聚气**《食疗本草》：堇菜日干为末，油煎成膏，日三五度，摩之便瘥。**下瘀血**《易简方》：血疝初起，胡椒菜捼按揉之。**止霍乱，解诸毒**《唐本草》：捣汁洗马毒疮，并服之。又涂蛇蝎毒及痈肿。《淮南万毕术》：蛇咬生疮，生堇①杵汁涂之。

狗尾草

疣目贯发，以茎穿之即干灭。凡赤眼拳毛倒睫者，翻转目睑，以一二茎蘸水，戛去恶血，甚良。一名莠莠之乱苗即此，又名光明草治目疾，故名。

败酱通：破血解毒。

苦，平。**解毒排脓。治痈肿，破凝血，疗产后诸病**时珍曰：败酱乃手足阳明、厥阴药也。善排脓破血，故仲景治痈，及古方妇人科产后腰痛、腹痛等证多用之。后人不知用，盖未遇识者尔。一名苦菜。**用根苗**杨氏疗乳方治螺蛳尿疮绕腰者，败酱煎汁涂之甚良。

【点评】败酱功执两端。清热解毒排脓，善治肠痈、肺痈、乳

---

① 堇：上海本作"姜"。

痛诸痈肿，并治痢疾；活血逐瘀，能治产后恶露不尽、瘀滞腹痛、产后血晕。

薇衔通：祛风解毒。

苦，平。治风湿痹，历节痛，惊痫，贼风，鼠瘘，痈肿《素问》用治酒风，证见身热懈惰，汗出如浴，恶风，少气，以泽泻、术各十分、薇衔五分，合以三指撮为后饭。一名麋衔，一名鹿衔麋鹿一类也。苏恭曰：南人谓之吴风草，一名鹿衔草。言鹿有疾，衔此草即瘥也。

蠡实即马蔺子。燥：治寒疝冷积。

甘，温。治小腹疝痛，腹内冷积，水痢诸病。

石龙刍即龙须草。通淋。

苦，微寒。治小便淋闭，茎中热痛。败席主治略同。取弥败有垢者方尺，煮汁服。

酸浆即灯笼草。通：清湿热。

苦，寒。除热利湿，清肺化痰，除烦满，通小便治黄病效。治上气咳嗽并煮汁或研膏，生捣汁服。敷小儿闪癖丹溪曰：灯笼草苦能除湿热，轻能治上焦，故主热嗽咽痛。此草治热痰咳嗽；佛耳草治寒痰咳嗽也。时珍曰：酸浆除热，故能清肺，治咳；利湿，故能化痰治癖。一人病虚乏，有痰咳嗽，以此加入汤中，甚效。根茎花叶俱可用叶贴灸疮，不发。子酸平，与根茎花叶同功天泡湿疮，捣子敷之。或为末，油调。

鼠曲草即佛耳草。救荒。

甘，平。除痰止嗽时珍曰：《别录》云：治寒热，止咳嗽。东垣云：治寒嗽，言其标也。《日华》云：治热嗽，言其本也。大抵寒嗽多是火郁于内，而寒复于外也。按陈氏经验方云：一奇散治一切咳嗽，不论久远，昼夜无时。用款冬花加倍，佛耳草减半，熟地黄二两，焙研末，每用二钱，于炉中烧之，以筒吸烟咽下，有涎吐去。予家藏获久病此，医治不效，偶在沅州得一婢用此法，两服而愈也。杂米粉作糗食，甜美。荒年当粮最佳。

卷 四

草部 毒草类

附子 大燥：回阳，补肾命火，逐风寒湿。

辛、甘，大热纯阳。其性浮多沉少，其用走而不守，通行十二经，无所不至。能引补气药以复散失之元阳 丹溪曰：气虚甚者，稍加附子以行参、芪之功。肥人多湿亦用。引补血药以滋不足之真阴；引发散药，开腠理以逐在表之风寒 同干姜、桂枝，温经散寒发汗。引温暖药，达下焦以祛在里之寒湿 善引火下行，津调涂足心，亦妙。治三阴伤寒戴阳 吴绶《伤寒蕴要》曰：附子阴证要药。凡伤寒传变三阴，中寒夹阴，身虽大热而脉沉细，或厥冷腹痛，甚则唇青囊缩，急须用之。若待阴极阳竭而用之，已迟矣。东垣治伤寒阴盛格阳，面目俱赤，烦渴引饮，脉七八至，但按之则散，用姜附汤加人参投半斤，得汗而愈。此神圣之妙也。中寒中风 卒中曰中，渐伤曰伤。轻为感冒，重则为伤，又重则为中。气厥痰厥，咳逆 元阳下亏，生气不布，宜同归、地、人参用。自汗 陈言《三因方》有芪附、术附、参附三汤。嘉言曰：卫外之阳不固而自汗，则用芪附；脾中之阳遏郁而自汗，则用术附；肾中之阳浮游而自汗，则用参附。凡属阳虚自汗，不能舍三方为治。呕哕，膈噎 膈噎多由气血虚，胃冷胃槁而成。饮可下而食不下，槁在吸门、喉间之会厌也。食下胃脘痛，须臾吐出，槁在贲门、胃之上口也，此上焦名噎。食下良久吐出，槁在幽门、胃之下口也，此中焦名膈。朝食暮吐，槁在阑门、大小肠下口也，此下焦名反胃。又有痰饮、食积、瘀血壅塞胃口者。如寒痰胃冷则宜姜附参术。胃槁者当滋润，宜四物牛羊乳，瘀血者加韭汁。心腹冷痛，暴泻脱阳，脾泄久痢，霍乱转筋 寒客中焦脾胃为霍乱，寒客下焦肝肾为转筋。拘挛风痹，癥瘕积聚，督脉为病，脊强而厥，小儿慢惊，痘疮灰白，痈疽不敛，一切沉寒痼冷之证 《经》曰：阴盛生内寒，阳虚生外寒。开关门，消肿满 《经》曰：肾者胃之关也。关门不利，故聚水而从其类也。嘉言曰：肾之关门不开，必以附子回阳，蒸动肾气，其关始开，胃中积水始下，以阳主开故也。《集验》曰：肿因积生，积去而肿再作。若再用利药，小便愈闭，医多束手。盖中焦气不升降，为寒所隔，唯服附子小便自通。**缩小便**洁古曰：益火之源以消阴翳，则便溺有节。**壮阳退阴，杀邪辟鬼，通经堕胎。通宜冷服**热因寒用也。盖阴寒在下，虚阳上浮，治之以寒则阴益甚，治之以热则格拒不纳，用热药冷饮下咽之后，冷体既消，热性便发，情且不违，而致大益，此反治之妙也。又有寒药热饮，以治热证，此寒因热用，义亦相同也。《经》曰：正者正治，反者反治。如用寒治热，用热治寒，此正治也。或以寒治寒，以热治热，此反治也。《经》所谓必伏其所主，而先其所因。盖借寒药热药为反佐，以作向导也。故亦曰从治。**发散生用，峻补熟用**赵嗣真曰：仲景麻黄附子细辛汤，熟附配麻黄，发中有补。四逆汤生附配干姜，补中有发，其旨微矣。王节斋《明医杂著》曰：气虚用四君，血虚用四物。虚甚者，俱宜加熟附。盖四君、四物皆和平宽缓之剂，须得附子健悍之性行之，方能成功。附子热毒本不可轻用，但有病病当，虽暑热时月，亦可用也。景岳曰：今之用附子者，必待势不可为，不得已然后用之。不知回阳之功，当于阳气将去之际，渐用以望挽回。若既去之后，死灰不可复然矣。但附子性悍，独任为难。必得大甘之品如人参、熟地、炙甘草之类，皆足以制其刚而济其勇，斯无往不利矣。丹溪曰：乌、附行经，仲景八味丸用为少阴向导，后世因以为补药，误矣。附子走而不守，取其健悍走下，以行地黄之滞尔。相习用为风药及补药，杀人多矣。讱菴曰：附子味甘气热，峻补元阳，阳微欲绝者，起死回生，非此不为功。故仲景四逆、真武、白通诸汤多用之。其有功于生民甚大。况古人日用常方用之最多，本非禁剂。丹溪乃仅以为行经之药，而云用作补剂，多致杀人，言亦过矣。盖丹溪法重滋阴，故每訾阳药，亦其偏也。**若内真热而外假寒，热厥似寒**宜承气、白虎等汤。**因热霍乱等证，服之祸不旋踵。阴虚者，亦不可加入滋阴药中常服**好古曰：用附子以补火，必防涸水。若阴虚之人，久服补阳之药，则虚阳益炽，真阴愈耗，精血日枯，而气无所附丽，遂成不救者多矣。**从前附子皆野生，所产甚罕，价值甚高，而力甚大。近今俱是种者，出产多而价值贱，力甚薄。土人以盐腌之，愈减其力。陕西出者名西附，四川出者名川附，川产为胜。川附体松而外皮多细块；西附体坚而外皮光洁。以皮黑体圆，底平八角，顶大者良。修治法：煎极浓甘草水，将附子泡浸，剥去皮脐，切作四块，再浓煎甘草汤，泡浸令透。然后切片，慢火炒黄而干，放泥地上出火毒**有用水浸面裹，煨令发拆，则虽熟而毒仍未去，非法之善者。有用黑豆煮者，有用甘草、盐水、姜汁、童便煮者，恐煮之气味煎出，其力尤薄。且制之不过欲去其毒性尔，若用童便，是反抑其阳刚之性矣，尤非法之善者。唯用甘草汤泡浸，则毒解而力不减，允为尽善矣。市医漂淡用之，是徒用附子之名尔。畏人参、黄芪、甘草、防风、犀角、绿豆、童便，反贝母、半夏、栝楼、白及、白蔹。中其毒者，黄连、犀角、甘草煎汤解之。或用黄土水澄清亦可解。附生者为附子_{手足冻裂，附子去皮为末，以水面调涂之。}

【点评】附子为大热纯阳之品，能开腠理，逐寒湿，暖脏腑，通经络，回阳救逆，故周身虚寒、沉寒痼冷、寒湿、冷痛、阳微欲绝、阴盛格阳、伤寒戴阳诸病症用之，每获奇效。内服必用其炮制品，煎煮时间2小时以上。

乌头_{大燥}：祛风。功同附子而稍缓。附子性重峻，回阳逐寒。乌头性轻疏，温脾逐风。寒疾宜附子，风疾宜乌头。即附子之母_{有谓春采为乌头，冬采为附子者，非也。}

乌附尖_宣：吐风痰。吐风痰，治癫痫。取其锐气直达病所_{丹溪治许白云，屡用瓜蒂、栀子、苦参、藜芦等剂，吐之不透，后用附子尖和浆水与之，始得大吐胶痰数碗而安。}

天雄_{大燥}：回阳，补肾命火，逐风寒湿。补下焦肾命阳虚_{乌、附、天雄之尖皆向下，其脐乃向上生苗之处。寇氏谓其不肯就下，洁古谓其补上焦阳虚，俱误认尖为向上尔。丹溪以为下部之佐者，庶几得之。若果上焦阳虚，则属心肺之分，当用参、芪，不当用乌、附矣。}治风寒湿痹，为风家主药。发汗，又能止阴汗。细长者为天雄。

侧子_{大燥}。治手足风。散侧旁生，宜于发散四肢，充达皮毛。治手足风湿诸痹。连生者为侧子。

草乌头_{大燥}：开顽痰。

辛、苦，大热。搜风胜湿，开顽痰，治顽疮，以毒攻毒。颇胜川乌。然至毒，无所酿制，不可轻投。野生状类川乌，故亦名乌喙。姜汁炒，或豆腐煮_{《十便良方》治腰脚冷痛，草乌头三个，去皮脐为末，醋调贴，须臾痛止。}

【点评】附子、乌头、乌附尖、天雄、侧子皆来自毛茛科植物乌头的根部。《本经》中附子、乌头、天雄单列，《别录》将射罔、乌喙附于乌头条下，另立侧子条。此间，川乌头与草乌头合论，均称乌头。诸药功能大体相同，均能祛风除湿，温经止痛。唯附子独具回阳救逆，补火助阳之功，乃其异也。

白附子燥：祛风湿，治面疾。

辛、甘，大热。纯阳。阳明经药。能引药势上行，治面上百病阳明之脉紫于面，白附能去头面游风。可作面脂，消瘢疵。祛风痰，治心痛血痹，诸风冷气，中风失音，阴下湿痒。燥毒之品，似中风证，虽有痰，亦禁用。小儿慢惊勿服。根如草乌之小者，皱纹有节，炮用陶隐居曰：此药久绝，无复真者，今唯凉州生。

【点评】除祛风湿治疗风寒湿痹外，古代含白附子复方最常用于小儿急惊风、中风痉病、风痫和头痛诸疾。所治面上百病，常制成面膏、澡豆外用治疗面黑、面黚、面皱、面皯、粉刺、酒皶鼻等。牵正散配伍白附子治疗面瘫，亦属面上百病之列。

天南星燥湿；宣：祛风痰。

味辛而苦，能治风散血南星、防风等分为末，名玉真散。治破伤风、刀伤扑伤如神。破伤风者，药敷疮口，温酒调下二钱；打伤至死，童便调灌二钱，连进三服，必活。气温而燥，能胜湿除痰。性紧而毒，能攻积拔肿。为肝脾肺三经之药。治惊痫，风眩丹溪曰：无痰不作眩。身强口噤，喉痹舌疮，结核疝瘕，痈毒疥癣，蛇虫咬毒调末敷之。破结下气，利水堕胎。性更烈于半夏与半夏皆燥而毒，故皆堕胎。南星辛而不守，半夏辛而能守，所以古安胎方中，亦有用半夏者。按南星治风痰，半夏治湿痰。功用虽类而实殊也。非西北人真中风者，勿服。阴虚燥痰大忌。根似半夏而大。看如虎掌，故一名虎掌。以矾汤或皂角汁浸三昼夜，曝用。或酒浸一宿，蒸熟。竹刀切开，以不麻为度。或姜渣、黄泥和，包煨熟用。造曲法：以姜汁、矾汤和南星末作饼，楮叶包，待生黄衣日干。造胆星法：腊月取黄牛胆汁和南星末纳入胆中，风干。年久者弥佳_{得牛胆则燥性减，且胆有益肝胆之}功。畏附子、干姜、防风_{得防风则不麻，火炮则毒性缓。所谓火能革物之性。自附子}至南星，皆大毒之品。

【点评】所谓"南星治风痰，半夏治湿痰，功用虽类而实殊也"，虽"痰"字相同，而有广义和狭义之别。南星祛广义之痰，所治惊风、破伤风、中风、惊痫、风眩皆为引动广义之痰，痰蒙清窍而风动，故统称风痰。半夏以燥湿化痰见长，善治痰饮、咳嗽、痰嗽，此为狭义之痰所为。所谓"功用虽类而实殊"。当然，半夏也可用于惊风、破伤风、诸痫、中风半身不遂、痰厥头痛、瘿、疟疾等广义之痰为患者，此乃异中有同也。尚需指出，所谓"同"者，同在广义之痰。而痰之细分则又有不同。

半夏_{燥湿痰，宣通阴阳。}

辛，温。体滑性燥，能走能散。和胃健脾，除湿化痰，发表开郁，下逆气，止烦呕，发声音，救暴卒_{凡遇五绝之病，用半夏末吹入鼻中即活，盖取其能作嚏也。五绝谓：缢死、溺死、压死、魇死、产死也。}又能行水气，以润肾燥。利二便，止咽痛_{辛通，使气能化液，故润燥。丹溪谓：二陈汤能使大便润而小便长。成无己《伤寒明理论》曰：半夏辛散，行水气而润肾燥。又《惠民和剂局方》半硫丸治老人虚秘，皆取其润滑也。俗以半夏、南星为燥，误矣。湿去则土燥，痰涎不生，非二物性燥也。古方治咽痛、喉痹、吐血下血，非禁剂也。二物亦能散血，故破伤扑打皆主之。唯阴虚、劳损则非湿热之邪，而用利窍行湿之药，是重竭其津液，医之罪也，岂药之咎哉。皇甫谧《甲乙经》用治不眠，是果性燥者乎。半硫丸与硫黄等分，生姜糊丸。}治咳逆，头眩_{火炎涎升则眩。}痰厥头痛，眉棱骨痛_{风热与痰。}胁痛胸胀，伤寒寒热，痰疟不眠_{《素问》曰：胃不和则卧不安。半夏能和胃气，而通阴阳。《灵枢》曰：阳气满，不得入于阴；阴气虚，故目不得瞑。饮以半夏汤，阴阳既通，其卧立至。又有喘嗽不得眠者，左不得眠属肝胀，宜清肝；右不得眠属肺胀，宣清肺。服药无效者，不治。}反胃吐食_{痰膈。}散痞除瘿_{瘿多属痰。}消肿止汗_{胜湿。}为治湿痰之主药_{汪机曰：脾胃湿滞，}

涎化为痰，此非半夏曷可治乎？若以贝母代之，翘首待毙。好古曰：肾主五液，化为五湿。本经为唾，入肝为泪，入心为汗，入肺为涕，入脾为痰。痰者因咳而动，脾之湿也。半夏泄痰之标，不能治痰之本。治本者，治肾也。咳无形，痰有形，无形则润，有形则燥，所以为流脾湿而润肾燥之剂也。俗以半夏为肺药，非也。止呕为足阳明，除痰为足太阴，小柴胡汤用之，虽云止呕，亦助柴、芩主寒热往来，是又为足少阳也。时珍曰：脾无湿不生痰，故脾为生痰之源，肺为贮痰之器。按有声无痰曰咳，盖伤于肺气；有痰无声曰嗽，盖动于脾湿也。有声有痰曰咳嗽，或因火、因风、因寒、因湿、因虚劳、因食积，宜分证论治。大法治嗽当以治痰为先，而治痰又以顺气为主，气顺则火降而痰消，宜以半夏、南星燥其痰，枳壳、橘红利其气，肺虚加温敛之味，肺实加凉泻之剂。**主治最多，莫非脾湿之证**俗以半夏专为除痰，而半夏之功用不复见知于世矣。小柴胡汤、半夏泻心汤皆用半夏，岂为除痰乎。**苟无湿者，均在禁例。古人半夏有三禁，谓血家、渴家、汗家也。若非脾湿，且有肺燥，误服半夏，悔不可追**赵继宗曰：二陈治痰，世医执之。内有半夏，其性燥烈。若风寒湿食诸痰则相宜，至于劳痰，失血诸痰，反能燥血液而加病。**孕妇服之能损胎**若与参、术并行，但有开胃之功，亦不损胎。**圆白而大，陈久者良**合陈皮、茯苓、甘草名二陈汤，为治痰之总剂。寒痰佐以干姜、芥子；热痰佐以黄芩、栝楼；湿痰佐以苍术、茯苓；风痰佐以南星、前胡；痞痰佐以枳实、白术；更看痰之所在，加引导药。

韩飞霞造曲十法：

——姜汁浸造，名生姜曲，治浅近诸痰。

——矾水煮透，兼姜和造，名矾曲，矾最能却水，治清水痰。

——煮皂角汁炼膏，和半夏末为曲。或加南星，或稍加麝香，名皂角曲，治风痰，开经络。

——用白芥子等分，或三分之一竹沥和成，略加曲和，名竹沥曲，治皮里膜外结核隐显之痰。

——麻油浸半夏三五日，炒干为末，曲糊造成油以润燥，名麻油曲，治虚热劳咳之痰。

——用腊月黄牛胆汁，略加熟蜜和造，名牛胆曲，治癫痫、风痰。

——用香附、苍术、抚芎等分熬膏，和半夏末作曲，名开郁曲，治郁痰。

——用芒硝居半夏十分之三，煮透为末，煎大黄膏和成，名硝黄曲，治中风卒厥，伤寒宜下，由于痰者。

——用海粉、雄黄居半夏之半为末，炼蜜和造，名海粉曲，治积痰、沉痼。

——用黄牛肉煎汁炼膏，即霞天膏，和半夏末为曲，名霞天曲，治沉疴痼痰。

以上并照造曲法。草盦七日，待生黄衣，悬挂风处，愈久愈佳。浸七日，逐日换水，沥去涎切片，姜汁拌炒^{性畏生姜，用之以制其毒，而功益彰}。柴胡、射干为使，畏生姜、秦皮、龟甲、雄黄，忌羊血、海藻、饴糖，恶皂角，反乌头^{盘肠生产，产时子肠先出，产后不收者，以半夏末频嚼鼻中，则上也。}

【点评】所云"孕妇服之能损胎"，注文又称"若与参、术并行，但有开胃之功，亦不损胎"，所论似有抵牾。注文秉承《素问·六元正纪大论》"有故无殒，亦无殒也"之义。强调孕妇患病，只要切中疾病，即便配伍有毒药物治疗亦不会损伤胎元。所谓有病者病当之。张仲景《金匮要略》治"妊娠呕吐不止，干姜人参半夏丸主之"，即遵此理。

常山^{宣：吐痰截疟；通：行水。}

辛、苦而寒。能引吐行水，祛老痰积饮^{痰有六：风痰、寒痰、湿痰、热痰、食痰、气痰也。饮有五：流于肺为支饮，于肝为悬饮，于心为伏饮，于经络为溢饮，于肠胃为痰饮也。常山力能吐之下之。}**截诸疟必效**^{疟疾必有黄涎聚于胸中，故曰无痰不成疟。弦脉主痰饮，故曰疟脉自弦。常山去老痰积饮，故为诸疟要药。时珍曰：常山、蜀漆，劫痰截疟。须在发散表邪及提出阳分之后用之。疟有经疟、脏疟、风、寒、暑、湿、痰、食、瘴、鬼之别，须分阴阳虚实，不可混治。常山、蜀漆得甘草则吐，得大黄则利，得乌梅、穿山甲则入肝，得小麦、竹叶则入心，得秫米、麻黄则入肺，得龙骨、附子则入肾，得草果、槟榔则入脾。盖无痰不作疟，一物之功，亦在驱逐痰水而已。士材曰：常山发吐，唯生用多用为然。与甘草同用亦必吐。若酒浸炒透，但用钱许，每见奇功，未见其吐也。世人泥于雷敩"老人久病忌服"之说，使良药见疑，沉疴难起，抑何愚耶。常山吐疟痰，瓜蒂吐热}

痰，乌附尖吐湿痰，莱菔子吐气痰，藜芦吐风痰。**性猛烈，施之藿食者多效。若肉食之人，稍稍挟虚，不可轻入。鸡骨者良。烧酒浸一宿，炒透用。栝楼为使，忌葱茗。蜀漆**常山茎叶。**功用略同**古方有蜀漆散，取其苗性轻扬，发散上焦之邪结。**甘草水拌蒸。**

【点评】常山乃截疟专药。古代含常山复方，绝大多数用治各种疟疾。仅有少许用于骨蒸、黄疸和潮热。

藜芦宣：引吐。

辛，寒，至苦。司蛊毒与喉痹。能杀虫，理疥癣。入口即吐，善通顶，令人嚏。风痫证多用之张子和《儒门事亲》曰：一妇病风痫，初一二年一发，后渐日发，甚至一日数发，求死而已。值岁大饥，采百草食，见野草若葱，采蒸饱食，觉不安，吐胶涎数日，约一二斗，汗出如洗，甚昏困，后遂轻健如常人。以所食葱访人，乃憨葱苗，即藜芦是矣。时珍曰：和王妃年七十，中风不省，牙关紧闭，先考太医吏目月池翁诊视，浓煎藜芦汤灌之，少顷嚏气，遂吐痰而甦。药不瞑眩，厥疾不瘳，诚然。**服之令人烦闷，吐逆，大损津液，虚者慎之。取根去头。用黄连为使，反细辛、芍药、诸参，恶大黄，畏葱白**吐者，服葱汤即止。与酒同用，杀人。头生虮虱，藜芦末掺之。疥癣虫疮，藜芦末生油涂。

【点评】藜芦反"诸参"，本书人参、珠儿参、党参、土人参、西洋人参、北沙参、空沙参、丹参、元参、苦参、海参均属"诸参"之列。显然，这些"参"并非皆与藜芦相反。"诸参"来自"十八反歌"，为表述简捷无可厚非。但因此随意扩大十八反诸参范围则不可取。考察表明，由《集注》序例药物配伍宜忌论述中，可清晰归纳出人参、沙参、丹参、玄参和苦参五参。即原始十八反中"诸参"实为此五参。正是受到"诸参"影响，后世不断扩充五参范围，导致"诸参"远远超出原始十八反约定的药物和数量。

大戟寒。通：泻脏腑水湿。

苦能直泄。颛泻脏腑水湿，兼善逐血。辛能横散，故发汗消痈。

寒能通二便闭，治十二种水，腹满急痛，积聚癥瘕，颈腋痈肿，风毒脚肿，通经堕胎，泻火逐痰时珍曰：痰涎为物，随气升降，无处不到。入心则迷，成癫痫；入肺则塞窍，为咳喘背冷；入肝则胁痛干呕，寒热往来；入经络则麻痹疼痛；入筋骨则牵引隐痛；入皮肉则瘰疬痈肿。陈无择并以控涎丹主之，殊有奇功。此乃治痰之本。痰之本水也，湿也，得气与火则结为痰。大戟能泄脏腑水湿，甘遂能行经隧水湿，白芥子能散皮里膜外痰气。唯善用者，能收奇功也。又曰：钱仲阳谓肾为真水，有补无泻。复云：痘证变黑归肾者，用百祥膏下之。非泻肾也，泻其腑则脏自不实，腑者膀胱也，百祥惟大戟一味，能行膀胱之水故也。窃谓非独泻腑，乃肾邪实而泻肝也。实则泻其子，大戟浸水青绿，肝胆之色也。痘证毒盛，火炽则水益涸，风挟火势，则土受亏，故津液内竭，不能化脓，而成黑陷之证。泻其风火之毒，所以救肾扶脾也。张洁古《活法机要》用大戟一两、枣三枚，同煮焙干，去戟用枣，丸服，名枣变百祥丸。**阴寒善走，大损真气。非元气壮实，水湿伏留，不可浪施。杭产紫者为上，北产白者伤人。浆水煮软去骨。得大枣良，赤小豆为使，恶山药，畏菖蒲，反甘草。**

甘遂寒。通：泻经隧水湿。

苦，寒。能泻肾经及隧道水湿，直达水气所结之处。以攻决为用，为下水之圣药。主十二种水，大腹肿满名水蛊。嘉言曰：胃为水谷之海，五脏六腑之源。脾不能散胃之水精于肺，而病于中；肺不能通胃之水道于膀胱，而病于上；肾不能司胃之关时其输泄，而病于下。以致积水浸淫，无所底止。好古曰：水者，脾肺肾三经所主，有五脏六腑、十二经之部分，上头面、中四肢、下腰脚、外皮肤、中肌肉、内筋骨，脉有尺寸之殊，浮沉之别，不可轻泻，当知病在何经何脏，方可用之。按水肿有痰裹、食积、瘀血致清不升、浊不降而成者；有湿热相生、隧道阻塞而成者；有燥热冲击、秘结不通而成者，是证属有余。有服寒凉、伤饮食、中气虚衰而成者；有大病后正气衰惫而成者；有小便不通、水液妄行、脾不能制而成者，证属不足。宜分别治之。然其源多由中气不足而起。丹溪曰：水病当以健脾为主，使脾实而气运，则水自行。宜参、苓为君，视所挟证加减。苟徒用利水药，多致不起。**疝瘕，积聚，痞热，宿食，痰迷癫痫。去水极神，损真极速。大实大水可暂用之。否则宜禁。皮赤肉黑，根作连珠，重实者良。面裹煨熟用**或用甘草、荠苨汁浸三日，其水如墨，以清为度，再面裹煨。**瓜蒂为使，恶远志，反甘草**仲景治心下留饮，与甘草同用，取其相反以立功。有治水肿及肿毒者，以甘遂末敷肿处，浓煎甘草汤服之，其肿立消。二物虽相反，感应如此其神。

商陆通：行水。

苦，寒。沉阴下行。与大戟、甘遂同功。疗水肿胀满_{肿属脾，胀属}肝。肿则阳气犹行。如单胀而不肿者，名蛊胀。为木横克土，难治。肿胀朝宽暮急为血虚，暮宽朝急为气虚，朝暮俱急为气血两虚。肿胀由心腹而散四肢者吉，由四肢而入心腹者危。男自下而上，女自上而下，皆难治。疝瘕，痈肿，喉痹不通_{薄切醋炒，涂喉中良。}利二便，泻蛊毒，敷恶疮，堕胎孕。肿胀因脾虚者多，若误用之，一时虽效，未几再作，决不能救。取白花之根_{赤者伤人，只堪贴脐，入麝三分，}_{捣贴，小便利则肿消。}铜刀刮去皮，水浸一宿，黑豆拌蒸。得蒜良。

芫花大通：行水。

苦，温。去水饮、痰癖。疗五水在五脏，皮肤胀满，喘急，痛引胸胁，咳嗽，瘴疟_{五水者，风水、皮水、正水、石水、黄汗也。水积胞中，坚满如石，}_{名石水；汗如檗汁，名黄汗。久不愈必致痈脓。时珍曰：仲景治伤寒太阳证，表未解，心下}_{有水而咳，干呕发热，或喘或利者，小青龙汤主之。表已解，有时头痛，出汗恶寒，心下有}_{水，干呕，痛引两胁，或喘或咳者，十枣汤主之。盖青龙散表邪，使水从汗出。《内经》所谓}_{开鬼门也。十枣逐里邪。使水从二便出，《内经》所谓洁净府，去陈莝法也。十枣汤芫花、甘}_{遂、大戟等分，枣十枚。}毒性至紧，取效最捷。稍涉虚者服之，多致夭折。叶似柳，二月开花紫碧色，叶生花落。陈久者良。好醋煮过，晒干。反甘草。根疗疥。

【点评】一方面，芫花、大戟、甘遂反甘草，另一方面，《本经》始云甘草"解毒"，《别录》称：甘草"解百药毒""安和七十二种石、一千二百种草"，理应包括安和芫花、大戟、甘遂之属。另外，晋代葛洪《肘后备急方》"治卒中诸药毒救解方"记载甘草（汁）治诸药中毒，甘草（汁）解芫花毒。这些内容通过《药对》和《嘉祐》辗转收入《证类》序例"解百药及金石等毒例"中，并补充甘草（汁）解莨菪毒及食诸菜毒。充分说明甘草有广泛解毒作用，包括化解与之相反药物的毒性。鉴于甘草与诸药相反，且能广泛解毒的矛盾认识，当深入开展文献理论和实验研究，进而得出客观的结论。

续随子一名千金子。泻：行水，破血解毒。

辛，温。行水破血。治冷气胀满，癥瘕，痰饮，血结月闭，蛊毒鬼疰。利大小肠，下恶滞物。涂疥癣疮时珍曰：续随与大戟、泽漆、甘遂茎叶相似，主疗亦相似，长于利水。用之得当，亦要药也。攻击猛鸷，肿胀，月闭等证。各有成病之由，当求其本，不可概施。脾虚便滑者服之必死《斗门方》治水气肿胀，用千金子一两去壳研，压去油重研。分作七服，每治一人，用一服，五更酒服，当下利至晓，肿胀顿消，忌盐醋一百日。今走方者俱用此，加百草霜等在内，使人不能认识，诳言秘传，将草头炼就单方，庸俗信而服之。一泻而肿胀立消，索谢而去，未几再作，无药可救。间有气体壮实者，愈后竟不复发，然暗损真气，不过于数年之内，患他病而不起。数十年来，洛之目击心伤者，不可枚举。其奈习俗瞢瞢，率犹长夜之不醒，何予欲呼之。用斯代柝，愿卫生者勿蹈复辙以促生也。至于医者明知故犯，则伤人必多，尊镜当前，悔之何及。今玉枢丹用之治百病，元气强者间有小效。稍稍挟虚，无不受其害。总之，执一方治百病，多见其失也。去壳，取色白者研细，纸包，压去油黑痣、赘疣涂之自落。

牵牛大泻气分湿热。

辛热属火。善走入肺经，泻气分湿热肺主气，辛能泄气。达右肾命门，走精隧。通下焦郁遏及大肠风秘、气秘，利大小便。逐水消痰，杀虫坠胎。治水肿喘满，疝癖气块东垣曰：有谓牵牛苦寒，误矣。其味辛辣，久嚼猛烈雄壮，所谓苦寒安在哉。乃泻气之药，比诸辛药泄气尤甚。若湿从下受，下焦主血，血中之湿，宜苦寒之味。而反用辛热之药，泄上焦之气，是血病泻气，使气血俱损也。好古曰：以气药引则入气，以大黄引则入血。时珍曰：一妇肠结，年几六十。服养血润燥药则泥结，服硝黄药则若罔知，如此三十余年。其人体肥膏粱而多郁，日吐酸痰乃宽。此乃三焦气滞，有升无降，津液皆化为痰，不能下润肠腑，非血燥也。润剂留滞，硝黄入血不能入气，故无效。用牵牛为末，皂角膏丸，才服便通。外甥素多酒色，病二便不通，胀痛呻吟七昼夜，用通利药不效。予思此乃湿热之邪在精道，壅隧路，病在二阴之间，故前阻小便，后阻大便，病不在大肠、膀胱。用楝实、茴香、穿山甲诸药，倍牵牛，三服而平。凡气虚及湿热在血分者，大忌主治多在肺脾。肺脾之病多因虚起，何赖泻药。况诸证应用药物，神良者不少，何至舍其万全，而就不可必之毒物哉。东垣谆复其词，以戒后人勿用。盖目击子和旦暮用之，故辟之甚力，世俗不知，取快一时，后悔奚及。丹溪曰：牵牛属火善走。黑者兼属水，白者兼属金，若非病形与证俱实，不胀满，不大便秘者，不可轻用。驱逐致虚，先哲深戒。有黑白二种此药《本经》不收，仲景诸方亦未见，《别录》始载之，宋后乃有用者。**黑者力速**亦名黑丑。取子淘去浮者，舂去皮，酒蒸，研细。得木香、干姜良《摘元方》用鸡子清调黑丑末，涂面上雀斑，夜敷旦洗，效。《圣济总录》湿热头痛，黑丑七粒、砂仁一粒，研末，井华水调，仰灌鼻中，涎出即愈。《生生编》小儿夜啼，黑牵牛末一钱，水调敷脐上，即止。

蓖麻子泻：通窍拔毒，出有形滞物。

辛、甘，热。性善收，亦善走。能开通诸窍经络。治风气头痛痛不可忍，乳香、蓖麻仁等分捣饼，随左右贴太阳，解发出气，甚验。口眼㖞斜捣烂，左㖞贴右，右㖞贴左，即正。鼻窒，耳聋捣烂绵裹，塞鼻，塞耳。喉痹，舌胀蓖麻仁研油，作纸拈①，烧烟熏之。能出有形滞物，治针刺入肉捣敷伤处，频看，刺出即去，恐努出好肉。竹木骨哽凝水石倍之，研匀，以一捻置舌根噙咽，自然不见。能消肿、追脓、拔毒。敷瘰疬、恶疮、一切肿毒痛甚捣敷即止，外用颇奏奇功鹈鹕油能引药气入内，蓖麻油能拔毒气出外，故诸膏药多用之。气味颇近巴豆。内服不可轻率。形如牛蜱②。黄褐有斑，盐水煮，去皮研，或用油。忌铁《古今录验》汤火灼伤，蓖麻仁、蛤粉等分，汤伤以油调，火灼以水调，涂之效。发黄不黑，蓖麻仁、香油煎焦去滓。三日后，频刷效。脚气作痛，蓖麻仁七粒研烂，同苏合香丸贴足心，痛即止。

贯众泻热解毒。

味苦，微寒。能解邪热之毒。治崩淋，带下，产后血气胀痛，金疮，鼻血。破癥瘕，发斑痘，化骨哽能软坚。杀诸虫。有毒而能解毒，去瘀而能生新。别名管仲，岂音相类耶，抑为其有杂霸之气耶。根似狗脊而大，汁能制三黄，化五金，伏钟乳，结砂制汞，解毒软坚浸水缸中，日饮其水，能辟时疫。

【**点评**】贯众清热解毒，止血，杀虫，古今认识趋同。主要用于时行感冒、温毒发斑、疮肿、崩漏和虫积腹痛。古代含贯众复方还常用于诸痔(包括肠风下血)和喉痹。

---

① 拈(niǎn 撚)：同"捻"。
② 蜱(pí 皮)：《纲目》牛虱条释名"牛蜱"。时珍曰："蜱亦作蜱"，蜱即牛虱。

射干泻火解毒，散血消痰。

苦，寒。能泻实火。火降则血散肿消，而痰结自解，故能消心脾老血。行太阴、厥阴之积痰肺、脾、肝。治喉痹咽痛为要药擂汁醋和，噙之引涎。消结核，瘰疬，便毒，疟母鳖甲煎用之治疟母，取其降厥阴相火也。通经闭，利大肠，镇肝明目。唯实火者宜之，虚则大戒。扁竹花根也叶横铺，如乌羽及扇，故又名乌扇、乌翣。泔水浸一日，篁竹叶煮半日《普济方》二便不通，诸药不效，紫花扁竹根生水边者佳，研汁一盏，服之通。

蚤休—名重楼金线。

味苦，微寒。专理痈疽，除虫蛇毒谚云：七叶一枝花，深山是我家，痈疽如遇者，一似手拈拿。苏恭曰：磨醋，敷痈肿、蛇毒甚有效。时珍曰：虫蛇之毒，得此治之即休，故有蚤休、螫休诸名。兼疗惊痫。苦寒之品，中病即止，不宜多用。

玉簪—名白鹤仙。解毒。

辛、甘而寒。捣汁服，解一切毒，下骨哽。涂痈肿。凡服者不可着牙，损齿极速余居士取牙方，玉簪根干者一钱、白砒三分、白砒七分、硼砂二分、威灵仙三分、草乌头一分半为末，以少许点牙疼处，即自落。

大黄大泻血分实热，下有形积滞。

大苦，大寒。入足太阴脾，手足阳明、厥阴大肠、胃、心包、肝。血分。其性沉而不浮，其用走而不守。若酒浸，亦能引至至高之分仲景太阳门调胃承气汤大黄注曰"酒浸"，阳明门大承气汤大黄注曰"酒洗"，少阳、阳明小承气汤大黄不用酒制，皆有分别。东垣曰：邪气在上，非酒不至。若用生者，则遗至高之邪热。病愈后，或目赤、喉痹、头肿、膈上热疾生也。用以荡涤肠胃，下燥结而除瘀热。治伤寒时疾，发热谵语大肠有燥粪，故谵语，宜下之。温热瘴疟，下痢赤白，腹痛里急，黄疸，水肿，癥瘕积聚积久成形谓之积，属阴；聚散无常谓之聚，属阳。积多是血，或食或痰，聚多是气。留饮宿食，心腹痞满，二便不通皆土郁夺之。吐血，衄血，血闭，损伤积血，一切实热，血中伏火。行水除痰，蚀脓消肿，能推陈致新东垣曰：如定祸乱以致太平，所以有将军之名。时珍曰：仲景泻心汤治心气不足吐衄血者，用大黄黄连黄芩乃泻心包、肝、脾、胃四经血中之伏火也。又治心下痞满，按之软者，用大黄黄连泻心汤，亦泻脾胃之湿热，非泻心也。病发于阴而反下之，则痞满，乃寒伤营血，邪结上焦，胃之上脘当心，故曰泻心。《经》曰：太阴所至为痞满。又曰："浊气在上，则生膜胀"是已。病发于阳而反下之，则结胸。乃热邪陷入血分，亦在上脘，故大陷胸汤丸皆用大黄，亦泻脾胃血分之邪，而降其浊气也。若结胸在气分，则用小陷胸汤。痞满在气分，则用半夏泻心汤。或问心气不足而吐衄，何以不补心而反泻心？丹溪曰：少阴不足，亢阳无辅，致阴血妄行，故用大黄泻其亢盛之火。又心本不足，肺肝各受火邪而病作，故用黄芩清肺，黄连清肝。肺者阴之主，肝者心之母，血之合也。肺肝火退，则血归经而自安矣。宗奭曰：以苦泄其热，就以苦补其心。盖一举而两得之。士材曰：古人用大黄治虚劳吐衄，意甚深微。盖浊阴不降则清阳不升，瘀血不去则新血不生也。**峻利猛烈，长驱直捣。苟非血分热结，六脉沉实者，切勿轻与推荡**病在气分而用之，是为诛伐无过。**川产锦纹者良，有酒浸、酒蒸、生熟之不同。生用更峻**欲取通利者，不得骤进谷食。大黄得谷食便不能通利。《夷坚志》云：汤火伤者，捣生大黄调敷，止痛无瘢。**黄芩为使**《梅师方》：男子偏坠作痛，大黄末醋和涂之，干则易。自半夏至大黄，皆常毒之品。

【点评】仲景泻心汤由大黄、黄连、黄芩三味组成，治疗心气不足吐血、衄血，似乎与理不通，《备急千金要方》作"心气不定"，《医宗金鉴》视为"心气有余"，与吐血、衄血没有直接关系。以药测之，三味皆苦寒清热之剂，大黄善治"瘀热"，故心气不足当属"壮火食气"所致。故吐血、衄血、血闭、损伤积血之属瘀热者，伍用大黄最为切当。

蔄茹 泻：破血。

辛，寒。蚀恶肉，排脓血，杀疥虫，除热痹，破癥瘕《素问》同乌鲗骨，治妇人血枯。根如莱菔，皮黄肉白，叶长微阔，折之有汁，结实如豆，一颗三粒。甘草为使。

【点评】所谓"《素问》(蔄茹)同乌鲗骨，治妇人血枯"，出自《素问·腹中论》四乌鲗骨一藘茹丸。其中乌鲗骨即乌贼骨，藘茹即茜草。显然，吴仪洛将蔄茹误作藘茹(茜草)。

天名精一名地松，一名活鹿草，一名虾蟆蓝。泻热吐痰，破血解毒。

辛、甘而寒。能破血—妇产后口渴气喘，面赤有斑，大便泄，小便闭，用行血利水药不效，用天名精根叶浓煎膏饮，下血一桶，小便通而愈。能止血，吐痰，除热，解毒，杀虫。治乳蛾喉痹，砂淋血淋《良方》云：浓煎，加乳、麝少许神效。小儿牙关紧闭，急慢惊风不省人事者，绞汁入好酒，灌之即甦。以醋拌渣，敷项下。服汁吐疟痰喉蛾及惊风服之，亦取其吐痰。漱汁止牙痛。捣敷蛇虫螫毒。根名杜牛膝，功用相同。色白如短牛膝煎汤洗痔，渣塞患处良。地黄为使男女吐血，地松晒干为末，茅花汤调服二钱，效。

鹤虱泻：杀虫。

苦，辛。杀五脏虫，治蛔咬腹痛面白唇红，时发时止，为虫痛。肥肉汁调末服。即天名精子，最黏人衣。有狐气，炒熟则香怪疾奇方，大肠虫出不断，断之复生，行坐不得，鹤虱末水调半两服，自愈。

【点评】天名精为菊科植物天名精的根及茎叶，鹤虱为其果实。后者古方较常配伍，尤以杀虫为重。蛔咬腹痛、寸白虫、蛲虫等肠道寄生虫用之最众。并为小儿疳疾常用之品。此外，牙齿肿痛和痔漏也常使用。

山慈姑泻热解毒。

甘、微辛而寒。功颛清热散结。治痈疮疔肿，瘰疬结核醋磨涂。解诸毒，蛊毒，蛇虫狂犬伤。根类慈姑、小蒜。去毛壳有毛壳包裹者真。故今人俱称为毛姑。

茵芋宣：去风湿。

辛、苦，微温。治风湿拘挛痹痛时珍曰：古方治风痫有茵芋丸，治风痹有茵芋酒，治产后风有茵芋膏，风湿诸证多用之。茵芋、石楠、莽草皆治风妙品，世所罕知。茎赤，叶似石榴而短厚，炙用。

【点评】为芸香科植物茵芋的茎叶，祛风除湿之品，主要用于风湿痹痛。含茵芋古方尚用于中风不遂、风瘙瘾疹、风痫等。本品有毒，内服不可过剂。

莽草 宣：去风湿。

辛、苦而温。治头风，痈肿，乳痈，疝瘕 苏颂曰：古方风湿诸酒多用之。今人取叶煎汤热含，治牙虫、喉痹甚效。甄权曰：不入汤。取叶细剉，以生甘草、水蓼二味同盛，入生稀绢袋中，甑中蒸一日，去二味，曝干《圣惠方》治头风久痛，莽草煎汤沐之，勿令入目。

仙茅 燥：补肾命。

辛，热。助命火，益阳道，明耳目，补虚劳。治失溺，无子。心腹冷气不能食 温胃。腰脚冷痹不能行 暖筋骨。专于补火，唯精寒者宜之 唐婆罗门①始进此方。当时盛传服之多效。如法制，阴干蜜丸，酒服，禁食牛乳、牛肉。许真君书云：甘能养肉，辛能养节，苦能养气，咸能养骨，酸能养筋，滑能养肤。和苦酒服之，必效也。火炽者，有偏绝之虞。叶如茅而略阔，根如小指，黄白多涎。竹刀去皮切，糯米泔浸一宿，去赤汁则毒出。忌铁。

【点评】仙茅专补肾阳，善益阳道，暖筋骨，除脘腹冷气。凡精寒、冷痹、虚寒泄泻皆可使用。然仙茅有毒，不可作为补品过服久服。

菓耳 一名苍耳，即诗卷耳。轻：发汗，散风湿。

甘、苦而温。善发汗，散风湿。上通脑顶，下行足膝，外达皮肤。治头痛，目暗，齿痛，鼻渊，肢挛痹痛，瘰疬，疮疥 李濒湖《集简方》采根煎熬，名万应膏。遍身瘙痒 作浴汤佳。散气耗血，虚人勿服。去刺酒蒸。忌猪肉《千金翼》治毒攻手足肿痛欲断，苍耳捣汁渍之，并以滓敷之，立效。春用心，冬用子。

---

① 婆罗门：源于"波拉乎曼"（即梵语），原意是"祈祷"或"增大的东西"。祈祷的语言具有咒力，咒力增大可以使善人得福，恶人受罚，因此执行祈祷的祭官被称为"婆罗门"。

【点评】古时苍耳子、叶、花、根和全草均有入药，主治略同。总体说来，以治疗疮疥、疔疮、瘰痒比较常用，还用于风湿痹痛、牙齿肿痛、中风偏枯、诸痔和虫蛇咬伤。

木鳖子 泻：外用治疮。

味苦、微甘。利大肠。治泻痢，疳积，瘰疬，疮痔，乳痈，蚌毒。消肿追毒，生肌除䵟音旱，黑斑。颛入外科。核扁如鳖，绿色去油者。番木鳖形较小，有毛，治咽喉痹痛，消痞块。

凤仙子 一名急性子。泻：软坚。

微苦而温。治产难积块，噎膈骨哽凡咽中骨哽欲死者，白凤仙子研水一大盅，以竹筒灌入咽，其物即软。不可着牙，或为末吹之。透骨通窍时珍曰：凤仙子其性急速，故能透骨软坚。庖人烹鱼肉硬者投数粒，即易软烂，是其验也。缘其透骨，最能损齿，与玉簪根同。凡服者不可着齿。多用亦戟人咽《摘元方》：金凤花子研末，入砒少许，点疼牙根，取之。花又名金凤花。甘温而滑。活血消积。治腰胁引痛不可忍研饼晒干为末，空心酒服三钱。又治蛇伤擂，酒服效。根叶苦甘辛。散血通经，软坚透骨。治杖扑肿痛叶廷器方：捣叶如泥，涂肿破处，干则又上，一夜血散即愈。冬月收取干者，研末水和涂之，鸡鱼骨哽危氏方用根捣烂，噙咽，骨自下，鸡骨尤效。即以温水漱口，免损齿为要。误吞铜铁方同上。自葛茹至凤仙，皆小毒之品。

【点评】李时珍以"庖人烹鱼肉硬者投数粒，即易软烂，是其验也"，作为凤仙子"透骨软坚"的依据，所治"鸡鱼骨哽""误吞铜铁"和"损齿"，皆由此而发。凤仙子部分功用的确认似乎来自生活经验，其实则是典型的意象思维认定方式。因鸡骨、鱼骨和铜铁属性不同，不可盲从"软坚"之说，当验而证之。

土连翘 宣：行血。

苦，温。治风寒湿痹，历节肿胀，扑损疼痛为末。同没药、血竭酒服。

大损新血，无瘀勿用_{体虚有瘀亦忌之。}

【点评】为藤黄科植物土连翘的果实。古方配伍应用甚少。具有祛风除湿、活血止痛作用。

烟_{宣：辟秽杀虫。}

辛，温。宣阳气，行经络。治山岚瘴气_{明时征滇，深入瘴地，军中皆染病，独一营以服烟得免。由是遍传远迩，人皆服之矣。}寒湿阴邪。辟秽杀虫_{捣汁可毒头虱。烟筒中水能解蛇毒。}其气入口，顷刻而周一身，令人通体俱快_{其性纯阳，能行能散。}用以代酒代茗，终身不厌_{故一名相思草。}然火气熏灼_{最烁肺阴。}今人患喉风咽痛，嗽血失音之证甚多，未必不由嗜烟所致。耗血损年，卫生者宜远之。闽中产者最佳_{质细，名金丝。《沈氏露书》云：吕宋国有草，名淡巴菰，漳州人自海外携来，莆田亦种之，今处处有之，不独闽矣。}

卷 五

草部_{蔓草类}

何首乌_{补益肝肾，调和气血，涩精气，化虚痰。}

苦坚肾，温补肝，甘益阴，涩收敛精气。强筋益髓，养血祛风_{治风先治血，血行风自灭。}乌须发_{故名首乌。}强阳事，令人有子。为滋补良药_{补阴而不滞不寒，强阳而不燥不热，禀中和之性，而得天地之纯气，所以为调补久病之圣药。}气血太和，则劳瘦、风虚、疮痔、瘰疬、痈肿_{营血调则痈肿消。赤者，外科称为疮帚①。}腹中宿疾_{能化虚痰。}恶血、痿黄诸病自已。疗久痢，恶疟_{益阴补肝，疟家要药。}调胎产崩带，止破伤出血_{邓笔峰《卫生杂典》方，末敷神效。}年深大者，收采精制，久服延年，令人不老。有赤白二种，夜则藤交_{故一名交藤。}有阴阳交合之象。以大如拳，五瓣而嫩润者良。老硬多筋者不用。三百年者，大如栲栳，服之成地仙。凡使赤白各半，泔浸，竹刀刮皮切片，用大黑豆拌匀，入柳甑砂锅上，九蒸九晒。茯苓为使，忌诸血、无鳞鱼、葱、蒜、莱菔、铁器_{与萝卜同食，令须发早白。犯铁器损人。}

【点评】《开宝》收载之初，何首乌祛邪"主瘰疬，消痈肿，疗头面风疮、五痔，止心痛""治妇人产后及带下诸疾"；扶正可"益血气，黑髭鬓，悦颜色。久服长筋骨，益精髓，延年不老"。后被视为"滋补良药"。补益方剂大多配伍本品。需要指出，现已明确何首乌有肝毒性，不宜作为补益之品过量、长期服用。

---

① 疮帚：何首乌别名。

菟丝子 温补三阴。

甘、辛而温。凝正阳之气。入足三阴 肝、脾、肾。强阴益精，温而不燥。治五劳七伤，溺有余沥，寒精自出，口苦燥渴 景岳曰：治消渴，煎汤，任意饮之。寒血为积，祛风明目，止泻进食 酒制为末，常服能使饮啖，如汤沃雪。补卫气，助筋脉，益气力，肥健人。为调元上品 同熟地名双补丸，同元参名玄菟丹。肾家多火，强阳不痿，大便燥结者，忌之。无根，蔓延草上。子如黍粒，得酒良。拣去杂子，酒淘净，去土晒干，放瓷器内，勿使出气。入煎剂，再微炒研破。若入丸，须另磨细末。古人因难于磨细，酒浸一宿，煮令吐丝，捣成饼。烘干再研，则末易细。然酒浸稍久，往往味变酸臭，全失冲和馨香之味，每多无效。今市中菟丝饼，俱将麦面打入，气味全乖，断不可用。山药为使。

覆盆子 温补肝肾，涩：缩小便

甘、酸而温。益肾脏而固精，补肝虚而明目。起阳痿，缩小便 寇宗奭曰：服之可覆其溺器，故名。李当之①曰：子似覆盆之形，因名之。续绝伤，美颜色，乌须发 捣汁涂发，不白。女子多孕。同蜜为膏，治肺气虚寒 李士材曰：强肾无燥热之偏，固精无凝滞之害，金玉之品也。性固涩，小便不利者勿服。去蒂淘净，捣饼，用时酒拌蒸。叶绞汁滴目中，出目弦虫，除肤赤，收湿止泪 臁疮溃烂，酸浆水洗后，覆盆叶为末掺之，日一次，以愈为度。

【点评】作为药食两用之品，通常称覆盆子为树莓。本品温补肝肾，其功侧重于肾，所谓"起阳痿，缩小便，续绝伤，美颜色，乌须发，女子多孕"，皆益肾固精之用。若因"覆其溺器"得名，说明益肾缩尿得到首肯。

五味子 补肺肾，涩精气。

性温。五味俱备 皮甘、肉酸、核中苦辛，都有咸味。酸、咸为多。能敛肺

---

① 李当之：华佗弟子，著《李当之药录》。

气而滋肾水_{气为水母。《经》曰：肺欲收，急食酸以收之。王好古曰：入手太阳血分、足少阴气分。}益气生津_{肺主气敛，故能益。益气故能生津，夏月宜常服，以泻火而益金。}补虚明目，涩精强阴_{内核如肾，象形之义。}退热敛汗，止呕住泻，宁嗽定喘_{感风寒而喘嗽者，当表散，宜羌、防、苏、桔；痰壅气逆而喘嗽者，当清降，宜二陈及苏子降气汤；水气逆而喘嗽者，宜小青龙、半夏茯苓汤；气虚病久而喘嗽者，宜人参、五味。}除烦渴，消水肿，解酒毒，收耗散之气，瞳子散大_{洁古云：夏服五味，使人精神顿加，两足筋力涌出。东垣云：收瞳神散大、火热必用之药。丹溪曰：收肺补肾，乃火嗽必用之药。五味功用虽多，收肺保肾四字足以尽之。}按五味乃要药，人多不敢用者，寇氏虚热之说误之尔。唯风邪在表，痧疹初发，一切停饮，肺家有实热者，皆当禁之。北产紫黑者良。入滋补药，每粒铜刀切作两片，蜜酒拌蒸，晒干焙，临用再研碎。入劳嗽药，捶碎核生用。南产色红而枯。若风寒在肺宜南者。苁蓉为使，恶萎蕤，熬膏良_{烂弦风眼，五味子、蔓荆子煎汤，频洗之效。}

【点评】荔枝核似睾丸而入肾，五味子内核如肾，象形之义，均从初象、原象和形象确定药物归经和功能属性。属象思维的形下思维模式。这种思维模式存在两种情形，或功能已经确定，用象思维作事后诸葛式的诠释；或以象思维推测药物功能。对于后者，尚需临床验而证之。

天门冬_{泻肺火，补肾水，润燥。}

甘、苦，大寒。入手太阴气分_肺。清金降火，益水之上源_{肺为肾母。}下通足少阴肾_{苦能坚肾，寒能去肾家湿热，故亦治骨痿。}滋阴润燥。杀虫消痰_{《蒙筌》曰：肾主津液，燥则凝而为痰，得润剂则痰化，所谓治痰之本也。}泽肌肤，利二便。治肺痿肺痈_{肺痿者感于风寒，咳嗽短气，鼻塞，胸胀，久而成痿。有寒痿、热痿二证。肺痈者，热毒蕴结，咳吐脓血，胸中隐痛，痿重而痈稍轻。治痿宜养血补气，保肺清火。治痈宜泻热豁痰，开提升散。痈为邪实，痿为正虚，不得混治。}吐脓吐血_{苦泄血滞，甘益元气，寒止血妄行。}痰嗽喘促，嗌干消渴_{口燥多饮为消渴。由火盛津枯，宜润燥滋阴。}足下热痛，虚劳骨蒸，一切阴虚有火诸证。性寒而滑，脾胃虚而泄泻恶食者，大非所宜。取肥大明亮者，去心皮，酒蒸，熬膏良滋阴助元，消肾痰。地黄、贝母为使，恶鲤鱼_{肺劳风热}，天门冬煮食，止渴去热，或曝干为末，蜜丸服尤佳。亦可洗面。

百部 _{温肺，治寒嗽，杀虫。}

甘、苦，微温。能润肺温肺。治寒嗽、暴嗽、久嗽_{苦温能利肺气}。《千金方》用百部熬膏，入蜜，不时取服，可疗三十年嗽。杀蛔、蛲、蝇、虱_{同秦艽为末，入竹笼烧烟，熏衣被去虱，亦可煎汤洗衣被，作汤洗牛犬，去虱。}一切树木蛀虫_{触烟即死}。疗骨蒸，传尸，疳积，疥癣_{皆有虫。}与天门冬形相类，而用相仿，故名野天门冬。但天门冬治肺热，此治肺寒为异耳。能伤胃滑肠，脾胃虚人，须与补气药并行。根多队成百，故名。取肥实者，竹刀劈去心皮，酒浸焙。

马兜铃 _{泻肺下气。}

体轻而虚。熟则四开象肺，故入肺。寒能清肺热，苦辛能降肺气_{时珍曰：钱乙补肺阿胶散用之，非取其补肺，取其清热降气，则肺自安也。其中阿胶、糯米乃补肺之正药。}治痰嗽喘促，血痔瘘疮，肺、大肠经热_{痔属大肠，大肠与肺为表里。肺移热于大肠，故肠风、痔瘘。清脏热则腑热亦清。《千金方》单服治水肿，以能泻肺行水也。}亦可吐蛊_{汤剂中用之多作吐。}根名土青木香，涂诸毒热肿。肺虚挟寒者，畏之如螫。实如铃，去筋膜，用子。

栝楼仁 _{俗作瓜蒌。泻火润肺，滑肠止血。治热痰。}

甘补肺，苦寒润下。能清上焦之火，使痰气下降，为治嗽要药_{肺受火迫，失下降之令，故生痰作嗽。}又能荡涤胸中郁热垢腻，生津止渴_{丹溪曰：消渴神药。}清咽利肠_{通大便，王贶是斋《指迷方》[①]焙研酒调，或米饮下，治小便不通。}通乳消肿。治结胸，胸痹，酒黄，热痢，二便不通。炒香酒服，止一切血。寒胃滑肠，胃虚食少，脾虚泄泻，勿投。实圆长如熟柿，子扁多脂，去油。枸杞为使，畏牛膝、干漆，恶干姜，反乌头_{脱肛，生栝楼汁温服，以猪肉汁洗手，按令自入。}

---

① 《指迷方》：即宋代王贶撰著的《全生指迷方》，又称《济世全生指迷方》。

天花粉 _{泻火润燥。治热痰。}

酸能生津，甘不伤胃。微苦微寒。降火润燥，滑痰解渴。生肌排脓消肿，行水通经，止小便利_{膀胱热解，则水行而小便不数。}治热狂，时疾，胃热疸黄，口燥唇干，肿毒，发背，乳痈，疮痔。脾胃虚寒者，均①戒用。即栝楼根澄粉食，大宜虚热人。畏恶同栝楼。

【点评】本品以清热生津最为适用。古代含天花粉（栝楼根）方剂以治消渴、消中、消肾、久渴、消渴饮水过度、消渴口舌干燥等最众。其次，消肿排脓常治痈疽、乳痈、恶疮、发背等。尚可用于产后无乳汁。

王瓜 _{即土瓜根。泻热；通：利水行血。}

苦，寒。泻热利水。治天行热疾，黄疸，消渴_{捣汁饮。}便数，带下，月闭瘀血。利大小肠，排脓消肿，下乳_{通乳药多用之，单服亦可。}堕胎。唯实热壅滞者宜之。稍稍挟虚，切勿妄投。根如栝楼之小者，味如山药。根子通用_{《经疏》曰：主治略似栝楼。伤寒发斑，用王瓜捣汁，和伏龙肝末服，甚效。黄疸变黑，医所不能治，用土瓜根汁，平旦温服一小升，午刻黄水当从小便出，愈。}

白蔹 _{泻火散结。}

苦能泄，辛能散，甘能缓中，寒能除热。杀火毒，散结气，生肌止痛。治痈疽疮肿，面上疱疮，金疮扑损_{箭镞不出者，同丹皮或半夏为末，酒服。}敛疮方多用之_{故名。}每与白及相须。搽冻耳_{同黄蘗末油调。}赤蔹功用皆同_{郑樵一曰：能治温疟，血痢，肠风痔漏，赤白带下。}蔓赤，枝有五叶，根如卵而长，三五枚同窠，皮乌肉白。反乌头_{《外台》方汤火灼烂，白蔹末敷之。}

【点评】白蔹能清热解毒，消肿散结，生肌止痛，为痈疽疮疡

---

① 均：底本"均"后有"之"字；《备要》全句称"脾胃虚寒者禁用"。因吴氏对《备要》多有删改，结合文义，据上海本删"之"字。

之专药。又可用于粉刺、瘰疬、痔漏。此外，含白蔹古方还用于惊恐、惊悸，当今已无此用。

山豆根_{泻热解毒。}

苦，寒。泻心火，以保肺金。去肺、大肠之风热_{心火降，则不灼肺而金清。肺与大肠相表里，肺金清则大肠亦清。}消肿止痛。治喉痛喉风，龈肿齿痛_{含之咽汁。}喘满热咳，腹痛下痢，五痔，诸疮，解诸药毒。敷秃疮，蛇狗蜘蛛伤，疗人马急黄_{血热极所致。}大苦大寒，脾胃所恶。食少而泻者，切勿沾唇。苗蔓如豆，经冬不凋。

【点评】山豆根泻热解毒，消肿止痛，主要用于咽喉病变，如喉痹、喉痛、喉风。另治痈疽、虫蛇咬伤，并解诸毒。

金银花_{除热解毒。}

甘，平。除热解毒。补虚_{凡物甘者皆补。}疗风养血，止渴_{丹溪曰：痈疽愈后发渴，黄芪六一汤吞忍冬丸切当。忍冬养血，黄芪补气，渴何由作？}除痢宽膨_{士材曰：今人但入疮科，忘其治痢与胀，何金银花之寒于遇乎？}治痈疽，疥癣，杨梅恶疮，肠澼，血痢，五种尸疰。禀春气以生，性极中和，故无禁忌。其藤叶名忍冬_{经冬不凋。}干者不及生者力速。酿酒、代茶熬膏并妙_{忍冬酒治痈疽发背，一切恶毒，初起便服，奇效。忍冬五两、甘草一两，水二碗，再入酒一碗，略煎，分三服。一日一夜吃尽，重者日二剂，服至大小肠通利，则药力到。忍冬丸照前分两，酒煮晒干，同甘草为末，以所煮余酒打糊为丸。藏器云：热毒血痢浓煎服之。为末，糖调常服，能稀痘。}须多用乃效_{近今有以黍花伪银花，为祸最烈。黍花短小梗多，色黑不香为异，亦易辨尔。}

【点评】金银花虽"性极中和"，但并无"补虚"功能。由古方配伍所治病症，皆痈疽、恶疮、发背、乳痈之属，是知以泻热解毒为务。所谓"止渴"者，丹溪曰：为治"痈疽愈后发渴"。其实，未必愈后，只要消渴伴见痈疽，即可用金银花与黄芪组方，清热解毒与益气生津并举而取其效。

蔷薇根 泻湿热。

苦、涩而冷。入胃、大肠经。除风热湿热，生肌杀虫。治泄痢，消渴，牙痛，口糜 煎汁含咽。遗溺，好眠，痈疽，疮癣《千金》曰：蔷薇根、角蒿，口疮之圣药。角蒿所在，多有开淡红紫花，角微弯，长二寸许，辛苦有小毒。治恶疮有虫及口齿疮。子名营实，酸温，主治略同。花有黄白红紫数色。以黄心白色粉红者入药《抱朴子方》治金疮肿痛，蔷薇根烧灰，每白汤服方寸匕，日三服。

土茯苓 通：祛湿热。

甘、淡而平。祛湿热以利筋骨，利小便以止泄泻。治筋骨拘挛，杨梅疮毒 杨梅疮古方不载。明正德间起于岭表，其证多属阳明、厥阴而兼及他经。盖相火寄于厥阴，肌肉属于阳明故也。医用轻粉劫剂，其性燥烈。入阳明劫去痰涎从口齿出，疮即干愈。然毒气窜入经络筋骨，血液枯槁，筋失所养，变为拘挛痈漏，竟至废痼。土茯苓能制轻粉之毒，去阳明湿热，用一两为君，薏苡、银花、防风、木通、木瓜、白鲜皮各五分，皂角子四分，气虚加人参七分，血虚加当归七分，名搜风解毒汤。瘰疬，疮肿 湿郁而为热，营卫不和，则生疮肿。《经》云：湿气害人皮肉筋脉是也。土茯苓淡能渗，甘能和，患脓疥而血气旺者，煎汤代茶甚妙。淡渗伤阴，肝肾阴亏者勿服。大如鸭子，连缀而生。俗名冷饭团，有赤白二种。白者良，可煮食，亦可生啖。忌茶。

【点评】土茯苓清热解毒，除湿泄浊，为治梅毒要药。早前，医用轻粉（即水银粉、汞粉）劫风痰湿热治疗梅毒，然其燥烈有毒，走窜筋骨经络，致肢体拘挛，筋骨疼痛等，可用土茯苓解之。

萆薢 通：祛风湿。

甘、苦，性平。入足阳明、厥阴 胃、肝。祛风去湿 阳明主肉属湿，厥阴主筋属风。以固下焦，以坚筋骨。治风寒湿痹，腰痛久冷，关节老血，膀胱宿水，阴痿失溺，茎痛遗浊。痔瘘恶疮 诸病皆阳明湿热流入下焦，萆薢能去浊分清。史国信云：若欲兴阳，先滋筋力，若欲便清，先分肝火。杨子建《万全护命方》云：凡人小便频数，便时痛不可忍者，此病必因大腑①秘热不通，水液只就小肠，大腑愈加干渴，甚则身热，心躁思水，如此重证也。此疾本因贪酒色，或过食辛热荤腻之物，积有热毒，腐物瘀血，乘虚流入小肠，故便时作痛也。此便数而痛，与淋证涩而痛不同。宜用萆薢一两，盐水炒为末，每服二三钱，使水道转入大肠。仍以葱汤频洗谷道，令气得通，则便数及痛自减也。肾有二窍，淋证出于溺窍，浊证出于精窍。**阴虚火炽，溺有余沥，及无湿而肾虚腰痛者皆禁。有黄白二种。黄长硬，白虚软**名粉萆薢。**白者良**时珍曰：土茯苓、萆薢、菝葜形不同，而主治不甚相远，岂一类数种乎。萆薢根细长浅白，菝葜根作块而黄。**薏苡仁为使，畏大黄、柴胡、前胡，忌茗、醋。**

【点评】萆薢以通为用。祛风湿，利关节，治疗风寒湿痹、腰痛；利湿浊，通二窍，治疗膏淋、白浊。

防己通：行水，泻下焦血分湿热。

大辛、苦，寒。太阳经药膀胱。**能行十二经。通腠理，利九窍，泻下焦血分湿热。为疗风水之要药**十剂曰：通可去滞，通草、防己之属是也。古之通草，即今之木通是。徐之才亦以行水者为通，与燥剂无以别矣。木通甘淡，泻气分湿热；防己苦寒，泻血分湿热。**主治膀胱火邪，热气诸痫**降气下痰。**湿疟，脚气**足伤寒湿为脚气，寒湿郁而为热，湿则肿，热则痛。防己为主药，湿加苡仁、苍术、木瓜、木通，热加知、蘖，风加羌活、萆薢，痰加竹沥、南星，痛加香附、木香，活血加四物，大便闭加桃仁、红花，小便闭加牛膝、泽泻，痛连臂加桂枝、威灵仙，痛连胁加龙胆草。又有足跟痛者属肾虚，不与脚气同论。**水肿，风肿，痈肿恶疮。性险而健。阴虚及湿热在上焦气分者禁用**东垣云：防己大苦大寒，泻血中湿热，亦瞑眩之药也。服之使人身心烦乱，饮食减少。唯湿热壅遏及脚气病，凡下焦湿热致二阴不通者，非此不效。若虚人用防己，其害有三：谷食已亏，复泄大便，重亡其血，一也；渴在上焦气分，而防己泻下焦血分，二也；伤寒邪传肺经气分湿热，而小便黄赤，禁用血药，三也。**出汉中。根大而虚，通心有花纹，色黄，名汉防己。黑点黄腥木强者，名木防己，不佳**藏器曰：治风用木防己，治水用汉防己。**酒洗。恶细辛，畏萆薢、女**

---

① 腑：底本作"肠"，诸本和《备要》均作"腑"，故据改。

菀、咸卤_{防己煎汁服，能解雄黄毒。}

【点评】防己有汉防己和木防己之分。2015 版《中国药典》一部收载的防己为防己科植物粉防己的干燥根，又称汉防己；收载的木防己为防己科植物木防己和毛木防己的根。另有广防己属马兜铃科植物，《中国药典》未收。因其根含马兜铃酸有肾毒性，当今临床用之较少。汉防己和木防己功用大体相同，均可祛风除湿，利水消肿，治疗风湿痹痛、水肿等。所谓"治风用木防己，治水用汉防己"，古方应用并非泾渭分明。古代含防己复方除治疗水肿、痹痛外，常用于中风、脚气和风瘙痒。

木通_{古名通草。轻、通：行水，泻心、小肠火。}

辛、甘、淡，平。轻虚。上通心包，降心火，清肺热_{心火降则肺热清。}化津液_{肺为水源。肺热清则津液化，水道通。}下通大小肠、膀胱，导诸湿热由小便出_{凡病小便者，多不利大便，以小水愈通，大便愈燥也。木通能入大肠，兼通大便。东垣曰：肺受热邪，津液气化之源绝，则寒水断流，膀胱受湿热癃闭约束，则小便不通，宜此治之。朱二允曰：火在上则口燥、眼赤、鼻干，在中则心烦、呕哕、浮肿，在下则淋秘、足肿。必借此甘平之性泻诸经之火，火退则小便自利，便利则诸经火邪皆从小便而下降矣。君火宜木通，相火宜泽泻。利水虽同，所用各别。}通利九窍血脉关节。治胸中烦热，遍身拘痛_{杨仁斋云：遍身隐热疼痛，拘急足冷，由伏热伤血。宜木通以通心窍，则经络自流行也。}大渴引饮_{中焦火。}淋沥不通_{下焦火。心与小肠相为表里，心移热于小肠则淋秘。}耳聋_{泄肾火，通窍。}目眩，口燥舌干_{舌为心苗。}喉痹，咽痛_{火炎上焦。}鼻齆_{热壅清道则气窒不通。}失音_{清金。}脾热好眠_{脾主四肢，倦则好眠。心为脾母，心热清则脾热亦除。}除烦退热，止痛排脓，破血催生，行经下乳_{火不亢于内，气顺血行，则经调有准，乳汁循常。}精滑气弱，内无湿热及妊娠者，均忌。色白而梗细者佳。藤有细孔，两头皆通_{故通窍。}金疮跌折，酿酒日饮。亦治鼠漏。

【点评】2015 版《中国药典》收载木通和川木通两种。木通为木通科植物木通、三叶木通或白木通的干燥藤茎，川木通为毛茛科植物小木通或绣球藤的干燥藤茎。两者功用全同，均利尿通淋、清心除烦和通经下乳。含木通古方又治疮疡、痈疽、喉痹和月水不通。尚需指出，早前《中国药典》曾收载马兜铃科的关木通，其主治大同小异，因含马兜铃酸有肾毒性而被剔除。

通草古名通脱木。轻、通：利水退热。

色白气寒。体轻味淡。气寒则降，故入肺经，引热下行而利小便。味淡则升，故入胃经，通气上达而下乳汁。治五淋，水肿，目昏，耳聋，鼻塞，失音淡通窍，寒降火，利肺气。退热，催生。中寒者勿服《百一选方》治洗头风痛，新通草瓦上烧存性，研末二钱，热酒下。牙关紧者，挖口灌之。

天仙藤通：活血消肿。

苦，温。疏气活血。治风劳腹痛，妊娠水肿。叶似葛，圆而小，有白毛，根有须。四时不凋一云即青木香藤。《集效方》天仙藤一两，好酒一盏，煎半盏服之，治疝气作痛，神效。

【点评】天仙藤为马兜铃科植物马兜铃或北马兜铃的干燥地上部分，以行气活血止痛为用。诸如脘腹刺痛、风湿痹痛、产后恶露不尽腹痛皆可配伍。但因含马兜铃酸，可引起肾损害，故应慎用。

葛根轻、宣：解肌，升阳散火。

辛、甘，性平。轻扬升发。入阳明经，能鼓胃气上行，生津止渴风药多燥，葛根独能止渴者，以其升胃气，入肺而生津尔。兼入脾经，开腠发汗，解肌退热脾主肌肉。为治清气下陷泄泻之圣药《经》曰：清气在下，则生飧泄。葛根能升阳明清气。疗伤寒中风，阳明头痛元素曰：头痛如破，乃阳明中风，可用葛根葱白汤。若太阳初病，未入阳明而头痛者，不可便服升葛汤发之，反引邪气入阳明也。仲景治太阳阳明合病，桂枝汤加葛根、麻黄。又有葛根黄芩黄连解肌汤，是用以断太阳入阳明之路，非太阳药也。血痢，温疟丹溪曰：凡治疟，无汗要有汗，散邪为主，带补；有汗要无汗，扶正为主，带散；若阳疟有汗，加参、芪、白术以敛之；无汗，加柴、葛、苍术以发之。**肠风痘疹**能发痘疹。丹溪曰：凡斑疹已见红点，不可更服升葛汤，恐表虚反增斑烂也。**又能起阴气，散郁火，解酒毒**葛花尤良。**利二便，杀百药毒。上盛下虚之人，虽有脾胃病，亦不宜服。即当用者，亦宜少用。多则反伤胃气，以其升散太过也**夏月表虚汗多尤忌。**生葛汁大寒，解温病大热，吐衄诸血。**

【点评】葛根干预病症甚多。以其开腠发汗、解肌退热、透疹，能治伤寒中风、外感头痛、项背强痛和痘疹；取之鼓舞胃气上行、生津止渴，可疗消渴；因其升阳止泻而治泄泻、血痢，并解酒毒。当今又增通经活络之功，广泛用于中风偏瘫、胸痹心痛、眩晕诸疾。当今单用葛根研制的愈风宁心片，即用于这些疾病。

茜草通：行血。

色赤入营，气温行滞，味酸走肝，而咸走血《本经》：苦寒。**入厥阴血分**心包、肝。**能行血止血**能行故能止。消瘀通经，又能止吐崩、尿血。**消瘀通经**酒煎一两，通经甚效。**治风痹，黄疸**疸有五：黄疸、谷疸、酒疸、黄汗疸、女劳疸。此盖蓄血发黄，不专于湿热者也。女劳疸必属肾虚，亦不可以湿热例治。当以地黄、萸肉、山药壮其水，人参培其气。兼阳虚者，姜、附、肉桂亦所必用，再随证而加利湿药。**崩晕扑损，痔瘘疮疖。无瘀滞者忌投，一名蘆茹①，一名血见愁。根可染绛。忌铁。**

【点评】《素问·腹中论》以"四乌鲗骨一蘆茹二物并合之"治疗血枯月事衰少不来，是其消瘀通经的最早记载，其中蘆茹即为茜草。其以凉血止血、祛瘀止血见长，治疗吐血、鼻衄、崩漏和外伤出血。

---

① 蘆茹：底本和上海本均作"茹蘆"，据《素问·腹中论》改。

紫葳花一名凌霄花。泻血热，破血瘀。

甘、酸而寒。入厥阴血分心包、肝。能去血中伏火，破血去瘀。主产乳余疾，崩带癥瘕，肠结，血闭，淋闭，风痒，血热生风之证。女科多用之肺痈有用之为君药者。末和密陀僧唾调，敷酒齄鼻验。破血之药，走而不守，虚人避之，孕妇尤忌。花开五瓣，黄赤有点。不可近鼻闻，伤脑。畏咸卤通身风痒，紫葳末酒服二钱，效。

威灵仙宣：行气祛风。

辛泄气，咸泄水。气温属木，其性善走。能宣疏五脏，通行十二经络此风药之善走者也。威者言其猛烈，灵者言其效验。治中风，痛风，头风，顽痹湿热流于肢节。肿属湿，痛属热，汗多属风，麻属气虚，木属血虚。亦有因湿痰、死血十指麻木，亦是胃中有湿痰、死血，脾主四肢故也。痛风当分新久，新痛属寒。宜用辛温；久痛属热，宜用清凉。河间所谓暴病非热，久病非寒是也。大法宜顺气清痰，搜风散湿，养血去瘀为要。高阳子《威灵仙传》曰：一人手足不遂数十年，遇新罗僧曰：得一药可治。入山求之，乃威灵仙也。服之而愈。癥瘕积聚，痰水宿脓，黄疸浮肿，大小肠秘，风湿痰气，一切冷痛。性极快利。积疴不痊者，服之有捷效。治诸骨哽颇验歌云：铁脚威灵仙，砂糖和酒煎，一口吞下去，铁剑软如绵。大走真气，耗人血。不得已而后用之可也。根丛，须数百条，长者二尺余，色深黑。俗名铁脚威灵仙。忌茶茗、面。

【点评】威灵仙以祛风除湿，活络止痛，取效迅捷见长，古今风湿痹痛最常伍用。古代复方配伍本品，还常用于中风偏瘫、大风癞病、疥癣、脚气和疼痛诸疾。

钩藤钩宣：除风热，定惊。

甘、微苦，寒。除心热，平肝风。舒筋除眩，下气宽中。治大人头旋目眩，小儿惊啼，瘛疭筋急而缩为瘛，筋缓而舒为疭，伸缩不已为瘛疭。俗谓之搐搦。客忤，胎风，发斑疹。主肝风相火之病。风静火息，则诸证自平相火散行于胆、三焦、心包。祛肝风而不燥，庶几中和，故小儿科珍之。

但性稍寒，无火者勿服。有刺类钓钩，故名。藤细多钩者良_{去梗，纯用}嫩钩，其功十倍。久煎则无力_{俟他药煎就，方入钩藤，一二沸即起，颇得力也}。《圣惠方》治卒得痫疾，钩藤、炙甘草各二钱，水煎服，效。

【点评】此乃钩藤。以清热平肝，息风止痉、定惊为用。特别是小儿惊风、惊痫、惊啼最为常用。并治头晕目眩。

使君子_{杀虫消积。}

甘，温。杀虫消积。治五疳，便浊，泻痢，疮癣，为小儿诸病要药_{《经疏》曰：五疳，便浊，泻痢，腹虫，皆由脾胃虚弱，因而乳停食滞，湿热痰塞而成。脾胃健则积滞消，湿热散水道利，而前证尽除矣。时珍曰：凡杀虫之药，多是苦辛，独使君子、榧子甘而杀虫。每月上旬虫头向上，中旬虫头横，下旬虫头向下。《道藏》云：初一至初五虫头向上，凡有虫病者，每月上旬空心食数枚，虫皆死而出矣。按：地黄、胡麻皆甘而能杀虫}。无虫积者勿食。出闽蜀，五瓣有棱，内仁如榧，亦可煨食。久则油黑，不可用。忌饮热茶，犯之作泻。

旋花_{一名旋葍。补阴，续筋。}

甘、辛，温。补劳损，益精气，续筋骨_{用根捣汁，沥伤处，渣敷其上。日三易，半月即断筋便续}。即鼓子花。

雀梅叶_{泻热解毒。}

酸，寒。治乳痈、便毒有奇功。一名爵梅叶，如蔷薇叶，生细梅，如小豆大。

卷 六

草部 水草类　石草类　苔类

泽泻 通：利水，泻膀胱火，去湿热。

甘、咸，微寒。入膀胱，利小便 热在气分而口渴者。泻肾经之火邪，功颛利湿行水。治消渴、痰饮、呕吐、泻痢、肿胀、水痞、脚气、疝痛、淋沥、阴汗 阴间有汗。尿血、泄精 既利水而又止泄精，何也？此乃湿热为病，不为虚滑者言也。虚滑则当用补涩矣。一切湿热之病。湿热既除，则清气上行，又能止头旋，有聪耳明目之功 脾胃有湿热，则头重、耳鸣、目昏。渗去其湿热，则清气上行，头目诸证自除。仲景八味丸用泽泻，宗奭谓其接引桂、附入肾经。时珍曰：非接引也，乃取其泻膀胱之邪气也。古人用补有宜泻邪，邪去则补药得力。一阖一辟，此乃玄妙。后人不知此理，专一于补，必致偏胜之患矣。王履《溯洄集》曰：地黄、山萸、茯苓、丹皮皆肾经药，桂、附右肾命门药，何待接引乎？钱仲阳谓肾为真水，有补无泻，或云脾虚肾旺，故泻肾扶脾。不知肾之真水不可泻，泻其伏留之邪耳。易老①云：去脬中留垢，以其微咸，能泻伏水故也。泽泻善泻，古称补虚者误矣，扁鹊谓其害眼者确也。病人无湿，肾虚精滑，目虚不明，切勿轻与。新鲜不蠹，色白者佳。去皮，盐水拌，或酒浸。畏文蛤，忌铁。

【点评】明代以前，含泽泻方剂大多用于肾虚、诸虚，或补虚固精、补虚益气和平补，大体承袭了《金匮要略》肾气丸温补肾阳的治疗经验。久而久之，泽泻约定俗成为补益药物。文曰"古

---

① 易老：即金元时期著名医家张元素，字洁古，因为金之易州（河北省易县军士村，今水口村）人，承前启后建立了以寒热虚实为纲的脏腑辨证体系，开创易水学派，故又别称张易水、易老。

称补虚者误矣”，是对传统补虚作用的修正。总体说来，这一纠正是可取的。

石菖蒲宣：通窍。

辛、苦而温，芳香而散。开心孔，利九窍，明耳目，发声音。去湿除风，逐痰消积，开胃宽中，疗噤口毒痢杨士瀛曰：噤口虽属脾虚，亦热闭胸膈所致。用木香失之温，山药失之闭，唯参苓白术散加菖蒲、米饮下，胸次一开，自然思食。风痹同黍米酿酒，治诸风。惊痫，崩带，胎漏。消肿止痛，解毒杀虫士材曰：《仙经》称为水草之精英，神仙之灵药。用泔浸，饭上蒸之。借谷气而臻于中和，真有殊常之效。又曰：芳香利窍，心脾良药，能佐地黄、天冬之属，资其宣导。若多用独用，亦耗气血而为殃。香燥而散。阴血不足者禁之。精滑汗多者尤忌。生水石间，不沾土，根瘦节密。一寸九节者良。去毛，微炒。秦艽为使，恶麻黄，忌饴糖、羊肉、铁器犯铁器、令人吐逆。

【点评】石菖蒲芳香，功在豁痰开窍、醒神益智。所谓“开心孔，利九窍，明耳目，发声音”，即治耳聋、耳鸣、惊悸、健忘、语音不出、惊恐、惊痫、惊风皆属功用范围之内，当今老年痴呆亦属其列。以其芳香化湿，开胃消痞，又治痹痛、脘痞不饥等。

蒲黄生，滑：行血；炒，涩：止血。

甘，平。厥阴血分药心包、肝。生用性滑。行血消瘀，通经脉，利小便。祛心腹、膀胱之热同五灵脂，名失笑散，治心腹血气痛。疗扑打损伤，疮疖诸肿一妇舌胀满口，以蒲黄频掺，比晓乃愈。宋度宗舌胀满口，御医用蒲黄、干姜末等分搽之，愈。时珍曰：观此，则蒲黄之凉血活血可知矣。盖舌为心苗，心包相火，乃其臣使，得干姜是阴阳相济也。炒黑性涩，止一切血、崩带、泄精。无瘀者勿服。香蒲花中蕊屑，汤成入药舌重生疮，蒲黄末敷舌上，瘥。耳中出血，蒲黄炒黑，研末掺入，效。

水萍宣：发汗祛风；通：行水。

辛，寒。轻浮入肺经。发汗祛风歌云：天生灵草无根干，不在山间不在岸。

始因飞絮逐东风，泛梗青青飘水面。神仙一味去沉疴，采时须在七月半。选甚瘫风与大风，些小微风都不算。豆淋酒化服三丸，铁镤头上也出汗。**利水消肿**。非大实大热，不可轻试丹溪曰：浮萍发汗，胜于麻黄。七月采紫背浮萍，拣净，以竹筛摊晒。下置水一盆，映之则易干鼻衄不止，浮萍末吹之。大肠脱肛，用紫背浮萍为末，干贴之。

【点评】浮萍既可疏散风热、发汗解表而透疹；又能利尿而消肿。含浮萍古方还用于风瘙瘾疹、风瘫痪、丹毒和口舌生疮。

海藻 泻热，软坚痰，消瘿瘤。

苦能泄结，咸能软坚，寒能涤热。消瘰疬，结核，癥瘕阴癀之坚聚，及痰饮、脚气、水肿、痈肿之湿热。去宿食，消五膈。脾寒有湿者勿服。产胶州。有大叶、马尾二种。亦作海菜食，洗去咸水其用在咸，不宜过洗。反甘草东垣治瘰疬、马刀，海藻、甘草并用，盖激之以溃坚也。

【点评】古代含海藻复方以治瘿瘤最众，并疗诸疝、水肿和瘰疬，亦治痈疽和月水不通者。在古代，海藻与甘草合用屡见不鲜。如《备急千金要方》昆布丸治疗疬癣，《太平圣惠方》昆布散、《圣济总录》紫葳散治疗瘰疬，《圣济总录》槟榔丸治疗水肿，《普济方》海蛤散、白前汤治疗瘿瘤等，皆属此类。

海带

下水消瘿，功同海藻。似海藻而粗，柔韧而长。

昆布

功同海藻而少滑。性雄。治瘿瘤、水肿、阴癀、隔噎含之咽汁，取其祛老痰也。顽痰、积聚。性更雄于海藻。多服令人瘦削。出登莱者，搓如绳索。出闽越者，大叶如菜。略洗去咸味。

以上水草类。

石斛^{平胃气，除虚热。}

甘、淡、微咸，微寒。平胃气^{宗奭曰：治胃中虚热有功。雷敩曰：石斛镇涎。}除虚热^{《别录》曰：逐皮肤邪热。}安神定惊。疗风痹脚弱，自汗发热，囊湿余沥。长于清胃除热，惟胃肾有虚热者宜之，虚而无火者不得混用。光泽如金钗，股短中实，味甘者良^{温州最上，广西略次，广东最下。}长虚味苦者名木斛，服之损人。去头根，酒浸。恶巴豆，畏僵蚕。细锉水浸，熬膏更良^{宜于汤液，不宜入丸。}

【点评】石斛"平胃气，除虚热"，寇宗奭称"治胃中虚热有功"，但未明确所治病症。当今石斛"益胃生津，滋阴清热"得以传承，用于热病津伤，胃阴不足，见口干烦渴，食少干呕；或病后虚热不退，骨蒸劳热，目暗不明，筋骨痿软。而"安神定惊"之功古今基本未予取用。古代含石斛复方主治遗精、阳痿、痼冷、骨痿、羸瘦等肾虚诸疾；尚治疗痹痛和中风。

骨碎补^{一名猴姜。坚肾，行血。治折伤。}

苦坚肾。故治耳鸣，及肾虚久泻、牙疼^{以上三证，俱研末，入猪肾中煨熟，空心食之。炒黑为末，擦牙咽下亦良。}温行血^{又能止血。}补伤折^{以功命名。粥和末，敷伤处。}疗骨痿^{戴原礼常用之，有效。}《经疏》云：勿与风燥药同用。根似姜而扁长。铜刀刮去黄赤毛，细切，蜜拌蒸晒^{病后发落，同野蔷薇枝煎汁刷。}

【点评】本品补肾强骨，故治肾虚腰痛、久泻、耳鸣、耳聋、牙痛、骨痿；活血止痛，则疗跌扑闪挫，筋骨折伤。古方配伍尚祛痹痛、中风。

石韦^{通淋。}

苦、甘，微寒。清肺金以滋化源^{凡行水之药，必皆能先清肺火。}通膀胱而利水道。治崩淋、发背^{炒末，冷酒调服。}《别录》谓其补五脏，益精气。

亦止清热利湿之功，非真有补性也。无湿热者勿与。生石阴处，柔韧如皮。用须拭去背上黄毛，微炙。杏仁、滑石、射干为使，得菖蒲良。生古瓦上者名瓦韦，治淋亦佳。

金星草 一名凤尾草，一名七星草。泻热解毒。

苦，冷。解毒消肿。颛理外科恶疮初起，阳毒未溃，沿颈瘰疬，发背痈疽。或锉煮酒煎，或研末酒吞，或煎汁洗，或捣烂敷，并建神效。并解丹石毒。若非阳毒及金石发毒，不可服 苏颂曰：性至冷，服后下利，须补治乃平复，老年不可服。宗奭曰：丹石毒发于背，及一切痈肿，以其根叶二钱半、酒一盏，煎服，取下黑汁。不唯下所服石药毒，兼毒去疮愈也。如不饮酒，则为末，以新汲水服，以知为度。时珍曰：此药大抵治金石发毒者。若忧郁气血凝滞而发毒者，非所宜也。根捣，真麻油涂头，大生毛发。

景天 一名慎火草。泻热解毒。

苦、酸而寒。纯阴之品，独入离宫①，专清热毒。疗诸种火丹，一切游风。捣敷蛇咬。中寒者服之有大害 眼生花翳，痛涩难开，景天捣汁，日点三五次，效。

地锦 一名血见愁。宣：散血止血。

辛，平。通流血脉，能散血止血。治金刃扑损出血，血痢，下血崩中，女子阴疝血结，及痈肿恶疮 时珍曰：专治血病，故俗称为血竭，又名酱瓣草，象花叶形也。断茎有汁，方士秋月采，煮雌雄丹砂、硫黄。非血滞血瘀勿用。

以上石草类。

海苔 软坚。

咸，寒。消瘿瘤、结气 《夷坚志》云：河南一寺僧，尽患瘿疾。有洛阳僧共寮，每食取苔脯同餐。经数月，僧顶赘皆消，乃知海物皆能除是疾也。

卷柏 生用破血，炙用止血。

生用辛平，破血通经，治癥瘕、淋结。炙用辛温止血，治肠风、

---

① 离宫：离属火，离宫即心经。

脱肛。生石上，卷挛如鸡足，俗名万年松。盐水煮半日，井水煮半日。焙。

【点评】卷柏破血通经，古方常用于月水不通、月水不调、堕胎和产后恶露不绝。并调理胤嗣。

马勃轻：解热；外用敷疮。

辛，平，轻虚。清肺解热，散血止嗽。治喉痹咽痛吹喉中良。或加白矾或硝扫喉，取吐痰愈。鼻衄，失音。外用，敷诸疮良每见用寒凉药敷疮者，虽愈而热毒内攻，变生他病，为害不小。此药辛平而散，甚为稳妥。生湿地朽木上，状如肺肝，紫色虚软，弹之粉出，取粉久嗽不止，马勃为末，蜜丸梧子大，每服二十丸，白汤下即止。妊娠吐衄不止，马勃末，浓米饮服半钱。

以上苔类。

卷 七

木部 _{香木类}

柏子仁 _{补心脾、滋肝肾。}

辛、甘而平。气香能透心脾 _{凡补脾药多燥，唯此香能舒脾而偏润，助脾药中} _{兼用最妙。}性润能滋肝肾 _{好古曰：肝经气分药。}益智宁神，聪耳明目 _{香通窍}。养血止汗 _{心生血，汗为心液。}除风湿，愈惊痫，泽皮肤，辟鬼魅。多油而滑，作泻者禁与，多痰亦忌。蒸晒炒研，去油。油透者勿入药。畏菊花 _{《积德堂方》治黄水湿疮，真柏油、香油各二两，熬稠搽之如神。}

【点评】作为滋养之品，古代广泛用于虚损、虚劳和肝肾虚损诸疾（包括目昏暗、内外障眼、漏浊遗精、驻颜、益髭发、骨痿赢瘦）。另以养心安神为用，治疗怔忡惊悸、心虚、健忘和胆虚不得眠。此外还治疗中风，调理胤嗣和月水不调。

侧柏叶 _{凉血，清血分湿热。}

味苦，微寒。性涩而燥 _{西向得燥金之气。}最清血分湿热。止吐衄，崩淋，肠风，尿血，血痢，一切血证。去风湿诸痹，历节风痛 _{肢节大痛，} _{昼静夜剧，名白虎历节风，亦风寒湿所致。}涂汤火伤 _{捣烂，水调涂。}生肌杀虫。炙罨冻疮。汁乌须发。丹溪以为补阴要药。然终属苦寒燥涩之品，唯血分有湿热者，以此清之为宜。若真阴虚者，非所宜也。柏有数种，唯根上发枝数茎，蒙茸茂密，名千头柏，又名佛手柏者为真。或炒或生用。桂、牡蛎为使，恶菊花，宜酒 _{头发不生，}为末，和麻油涂。

【点评】侧柏叶凉血止血、生发乌发，古今具有继承性。或受清代《医林纂要·药性》所记"泄肺逆"影响，当今《中国药典》才赋予其化痰止咳功能，然祛风除湿却被舍弃。由早年《别录》记载治"湿痹"，《药性论》所述"治冷风历节疼痛"，加之本书传承此说，故祛风除湿理当存留。

松脂一名松香、一名沥青。燥湿祛风。

苦、甘，温燥，祛风去湿，化毒生肌止痛，熬膏而贴。崩中、恶痹、牙疼研末而尝龋齿有孔，松脂纤塞，虫即从齿出。感太阳之气而生。燥可去湿，甘能除热。故外科取用极多。性温而燥，血虚者勿服。水煮百沸，白滑方可用《圣惠方》治小儿紧唇，松脂炙化贴之。

【点评】松脂为古时服饵、辟谷常用之品。临证疮疡所用最众，其次为耳聋耳鸣、疥癣、伤折和历节风。

松节燥湿祛风苦温而燥。治骨节间之风湿丹溪曰：能燥血中之湿。燥性过于松脂。血虚尤忌。杵碎浸酒良。

松毛祛风，生毛发。苦，温。可生毛发，宜敷冻疮及风湿诸疮。忌同松脂。切细用《简便方》治阴囊湿痒，松毛煎汤频洗。

松花润：益气祛风。甘，温。润心肺，益气止血，除风。亦可酿酒须及时取用，不堪久停。今人和白沙糖，即为糕饼，颇佳。善糁诸痘疮、伤损，并湿烂不痂。多食发上焦热病。

杉材即杉木。宣散肿胀。

辛，温。开发。除心腹胀满，脚气肿痛柳子厚[1]纂《救死方》云：得脚气半夜痞绝，胁块如石，昏困且死。郑洵美传杉木汤，服半食顷大下，块散气通。方用杉木节一升，橘叶一升，无叶以皮代，大腹槟榔七枚，连子捶碎，童便三升煮，分二服，若一服得快利，停后服。散风毒，去恶气，洗毒疮、漆疮。稍挟虚者忌用。其木

---

① 柳子厚：柳宗元，字子厚，唐代文学家、思想家。

不生白蚁。烧灰最发火药。

肉桂大燥：补命门火，平肝，通血脉，引火归元。

辛、甘，大热，有小毒。气厚纯阳，入肝肾血分，补命门相火之不足<small>两肾中间，先天祖气，乃真火也。人若无此真阳之火，则无以蒸糟粕而化精微，脾胃衰败，气尽而亡矣</small>。益阳消阴。治痼冷沉寒，下焦腹痛，奔豚，疝瘕。疏通百脉，宣导百药，能抑肝风<small>木得桂而枯，削桂钉木根，其木即死</small>。而扶脾土<small>肝木盛则克土。辛平肝木，甘益脾土</small>。疗虚寒恶食，湿盛泄泻<small>土为木克，不能防水。古行水方中多用之，如五苓散之类</small>。引无根之火，降而归元。从治咳逆结气，目赤肿痛，格阳喉痹，上热下寒等证<small>以热攻热，名曰从治。若肺热气不下行，每上见热证，下见足冷，设误用之，祸不旋踵</small>。通经，催生堕胎<small>辛热能动血</small>。交趾桂最佳<small>体松皮直，起花，紫肉黑油。味甜多辣少，今难得</small>。其次蒙自桂可用<small>距交趾不甚远</small>。其次安南桂、东京桂亦可用<small>以上三宗，体略松皮直，有花紫肉，黄油多，黑油少，味甜少辣多</small>。姚桂、浔桂、紫荆桂<small>俱体重皮不直，有花，皆做上味，甚辣略甜</small>。用之不能治病。洋桂、云南桂<small>体皆急重，切开肉内有白点起丝，味苦辣，尝之舌上稠腻，甚至麻木</small>。皆大有害，万不可用。去粗皮<small>其毒在皮</small>。不见火<small>须临用切碎，群药煎好方入，煎一二沸即服</small>。得人参、甘草、麦冬良，忌生葱、石脂<small>足躄筋急，桂末和白酒涂之。外肾偏肿，桂末水调方寸匕，涂之</small>。

【点评】肉桂功用总分三类。以其温阳散寒，可治阳痿、宫冷、腰膝冷痛、心腹冷痛、虚寒吐泻、寒疝腹痛、痼冷、风寒湿痹；引火归元能疗肾虚作喘、虚阳上浮、眩晕、中风；通脉止痛则治痛经、经闭、积聚、伤折。此外，古代含肉桂复方还用于虚劳、伤寒、咳嗽、心虚惊悸和脚气等。

桂心大燥：补阳活血。

入心脾血分。能引血化汗化脓，内托痈疽痘疮<small>同丁香，治痘疮灰塌</small>。消瘀生肌，补虚寒，宣气血，利关节。治风痹，癥瘕，噎膈，腹满，心腹诸痛。

【点评】今人多知肉桂、桂枝，知桂心者鲜矣。但本草和古方书中，桂心所用甚多，故当正其名。《唐本草》称："牡桂即今木桂及单名桂者是也""一名肉桂、一名桂枝、一名桂心"，认为牡桂与桂为一物，而肉桂、桂枝和桂心为其别名。三者关系并未厘清。《纲目》所论："桂即牡桂之厚而辛烈者，牡桂即桂之薄而味淡者"，又称桂"即肉桂也，厚而辛烈，去粗皮用，其去内外皮者，即为桂心"。李士材认为："肉桂乃近根之最厚者，桂心即在中之次厚者，桂枝即顶上细枝"。所论以李时珍比较贴切。本书将肉桂与桂心分列条次，恐未得此意也。

桂枝 轻：解肌，调营卫。

辛、甘而温。气薄升浮。入太阴肺、太阳膀胱经。温经通脉，发汗解肌 能利肺气。《经》曰：辛甘发散为阳。治伤风头痛 无汗能发。伤寒自汗 有汗能止。桂枝为君，芍药、甘草为佐，加姜、枣名桂枝汤，能和营实表。调和营卫，使邪从汗出，而汗自止 王好古曰：或问桂枝止烦出汗，仲景治伤寒发汗，数处皆用桂枝汤。又曰：无汗不得用桂枝，汗多者桂枝甘草汤，此又能闭汗也。二义相通否乎？曰：仲景云：太阳病发热汗出者，此为营弱卫强，阴虚阳必凑之，故以桂枝发其汗，此乃调其营气，则卫气自和，风邪无所容，遂自汗而解。非若麻黄能开腠理，发出其汗也。汗多用桂枝者，以之调和营卫则邪从汗解，而汗自止，非桂枝能闭汗孔也。亦惟有汗者宜之，若伤寒无汗则当以发汗为主，而不独调其营卫矣。故曰：无汗不得服桂枝，有汗不得服麻黄，以桂枝汤中有芍药故也。亦治手足痛风、胁风 痛风有风痰、风湿、湿痰、瘀血、气虚、血虚之异，桂枝用作引经。胁风属肝，桂枝能平肝。东垣曰：桂枝横行手臂，以其为枝也。又曰：气薄则发泄，桂枝上行而解表，气厚则发热，肉桂下行而补肾。李士材曰：肉桂乃近根之最厚者，桂心即在中之次厚者，桂枝即顶上细枝。肉桂在下，主治下焦；桂心在中，主治中焦；桂枝在上，主治上焦。此本乎天者亲上，本乎地者亲下之道也。桂性偏阳，阴虚之人、一切血证 最能动血。不可误投。木犀花辛温，同百药煎、孩儿茶作膏饼噙，生津、辟臭、化痰，治风虫牙痛。同麻油蒸熟，润发及作面脂。桂叶捣碎浸水，洗发去垢，除风。

【点评】取其发汗解肌、调和营卫、温经通脉，古方配伍桂枝主治伤寒中风，头痛，自汗；尚用于疟疾(《医方大成》桂枝黄芩汤、《济生拔萃》桂枝石膏汤)、痉病(《普济方》桂枝加葛根汤、《幼幼新书》黑神丸)、风寒湿痹(《普济方》独活汤)和月水不通、腹内癥块(《金匮要略》桂枝茯苓丸、《妇人良方》桂枝桃仁汤)。

辛夷一名木笔花、一名迎春花。宣：散上焦风热。

辛，温。轻浮。入肺胃气分。能助胃中清阳上行，通于头脑。温中解肌，通九窍，利关节。主治鼻渊、鼻塞肺主鼻，胆移热于脑，则鼻多浊涕而渊；风寒客于脑则鼻塞《经》曰：脑渗为涕。王冰曰：胆液不澄，则为浊涕，如泉不已，故曰鼻渊。及头痛、面䵟黑斑。可作面脂。目眩、齿痛，九窍风热之病。辛香走窜，虚人偶感风寒而鼻塞者禁之，头痛属血虚火炽者服之转甚李时珍曰：肺开窍于鼻。阳明胃脉环鼻上行，脑为元神之府，鼻为命门之窍。人之中气不足，清阳不升，则头为之倾，九窍为之不利。人之记性，皆在脑中。小儿善忘者，脑未满也。老人健忘者，脑渐空也。凡人外见一形，必有一形留于脑中。今人每记忆往事，必闭目上瞪而思索之。此即凝神于脑之意也。去外皮毛毛射肺，令人咳。微焙。芎䓖为使，恶石脂，畏菖蒲、石膏、蒲黄、黄连鼻渊、鼻衄、鼻窒、鼻疮及痘后鼻疮并用。辛夷研末，入麝香少许，葱白蘸入数次，甚良。

【点评】辛夷轻浮升散通窍，以治鼻渊、鼻塞、头痛为用。其实，《本经》早已用其治面䵟，古代配伍辛夷制成面膏泽面，以灭瘢痕，治面䵟、面皯疱者相当普遍。

沉香宣：调气；重：暖肾。

辛、苦，性温。诸木皆浮，而沉香独沉，故能下气而坠痰涎怒则气上，能平肝下气。能降亦能升。故能理诸气而调中东垣曰：上至天，下至泉，用与使，最相宜。其色黑体阳，故入右肾命门，暖精助阳，行气温中。治心腹疼痛，噤口毒痢，癥癖，邪恶，冷风麻痹，气痢，气淋，肌肤水肿。大肠虚闭、气虚下陷、阴亏火旺者，切勿沾唇。色黑沉水，油熟者良。香甜者性平，辛辣者性热鹧鸪斑者名黄沉，如牛角黑者名角沉，咀之软削之卷者，名黄蜡沉，甚难得。半沉者为煎香栈香，勿用。鸡骨香虽沉而心空，并不堪用。不沉者为黄熟香。**入汤剂，磨汁冲服。入丸散，纸裹置怀中，待燥碾之。忌火**吴球《活人心统》治胃冷久呃，沉香、紫苏、白豆蔻仁各一钱，为末，每用柿蒂汤服五七分，效。

【点评】由"诸木皆浮，而沉香独沉"，确认其"能下气而坠痰涎"，可谓象思维中意象思维的具体运用。这种思维形式取沉香若干属性中的一种即可建立，不必考虑其他属性。换言之，其他属性可意象建立其他功能。例如，"能降亦能升"中的"能升"，便与"沉香独沉"无关，是由辛温之性意象确定的。故而不应从逻辑思维角度分析判断基于象思维确立的功能属性。

丁香燥：暖胃温肾。

辛，温。纯阳。泄肺温胃。大能疗肾，壮阳事，暖阴户。治胃冷壅胀，呕哕呃逆呃逆，有痰阻气滞，食塞不得升降者；有火郁下焦者；有伤寒汗吐下后，中气大虚者；有阳明内热失下者；有痢疾大下，胃虚而阴火上冲者。丹溪曰：人之阴气，依胃为养。土伤则木挟相火，直冲清道而上。古人以为胃寒，用丁香、柿蒂不能清痰利气，唯助火而已。时珍曰：当视虚实阴阳，或泄热，或降气，或温或补，或吐或下可也。古方单用柿蒂，取其苦温降气，济生加丁香、生姜，以取其开郁散痰，亦尝收效。朱氏但执以寒治热，矫枉之过矣。**痃癖，奔豚，腹痛，口臭**丹溪曰：脾有郁火，溢入肺中，浊气上行，发为口气。治以丁香，是扬汤止沸耳，唯香薷最捷。**脑疳，齿䘌，痘疮灰白不发。辛热而燥，非属虚寒，概勿施用。雄者颗小为公丁香，雌者颗大为母丁香，即鸡舌香。畏郁金，忌火**《证治要诀》治食蟹致伤，丁香末，姜汤服五分。

【点评】丁香暖胃温肾，功取两端。温暖脾胃，条畅气机，上可降逆止呕，治呕吐、胃反、呕哕；中可消痞散满、振奋中焦，治宿食不消、腹胀满、不能饮食、心腹冷痛、脾胃不和、脾胃虚冷；下可温脾止泻，治诸泻、冷痢、水谷不化。古方配伍丁香，其用侧重中焦。温肾壮阳所用甚少。此外，小儿疳疾、慢惊风、痰饮、咳逆、口臭也常使用。作为香料，常与其他诸香合用，制成面膏，用来驻颜，或治面黑、面黯、面皶、面皱、面疮和风刺。

白檀香 宣：理气。

辛，温。调脾肺，利胸膈。疗噎膈之吐，止心腹之疼。辟鬼杀虫，开胃进食_{能引胃气上升}。

【点评】 古方配伍本品，主要理脾胃滞气，消食开胃，治呕吐、脘腹疼痛、纳呆。此外，用来揩齿，可治牙痛、齿龈宣露；尚能营养髭发。所用最多则是与诸香制成面膏，取其泽面，疗面黯、靥痣等。

紫檀香 重：和血。

咸，平。血分之药。和营气，消肿毒，敷金疮，止血定痛。诸香动火耗气，夏月囊香辟臭。尚谓其散真气而开毛孔，况服之乎。痈疽溃后、诸疮脓多及阴虚火盛，俱不宜用。

降真香 宣：辟恶，止血生肌。

辛，温。辟恶气怪异，疗伤折金疮。止血定痛，消肿生肌_{周崇被海寇刃伤，血出不止，敷花蕊石散不效。军士李高用紫金藤散敷之，血止痛定，明日结痂无瘢。曾救万人。紫金藤即降真香之最佳者也。}忌同檀香。烧之能降诸真，故名_{金疮出血，降香、倍子、桐花等分，末敷。}

【点评】 即降香。为活血理气、消肿生肌、止血定痛之剂。古方用之，主治打扑损伤、金刃所伤出血，并疮疡、疮口不合、瘘疮。当今已由外伤出血拓展到治疗吐血、衄血；活血止痛则扩大应用到胸痹刺痛。

乌药 宣：顺气。

辛，温。香窜。上入脾肺，下通膀胱与肾。能疏胸腹邪逆之气，一切病之属气者，皆可治_{四磨汤治七情郁结、上气喘急者，降中兼收，泻中兼补也。}方用人参、乌药、沉香、槟榔各磨浓汁七分，合煎服。气顺则风散，故用以治中气、中风_{厥逆痰壅，口噤脉伏，身温为中风，身冷为中气。又有痰为中风，无痰为中气。《局方》治此，亦用乌药顺气散。许学士云：暴怒伤阴，暴喜伤阳，忧愁不已，气多厥逆，往往得中气之证，不可作中风治。老人卒倒，大抵气血颓败，阴阳脱离而然，景岳所谓非风是也。若无痰气阻滞者，当大补以固其脱。}膀胱冷气，小便频数，白浊，反胃吐食，宿食不消，泻痢霍乱，女人血凝气滞，小儿蚘^①蛔，外如疮疖疥疬，皆成于血逆，理气亦可治之。疗猫犬百病。气血虚而内热者勿服。根有车毂纹，形如连珠者良。酒浸一宿炒。亦有煅研用者。

乳香—名熏陆香。宣：活血舒筋。

苦，温。辛香善窜。入心，通行十二经。能去风伸筋_{筋不伸者，敷药加用。}调气活血，托里护心_{香彻疮孔，能使毒气外出，不致内攻。}生肌止痛。治心腹诸痛，口噤，耳聋，痈疽疮肿，产难，折伤_{皆取其活血止痛。}亦治癫狂_{能去风散瘀。沈存中《灵苑方》辰砂散，辰砂一两，乳香、枣仁各五钱，酒下。恣饮沉醉，听睡一二日，勿动，惊醒则不可治。《本事方》加人参一两名宁志膏。}止泄痢。疮疽已溃勿服，脓多勿敷。出诸番，圆大如乳头明透者良_{今松脂、枫脂中，亦有此状者。市人或以伪之。}性黏难研，水飞过，用钵坐热水中，以灯心同研，则易细_{《山居四要》玉茎作痛，乳香、葱白等分，捣敷。}

【点评】乳香善理气活血、消肿生肌、止痛。古代以治疗疮疡、痈疽、发背最为推崇；折伤、跌打损伤、闪肭、金疮诸方亦多伍用。其次，常治疗风湿痹痛、历节风、腰脚疼痛、风瘫痪、惊风和痔漏。现今扩大应用到胸痹、痛经、经闭和产后瘀阻。

没药—名末药。宣：散瘀定痛。

苦，平。入十二经。散结气，通滞血，消肿定痛_{血滞则气壅，气壅则经络满急，故肿且痛。}生肌_{推陈致新，能生好血。}治金疮、杖疮、恶疮、痔漏、

---

① 蚘（huí 蛔）：通"蛔"。

翳晕、目赤肝经瘀热。产后血气痛、破癥堕胎乳香活血，没药散瘀，皆能消肿止痛、生肌，故每兼用。诸痛不由血瘀，而由血虚；产后恶露去多，腹中虚痛；痈疽已溃，法当咸禁。出诸南番，色赤类琥珀者良，制法同上筋骨损伤，米粉四两，炒黄，入没药、乳香末各半两，酒调成膏，摊贴之。

【点评】乳香和没药既入血分，又入气分，功用大体相同，古今均为常用药对。古代含两药复方分布病症百十余种，以疮疡、痈疽和恶疮使用最多；金疮、杖疮、伤折和打扑损伤亦广泛伍用。其次则用于治疗风寒湿痹、中风、痉病(惊风、风痫、破伤风)、月水不通、产后恶露不下、癥瘕和眼病(目赤肿痛、翳障)。

血竭—名麒麟竭。和血敛疮。

甘、咸，平。有小毒。色赤。入血分心、肝。散瘀生新。专除血痛。治金疮折跌，疮口不合，止痛生肌乳香、没药兼主气血，此则专入血分，皆木脂。善收疮口，却能引脓。性急，不可多用，无瘀积者忌之。出南番，磨之透甲，烧之有赤汁涌出，久而灰不变本色者真。嚼之不烂，如蜡为上假者是海母血，味大咸，有腥气。须另研作粉，筛过若同众药捣，则化作尘飞。嵌甲疼痛及血痔，俱为末敷。鼻衄，以末吹之。

【点评】以其活血化瘀、生肌止痛，古代含血竭复方主治疮疡、折跌损伤和妇科病症(如月水不通、月水不调、月水来腹痛、崩漏、产后血晕、产后恶露不下)。此外用于治疗痔漏、癥瘕、诸痹和风瘫痪。

枫香脂即白胶香。宣：调气血。

辛，平。活血解毒，止痛生肌。治吐衄，咯血，齿痛，风疹，痈疽，金疮，外科取用甚多。色白薇黄，能乱乳香，功亦相近《危氏方》治金疮筋绝，枫香末敷之。

安息香宣：行气血，辟邪恶。

辛、香、苦，平。入心经。研服行血下气，安神去祟手少阴主藏神，神昏则鬼邪侵之。心主血，血滞则气不宣快。安神行血故治之。鬼胎能下，蛊毒可消。烧烟辟邪逐恶。病非关恶气侵犯者勿用。辟邪安息诸邪，故名。或云：安息国名也《奇效良方》小儿惊邪，安息香一豆许，焚之自除。

【点评】本品为安息香科植物白花树的干燥树脂。因其辛香，古人用以辟邪除秽，逐恶去祟。最常用于劳瘵、诸疰和传尸，其次治疗痹痛、中风瘫痪，尚治疗诸疰、痔漏和惊邪。当今侧重开窍醒神，取治中风痰厥、气郁暴厥、中恶昏迷。

苏合香宣：通窍辟恶。

甘温走窜，通窍开郁，辟一切不正之气，杀精鬼。今人滥用苏合丸，不知诸香走散真气，每见服之，轻病致重，重病即死。唯气体壮实者，庶可暂服一二丸，否则当深戒也《别录》谓其可以久服，《笔谈》甚言饮苏合酒之效，呜呼！立言失当，贻害无穷，此类是也。出诸番，合众香之汁煎成，故又名苏合油。形如黐胶，以箸挑起，悬丝不断者真。

【点评】本品由金缕梅科植物苏合香树树干渗出的香树脂加工制成，与安息香功用相近。主要以芳香开窍、避秽醒神为用。

龙脑香一名冰片。宣：通窍散火。

辛，温《纲目》云：微寒。盖体温而用凉也。香窜，善走能散。先入肺，传于心脾而透骨，通诸窍，散郁火，逐鬼邪，聪耳明目，消风化湿。治惊痫痰迷，目赤肤翳乳调点之，耳聋，鼻息鼻中息肉，点之自出，皆通窍之功。喉痹，舌出末点。骨痛，齿痛治骨。痘陷猪心血作引，酒服。或紫草汤服，引入心经，能发之。产难新汲水调。三虫五痔。风病在骨髓者宜之，若在血脉肌肉，辄用脑麝，反引风入骨，如油入面，莫之能出。目不明属虚者，不宜入点节斋曰：冰片大辛热，用之点眼，取其拔出火邪。盖火郁发之，从治法也。世人误以为寒，而常用之，遂致积热害目。故云眼不点不瞎者，此也。芳香为百药之冠，香甚者性必温热。**出南番，云是老杉脂，以白如冰、作梅花片者良**今人有以樟脑升提乱之，以杉木炭养之则不耗。牙痛，冰片、朱砂末各少许，擦之立止。内外痔，冰片分半，葱汁化，搽之。

樟脑 宣：通窍除湿。

辛热香窜。能于水中发火置水中焰益炽。**通关利滞，除湿杀虫。置鞋中，去脚气**《集要》云：和乌头为末，醋丸弹子大，置足心，微火烘之，汗出为效。**熏衣箧，辟蛀虫。以樟木切片，井水煎成**小儿秃疮，樟脑一钱、花椒二钱、脂麻二两，共为末，以退猪汤洗过，搽之。

【点评】为樟科植物樟的根、干、枝、叶，经提炼制成的颗粒状结晶。取其芳香通窍，古方伍用主治风惊，另疗诸疥、牙痛、诸疮和脚气。现代尚用治心腹胀痛和跌打损伤。

阿魏 泻：消积杀虫。

辛，平。入脾胃。消肉积，杀细虫，去臭气谚云：黄芩无假，阿魏无真。刘纯《玉机微义》云：阿魏无真却有真，臭而止臭是为珍。**解薹菜、自死牛马肉毒。治心腹冷痛，疟痢**疟痢多由积滞而起。**传尸，疳劳，痓蛊。人之血气，闻香则顺，闻臭则逆。虚人虽有痞积，当先养胃气，胃强则坚积渐磨而消矣。不宜用此，臭烈更伤胃气。出西番，木脂熬成，极臭。试取少许，安铜器一宿，沾处白如银汞者真**人多以胡蒜白赝之。**用钵研细，热酒器上煸过入药。**

【点评】为伞形科植物新疆阿魏或阜康阿魏的树脂。古方之用，侧重小儿疳疾，其次为小儿急慢惊风、惊痫和消渴。现今用于肉食积滞、癥瘕和虫积。

芦荟 泻热杀虫。

大苦，大寒。功专清热杀虫，凉肝明目，镇心除烦。治小儿惊

痼，敷蟹齿_{以盐汤漱净，敷之}。湿癣_{甘草末减半和敷}。吹鼻杀脑疳，除鼻痒。脾胃虚者忌投。出波斯国，木脂也，味苦色绿者真。

【点评】古方之用，集中于小儿疳疾，其次为小儿急慢惊风、惊痫和消渴。

胡桐泪_{泻热杀虫}。

苦能杀虫，咸能入骨软坚，大寒能除热。治咽喉热痛_{磨扫取涎}。齿**蟹**，风疳，骨槽_{今口齿家多用为要药}。结核，瘰疬。切勿多服，令吐无休。出凉肃，乃胡桐脂入土，得斥卤之气结成。如小石片，名石泪，入药最胜。木泪乃树脂流出者，其状如膏油，不堪用_{牙疳宣露，脓血臭气者，胡桐泪一两、枸杞根一升，每用五钱，煎汤热漱}。

【点评】古方配伍本品，以治牙病为重，包括牙齿宣露（牙齿挺出）、牙齿脱落（牙根动摇）、牙齿肿痛、骨槽风和齿漏疳。

卷 八

木部 _{乔木类}

黄檗 泻相火，燥湿清热。

苦，寒，微辛。沉阴下降，泻膀胱相火 _{足太阳引经药}。除湿清热。疗下焦虚 _{非真能补也。肾苦燥，急食辛以润之。肾欲坚，急食苦以坚之。相火退而肾固，则无狂荡之患。按肾本属水，虚则热矣。心本属火，虚则寒矣}。**骨蒸劳热，诸痿瘫痪** _{热甚则伤血，血不荣筋则挛短而为拘。湿胜则伤筋，筋不束骨则弛长而为痿。合苍术名二妙散，清热利湿，为治痿要药。或兼气虚、血虚、脾虚、肾虚、湿痰、死血之不一，宜随证施治}。**目赤耳鸣** _{肾火}。**消渴，黄疸，水肿，便闭** _{王善夫病便闭，腹坚如石，腿裂出水。治满、利小便药遍服不效。东垣曰：此奉养太过，膏粱积热，损伤肾水，致膀胱干涸，小便不化，火又逆上而为呕哕，《难经》所谓关则不得小便，格则吐逆。《内经》所谓无阴则阳无以化也。遂处以北方大苦寒之剂，黄檗、知母各一两，酒洗焙研，桂一钱为引，名滋肾丸。服二百丸，未几，前阴如刀刺火烧，溺出如泉，肿胀遂消}。**水泻，热痢，痔血，肠风，漏下赤白** _{皆湿热为病}。**诸疮痛痒，冻疮** _{乳调敷}。**头疮** _{末敷}。**口疮** _{蜜炒研含。凡口疮用凉药不效者，乃中气不足，虚火上炎，宜用反治之法，参、术、甘草补土之虚，干姜散火之标，甚者加附子，或嚼官桂引火归元}。**杀虫安蛔。必尺脉洪大，按之有力方可用。若虚火误服，有寒中之变。川产肉厚，色深者良。生用降实火，蜜炙则庶不甚伤胃，炒黑能止崩带。酒制治上，蜜制治中，盐制治下。恶干漆，得知母良** _{时珍曰：知母佐黄檗，滋阴降火，有金水相生之义。古云：黄檗无知母，犹水母之无虾也。盖黄檗能制命门膀胱肾中之火，知母能清肺金，滋肾之化源。《千金方》治小儿重舌，黄檗浸竹沥，涂之甚妙}。

【点评】黄檗配知母，为古今常用药对，均治肾燥，故有滋肾润燥之说。含两药古方常用于疮疡、消渴、热淋、热痢；亦治诸热、虚劳骨热和肠风下血。

槐实 即槐角。泻风热，清肝，凉大肠。

苦，寒。清肝胆，凉大肠，疏风热。治烦闷风眩，痔血肠风 粪前有血名外痔，粪后有血名内痔，谷道有肉名举痔，头上有孔名痔瘘，疮内有虫名虫痔。大法用槐角、地榆、生地、人参凉血生血，防风、秦艽祛风湿，归、芎和血，黄芩、枳壳宽肠，升麻升提，治肠风略同。不宜专用寒凉，须兼补剂收功。阴疮湿痒。明目去泪 清肝。泪为肝热。固齿，乌髭 槐乃虚星之精，十月上巳采，渍牛胆中阴干百日，食后吞一枚，发白还黑。肠风痔血尤宜服之。杀虫，堕胎。槐性纯阴，虚寒者宜戒，即虚热而非实火，亦勿妄投。去单子及五子者，铜槌捶碎，牛乳拌蒸。

槐花 泻热凉血。苦，凉。功同槐实。凉血。治风热目赤，赤白泄痢，五痔肠风，吐崩便衄诸血 舌上出血如线者，名舌衄，炒研掺之。忌同槐实。含蕊而陈久者佳。微炒。

苦楝子 一名金铃子。泻湿热，治疝，杀虫。

苦，寒，有小毒。能导小肠、膀胱之热，因引心包相火下行，通利小便。为疝气要药。亦治伤寒热狂，热厥腹痛。疗疮疥，杀三虫 《夷坚志》云：消渴证有虫，耗其津液者，取根皮浓煎，少加麝服，下其虫而渴自止。苦寒止宜于杀虫，脾胃虚寒者大忌。川产良。酒蒸。待皮软 寒因热用。刮去皮，取肉去核。凡使肉不使核，使核不使肉。如使核，捶碎。茴香为使。花铺席下，杀蚤虱验。

【点评】疝气又称小肠气、盲肠气、外肾肿大等。所用治疝之药，多来自有核类植物，如山楂核、橄榄核、荔枝核、橘核、苦楝核等，皆取类比象之用也。临用之时，当斟酌其宜。

秦皮 泻热，治目疾，涩：止痢。

苦，寒。色青，性涩。以其除肝热而平木，故治目疾 洗服皆效。惊痫，风湿诸痹。以其收涩，故治崩带，下痢。苦寒清热，是其所长。《纲目》谓其久服轻身，益精有子，未必然也。出西土，皮有白点，渍水碧色，书纸不脱者真。今药客俱以此皮缚。北细辛、大戟为使，恶吴茱萸_{赤眼生翳，水煮秦皮一两，澄清，日日温洗。}

【点评】古代含秦皮复方主治目疾，如目赤肿痛、目昏暗、内外障眼和翳膜；其次为下痢，最早见《伤寒论》白头翁汤伍用。

樗根白皮_{即臭椿根皮。涩肠燥湿。}

苦燥湿，寒胜热，涩收敛。入血分而涩血，去肺胃之陈痰。治湿热为病，泄泻、久痢、崩带、肠风、梦遗、滑精，有断下之功_{一妇年四十余，耽饮无度，多食鱼蟹，积毒在脏，日夜二三十泻，便与脓血杂下，大肠连肛门甚痛，用止血痢药不效，用肠风药益甚。盖肠风有血无脓也。服热药，腹愈痛，血愈下；服冷药，注泻食减，服温平药，则若不知，年余垂毙。或教服人参散，樗皮、人参各一两，为末，空心温酒或米饮下二钱，遂愈。}去疳䘌。苦寒之性，虚寒者禁之；肾家真阴虚者亦忌。以其徒燥耳。痢疾积滞未尽者，勿遽用。勉强固涩，必变他证。叶功用相仿，差不及尔。

椿根白皮_{即香椿根皮。}主用相仿，力稍逊之。根东引者良。去粗皮，醋炙或蜜炙。忌猪肉、热面。止入丸散，不入汤煎。

【点评】本品称"根东引者良"，还见于"东引桃枝"等。取"东引"者，旨在采太阳少火之气，乃意象为用也。

棕榈_{涩：止血。}

苦能泄热，涩可收脱，烧黑能止血_{红见黑则止。同侧柏、卷柏烧存性，饭丸，止远年下血，亦可煎服。}治吐衄、崩带、肠风、下痢。惟去血过多，滑而不止者宜之。若早服，恐停瘀为害。年久败棕良，与发灰同用尤佳。烧黑须存性，不可烧过。窨地上，出火毒。

【点评】"红见黑则止"，故"烧黑能止血"，这是基于象思维的意象思维对中药炮制后止血的诠释，未必具有因果联系。但无论烧黑还是炒炭，均须"存性"。当今，对"存性"有多种认识，因药材烧存性主要用于止血，故当存止血之性；另有炒炭后"必须保留一部分原药材性状"或药材经高温烧炭处理后"破坏了原有成分，同时产生了新的化学成分和新的性能"。基于"烧黑能止血"，首推第一种认识。

没石子 一名无食子。涩精，外用染须。

苦温入肾。涩精固气，强阴助阳，止遗淋，除泄痢，收阴汗，乌须发。性偏止涩，不宜多用、独用。出大食诸番，颗小纹细者佳。拣去虫食成孔者。忌铜铁器。用浆水于砂盆中研，焙干，再研如乌犀色 牙齿疼痛，绵裹没石子末一钱咬之，涎出吐去效。

诃黎勒 一名诃子。涩肠敛肺，泻气。

苦温以泄气消痰 海鱼放涎凝滑，船不能行，投诃子汤，寻化为水，化痰可知。酸涩以敛肺收脱。除胀满，下食积，利咽喉，通津液，开音止渴。治冷气腹胀，膈气呕逆，痰嗽喘急，泻痢脱肛，肠风崩带 同乌梅、倍子则收敛，同陈皮、厚朴则下气，得人参治肺虚寒嗽，得陈皮、砂仁治冷气腹胀，佐白术、莲子治虚寒久泻，佐樗皮治肠澼便血，同蛇床、五味、山茱、续断、杜仲治虚寒带下。嗽痢初起者勿服。虽酸涩，却又泄气，气虚者亦忌。性温，若肺有实热，泻痢因湿热，气喘因火冲者，法咸禁之 丹溪以为降火，殊为不然。东垣以为嗽药中不可用，亦属偏见。从番舶来，岭南亦有。六棱黑色，肉厚者良。酒蒸一伏时，去核焙。生用，清金行气。熟用，温胃固肠。核止咳及痢。

厚朴 泻：下气散满。

苦降能泻实满，辛温能散湿满 胀满证不同，消补贵得其宜。气虚宜补气，血虚宜补血，食积宜消导，痰滞宜行痰，挟热宜清热，湿盛宜利湿，寒郁者散寒，怒郁者行气，蓄血者消瘀。不宜专用行散药。入足太阴、阳明脾、胃。平胃调中 佐苍术为平胃散，平湿土之太过，以致于中和。消痰化食，行结水，破宿血，散风寒，杀脏虫。治反胃，呕逆，喘咳，泻痢，冷痛霍乱，一切客寒犯胃，湿气侵脾之证。但可施于元气未虚，邪气方盛。若脾胃虚者，切勿沾唇。虽一时未见其害，而清纯冲和之气，潜伤默耗矣。孕妇服之，大损胎元。榛树皮也，肉厚紫润，味辛者良。刮去粗皮切片，姜汁炒。干姜为使，恶泽泻、硝石，忌豆犯之动气。

【点评】《本经》最初所记厚朴"主中风伤寒、头痛、寒热、惊悸、气血痹、死肌，去三虫"，至《伤寒论》已有很大改变。观大小承气汤用于阳明腑实证之脘腹痞满，桂枝加厚朴杏子汤用于外感风寒引动宿喘；《和剂局方》平胃散行气化湿、消胀除满，皆创新之用。自此古代含厚朴复方适应病症出现重大调整，主要用于呕吐、痞满、泄泻、冷痢、宿食不消、便秘、脾胃不和、脾胃虚弱或虚冷者。尚用于疟疾和痰饮。

皂荚一名皂角。宣：通窍搜风。

辛、咸而温。有小毒。入肺、大肠，兼入肝经。性极尖利，搜风泄热。吹之导之，则通上下关窍，而涌吐痰涎，搐鼻立作喷嚏。治中风口噤，胸痹，喉痹凡中风不醒人事，口噤不能进药，急提头发，手掐人中，用皂荚末或半夏末吹入鼻中。有嚏者生，无嚏者为肺气已绝，死。或用稀涎散吐之，皂荚末一两、白矾五钱，每用一钱，温水调灌。或加藜芦、少麝，鹅翎探喉，令微吐稀涎，再用药治。年老、气虚者忌用。服之则除湿去垢最去油腻，刮人肠胃。宣壅导滞取中段汤泡服，治老人风秘。消痰破坚，杀虫下胎。治风湿，风癞，痰喘，肿满，坚癥，囊结厥阴肝脉络阴器，寒客肝经则为囊结。涂之则散肿消毒，煎膏贴一切痹痛，合苍术焚之辟瘟疫湿气，济急颇有神效。稍涉虚者，切勿轻与。孕妇忌之。一种小如猪牙，一种长而枯燥。一种肥厚多脂者良。去皮子弦，或蜜炙、酥炙，绞汁烧灰。柏实为使，恶麦冬，畏人参、苦参性能消铁，不结荚者凿树一孔，入铁封之，则结荚矣。锤碾见之，久则成孔。故此木不能烧爨①。子去皮，水浸软，煮糖渍食之，治大肠燥结汪机曰：其性得湿则滑。时珍曰：亦辛以润之之义，非得湿则滑也。瘰疬恶疮卒病头痛，皂荚末吹鼻取嚏；齆不通，皂荚末吹之。

---

① 爨（cuàn 窜）：以火烧煮食物。

皂荚刺宣：通窍溃痈。

辛，温。搜风杀虫。功同皂荚。其锋锐直达病所，溃散痈疽。治肿毒，妒乳乳痈汁不出，内结成肿，名妒乳。风疠疠风乃营气热，风寒客于脉而不去也。《经》曰：脉风成为疠，脉与营皆血也。蒸晒为末，大黄汤调下。癣疮米醋熬嫩刺涂之。胎衣不下，为痈疽未溃之神药。已溃勿服，孕妇亦忌。叶洗风疮。

肥皂荚泻热毒。

辛，温。微毒。除风湿，去垢腻澡身靧面多用之。疗无名肿毒有奇功不拘奇疡、恶毒，用生肥皂去子弦及筋，捣烂，醋和敷，立愈。不愈再敷，奇验。此方方书未载，若贫人僻地，仓卒无药者，用之甚便。

水杨枝叶宣：行气血。

苦，平。痘疮顶陷，浆滞不起，煎汤浴之此因气凝血滞，或风寒外束而然，宜用水杨枝叶，无叶用嫩枝五斤，流水一釜，煎汤温浴。如冷添汤，良久照见累起有晕丝者，浆行也。如不满，再浴之。虚人只洗头面手足，屡浴不起者死。初出及痒塌者，皆不可浴。若内服助气血药，其效更速。此方有燮理之妙，盖黄钟一动而蛰虫启户，东风一吹而坚冰解冻之义也。

西河柳叶一名赤柽柳。宣：解毒。

甘、咸而平。消痞解酒，利小便，疗诸风，解诸毒。近又以治痧疹热毒不能出。外用为发散末服四钱，治痧疹不出，喘嗽闷乱。砂糖调服，治疹后痢。

榆白皮滑：利窍，下有形滞物。

甘，平，滑利，入大小肠、膀胱经。通二便，利诸窍，行经脉，渗湿热，滑胎产或胎死腹中，服汁亦可下。下有形留着之物，治五淋肿满屑作粥食，小便利瘥。嗽喘不眠嵇康《养生论》云：榆令人瞑。疗疥癣、秃疮，消赤肿、妒乳和陈醋滓封，日六七易效。十剂曰：滑可去著，冬葵子、榆白皮之属是也。有赤白二种，采皮为面，荒年当粮可食。香料用之，黏滑胜于胶漆，去粗皮取白小儿虫疮，榆皮末和猪脂，涂绵上覆之，立瘥。火灼烂疮，榆皮嚼涂之。

【点评】明确标注为滑剂的有榆白皮、蒲黄、竹沥、薤白4种。菜部柔滑类20种和滑石之类，并未明确为滑剂。由这些药物的功用可知，具有通二便、利诸窍、渗湿热、滑胎、下有形留着之物的药物，大体属于滑剂。这便与宣剂、通剂和泻剂部分功能相重叠。

海桐皮 宣：祛风湿。

苦，平。入血分。祛风去湿，杀虫。能行经络，达病所。治风蹙顽痹，腰膝疼痛《传信方》海桐、薏苡各二两、牛膝、芎藭、羌活、地骨皮、五加皮各一两、生地十两、酒二斗，浸饮。疳蜃牙虫煎服或含漱。疥癣，目赤煎洗。腰膝痛非风湿者不宜。出广南，皮白坚韧，作索不烂风癣有虫，海桐皮、蛇床子末等分，腊猪脂调搽。

【点评】海桐皮祛风除湿、蠲痹止痛，治风痹、风湿痹、身体疼痛、脚膝疼痛、历节风；除内风、通经活络，疗风瘫痪、风偏枯、半身不遂。并治疥癣和脚气。

杜仲 补腰膝。

甘温能补，微辛能润，色紫入肝经气分。润肝燥，补肝虚，子能令母实，故兼补肾。肝充则筋健，肾充则骨强，能使筋骨相著皮中有丝，有筋骨相著之象。治腰膝酸痛《经》曰：腰者肾之府。转移不能，肾将惫矣。膝者筋之府，屈伸不能，筋将惫矣。一少年新娶，得脚软病且痛甚，作脚气，治不效。孙琳曰：此肾虚也。用杜仲一两，半酒半水煎服，六日全愈。按腰痛不已者属肾虚，痛有定处属死血，往来走痛属痰积，腰冷身重，遇寒即发属寒湿，或痛或止属湿热。而其原无不有关于肾，以腰者肾之府也。阴下湿痒，小便余沥，胎漏怀孕沥血。胎堕惯堕胎者，受孕一两月，以杜仲八两，糯米煎汤浸透，炒断丝，续断二两酒浸，山药六两糊丸，或枣肉丸，米饮下。二药大补肾气，托住胎元，则胎不堕。肾虽虚而火炽者勿用。产湖广湖南者佳色黄皮薄肉厚。去粗皮剉，或酥炙、蜜炙、盐酒炒、姜汁炒断丝用。恶元参川杜仲色黑，皮厚肉薄，不堪用。

【点评】杜仲最善补肝肾、强腰脚、壮筋骨，故古代含杜仲复方治疗腰痛、腰膝疼痛、多种腰痛相当普遍；同时也治内风所见偏枯、腰脚不遂等。对虚劳、安胎、脚气和月水不调也有配伍应用。

合欢皮 一名夜合。和调心脾。

甘，平。安五脏，和心志。令人欢乐无忧 心为君主之官，土为万物之母，二脏调和，则五脏自安，神明自畅。《养生论》云：合欢蠲忿，正谓此也。和血止痛，明目消肿，续筋骨，长肌肉 丹溪曰：补阴之功甚捷。与白蜡同入膏用，神效。而外科未用何也？ 涂蜘蛛咬 生油调。杀虫。不拘入煎为末，熬膏外治，并妙。得酒良。

芜荑 宣：散风湿；泻：消积杀虫。

辛散满，苦杀虫，温燥湿化食 诸虫皆因湿而生，气食皆因寒而滞。祛五脏、皮肤、肢节风湿，心腹积冷，癥痛，鳖瘕 《直指方》云：嗜酒人血入于酒，为酒鳖。多气人血入于气，为气鳖。虚劳人败血杂痰为血鳖，如虫之行，上侵入咽，下蚀人肛，或附胁背，或隐胸腹，唯用芜荑炒，兼暖胃理气益血之药，乃可杀之。痔瘘，疮癣，小儿惊疳、冷痢 得诃子、豆蔻良。胃中虫痛 和面炒黄为末，米饮下。脾胃虚者，虽有积，勿概投。形类榆荚，陈久气羶者良 牙虫作痛，以芜荑仁安蛀孔中及缝中，甚效。

【点评】具有凉血、破血消癥、软坚、消积、杀虫、下气消痰等作用的药物，大体归属泻剂。具有泻火、泻湿热、泻血热、泻脏腑之火和通便功能的药物，多半未能标注为泻剂。与当今所说的泻剂明显不同。尚可看出，泻剂与宣剂、通剂互有重叠。芜荑因消积杀虫列属泻剂，兼有宣剂祛风湿的部分属性。

乌桕木根皮 泻热毒。

苦，凉。性沉而降。利水通肠，功胜大戟。疗疔肿，解砒毒 凡患肿毒、中砒毒者，不拘根皮花叶，捣汁多饮，得大利即愈。盐齁①痰喘 柏树去粗皮，捣

---

① 齁（hōu）：吃太咸或太甜东西后，使喉咙不舒服。

汁和飞面作饼，烙熟，早晨与儿吃三四个，待吐下盐涎乃住。如不行，热茶催之。**极能泻下，稍虚者忌**。柏油涂一切肿毒、疮疥 虫疮，旧绢作衣，化油涂之，即著此衣，次日虫出油上，烬之有声。

苏木 泻：行血祛风。

甘、咸、辛，平。入三阴血分。**行血去瘀，宣表里之风** 元素曰：宜与防风同用。但此之治风，即治风先治血，血行风自灭之义。不宜与防风同用也。**治产后血晕，胀满欲死** 葛洪《肘后百一方》煮汁服，《海药方》加乳香酒服，此皆产后败血上冲实证也。若挟虚气喘，面黑欲死，乃败血乘虚入肺也。用苏木二两，水二碗，煮一碗，入人参末一两服，随时加减，神效不可言。若产后去血多，气随血去，脉微神倦，口鼻气冷，胸腹无滞而晕者，宜单用大剂独参汤，以固其脱。**血痛，血瘀经闭，气壅痈肿，扑伤，排脓止痛。无瘀滞者忌之。出苏方国** 故又名苏方木，**交趾亦有，忌铁** 末敷刀斧断指，外以蚕茧缚好，即接。

【点评】古方配伍苏木，以治骨伤科打扑损伤、伤折、闪肭，妇科产后恶露不尽、产后血晕、月闭、月水来腹痛，外科疮疡、发背、痈疽为众。

干漆 泻：破血，消积，杀虫。

辛，温，毒烈。**功专行血杀虫，破年深凝结之积滞瘀血，续筋骨绝伤** 损伤必有瘀血停滞。**血见干漆即化为水，其能损新血可知。虚人及惯生大疮者戒之。勿为丹溪兼补之说所误** 中其毒者杉木汤、紫苏汤、蟹汤俱可解之。生漆疮者浴之。**炒令烟尽为度，或烧存性。半夏为使，畏川椒、紫苏、鸡子、蟹** 漆得蟹而成水。

大风子 燥痰；外用治疮。

辛，热，有毒。**取油。治疮癣、疥疠。有杀虫劫毒之功** 丹溪曰：粗工治大风病，佐以大风油，殊不知此物性热，有燥痰之功而伤血，致有病将愈而先失明者。**出南番。子中有仁白色，久则油黄不用。入丸药，压去油** 《寿域神方》治手背皴裂，大风子捣泥涂。

巴豆通、大燥、大泻。

辛而大热，大毒。开窍宣滞，去脏腑沉寒。最为斩关夺门之将大黄、巴豆同为峻下之剂，但大黄性寒，脏病多热者宜之；巴豆性热，脏病多寒者宜之。故仲景治伤寒传里多热者，多用大黄；东垣治五积属脏者，多用巴豆。破痰癖，血瘕，气痞，食积，生冷硬物所伤，大腹水肿，泻痢时珍曰：一妇年六十，溏泻五载，投生冷油腻肉食即作痛。服升涩药泻反甚，脉沉而滑，此乃脾胃久伤，积食凝滞。法当以热下之，用蜡匮巴豆丸五十粒，服二日，不利而愈。自是每用治泻痢，愈者近百人。惊痫，口㖞，耳聋，牙疼，喉痹缠喉急痹，缓治则死。用解毒丸雄黄一两、郁金一钱、巴豆十四粒，去皮油为丸，每服五分津咽下。雄黄破结气，郁金散恶血，巴豆下稠涎，然系厉剂，不可轻用。或用纸撚蘸巴豆油，然火刺喉，或捣巴豆绵裹，随左右纳鼻，吐出恶涎紫血即宽。鼻虽少生疮，无碍。杀虫，通经烂胎。油作纸撚，然火吹息，或熏鼻，或刺喉，能出恶涎恶血。治中风中恶，痰厥气厥，喉痹不通，一切急病。元素曰：不可轻用。郁滞虽开，真阴随损。以少许著肌肤即起泡，况肠胃柔薄之质。无论下后耗损真阴，即脏腑被其熏灼，能无溃烂之患耶。万不得已，亦须炒熟去油，入少许即止。或用壳，用仁，用油，生用，炒用，醋煮，烧存性用好古曰：去心皮膜油生用，为急治水谷道路之剂；炒去烟令紫黑用，为缓治消坚磨积之剂。可以通肠，可以止泻也。去油名巴豆霜。芫花为使，畏大黄、黄连、凉水中其毒者以此解之。或黑豆、绿豆汁亦佳。得火良疣痣黑子，巴豆一钱，石灰拌过，人信一钱、糯米五分，炒研点之。根皮治痈疽发背，脑疽鬓疽掘取洗捣，敷患处，留头，妙不可言。收根阴干，临时水捣亦可。

【点评】古时巴豆所治病症甚多，尤以积聚、癥瘕、痃癖用之最广；解毒消肿，能治疮疡、疔疮、恶疮、痈疽；开窍宣滞，而治惊风、惊痫、惊疳、喉痹。另可治小儿疳疾、耳聋、诸痉、中恶、宿食不消、泄痢、大便秘涩和水肿。巴豆大毒，多外用以蚀疮；内服则用巴豆霜，多入丸散。临床应斟酌其宜，不可过用、久用。

卷 九

木部_{灌木类 苞木类 寓木类}

桑根白皮_{泻肺行水。}

甘、辛而寒。泻肺火_{钱乙泻白散：桑皮、地骨各一两，甘草五钱，每服二钱，}_{粳米百粒煎。时珍曰：桑皮、地骨皆能泻火从小便出，甘草泻火缓中，粳米清肺养血，乃泻}_{肺诸方之准绳也。}利二便，散瘀血，下气行水，止嗽清痰_{肺中有水，则生痰而}_{作嗽。十剂曰：燥可去湿，桑白皮、赤小豆之类是也。}治肺热喘满，唾血，热渴，水肿肤胀。肺虚无火，及因风寒而嗽者，勿服。刮去薄皮取白，或生用，或蜜炙_{制其凉泻之性。}为线可缝金疮。续断、桂心为使，忌铁_{小儿流}_{涎，脾热也；胸膈有痰，新桑根白皮捣自然汁涂之，甚效。或干者，煎水涂亦可。}

【**点评**】陈藏器《拾遗》十剂称"燥可去湿，桑白皮、赤小豆之类是也"，《备要》从之，亦认为桑白皮为燥剂。《从新》不认同这一看法，故未作十剂属性标记。从其凉泻、通泻之用，似当归属泻剂。

干桑枝_{宣：祛风。}

苦，平。通关节，行津液，祛风利水，治风寒湿痹诸痛_{在手足者尤}_{效，以其入四肢也。}水气，脚气_{桑枝一升，细锉炒香，水三升，熬至二升，一日服尽，}_{名桑枝煎，治风气、脚气。}

干桑叶_{凉血祛风。}

苦、甘而凉_{得金气而柔润不凋，故喻嘉言清燥救肺汤以之为君。}滋燥，凉血

止血刀斧伤者为末，干掺妙。**去风长发，明目**采经霜者煎汤，洗眼去风泪，洗手足去风痹。桑叶、黑芝麻等分，蜜丸，名扶桑丸。除湿祛风，乌须明目。**代茶，止消渴。末服，止盗汗**严州有僧，每就枕，汗出遍身。比旦衣被皆透，二十年不能疗。监寺教采带露桑叶，焙干为末，空心米饮下二钱，数日遂愈。用经霜者。

【点评】根据本草记载，此间桑叶主要用于秋燥、金疮出血、风泪、风痹、消渴和盗汗等病症。古方取用，有所出入。主要治疗疮肿、霍乱、呕吐、咳嗽、金疮出血和目赤肿痛。其疏散风热之功，通过清代《温病条辨》桑菊饮等名方的配伍应用，才逐步得以确立。

干桑葚一名文武实。补肝肾。

甘、酸而温。**色黑入肾而补水**桑乃箕星之精，其精英尽在于葚。**利五脏关节，安魂镇神，聪耳明目，生津止渴**炼膏，又能治服金石药热渴。**利水消肿，解酒，乌须。不可多食**，多食致衄。日干为末，蜜丸良。新鲜桑葚滤汁熬膏，入蜜炼稠。点汤、和酒并妙。入烧酒，经年愈佳每日汤点服。亦治瘰疬，名文武膏。取极熟者。

【点评】古代含桑椹复方主要用于乌须发。所治疮疡、消渴、健忘、酒毒则为散在。

楮实一名谷实。泻：软坚。

甘寒而利，消水肿，疗骨哽，明目软坚时珍曰：《别录》《大明》皆云：大补益。而《修真秘书》又云：久服令人骨痿。《济生秘览》治骨哽用楮实煎汤，岂非软骨之微乎。《南唐书》云：烈祖食饴喉中噎，国医莫能愈。吴廷绍独请，进楮实汤一服疾失去。群医他日取用，皆不验，叩廷绍。答云：噎因甘起，故以此治之。此即治骨鲠软坚之义尔，群医用治他噎，故不验也。洛按：陶隐居、苏颂、抱朴子皆甚言其功，而方书用之为补者，除杨氏还少丹而外，不多见。其他如《外台秘要》用以敷治身面石疽，《机要》用以治水气蛊胀，《集简》用以治喉风喉痹，《直指》用以治肝热生翳，无非凉泻软坚之义。则古本诸说未可信也。**水浸取沉者，酒蒸。皮甘平。善行水。治水肿，气满**皮可为纸，楮汁和白及飞面调和，接纸永不解脱。**叶甘凉。祛湿热，治老少下痢，瘴痢**为末。白痢姜汤下，赤痢沙糖汤下，赤白痢姜糖汤下。

【点评】早期本草多以补益著录楮实功用，明代以前含本品复方也多用来补益，治疗诸虚、肾虚、血虚、瘤冷、遗精和须发早白。其次眼病所用亦多，诸如目昏暗、内外障眼、目生翳膜等取其明目。另外，诸痹、身体疼痛者也常配伍。本节视为泻剂，取治水肿、骨哽，与前期本草学所记差异之大，由此可见一斑。

枳实枳壳泻：破气行痰。

苦、酸，微寒。皆能破气。气顺则痰行喘止，痞胀消脾无积血，心下不痞。浊气在上，则生膜胀。东垣曰：枳实治下而主血，枳壳治上而主气。**刺痛息，后重除。治胸痹结胸，食积五膈，痰癖癥结，呕逆咳嗽，水肿胁胀，泻痢淋闭，痔肿肠风。所主略同，但枳实利胸膈，枳壳宽肠胃，枳实力猛**丹溪曰：枳实泻痰，能冲墙倒壁。**枳壳力缓为少异**时珍曰：壳、实上世未分，魏晋始分用。洁古、东垣始分壳治上，实治下。海藏始分壳主气，实主血。然仲景治上焦胸痹、痞满用枳实，古方治下血痢痔、肠秘后重用枳壳，则实不独治下，而壳不独治上也。盖自飞门至魄门，皆肺主之。三焦相通，一气而已。**大损真元。胀满因于邪实者可用，若因土虚不能制水，肺虚不能行气而误用之，则祸不旋踵。气弱脾虚以致停食痞满，法当补中益气，则食自化痞自消。若再用此破气，是抱薪救火矣。孕妇虚者尤忌**元素曰：枳壳泄气，走大肠，损胸中至高之气。昔湖阳公主难产，方士进瘦胎饮，用枳壳四两、甘草二两，五月后日服一钱。洁古改以枳、术，名束胎丸。寇宗奭明其不然，盖孕妇全赖血气以养胎，血气充实，胎乃易生，彼公主奉养太过，气实有余，故可服之，若概施则误矣。吕用晦曰：瘦胎、束胎名目，亦启粗工攻伐之门。时珍曰：八九月胎气盛，壅滞用枳壳、苏梗以顺气，胎前无滞，则产后无虚也。气弱者，大非所宜矣。**皮厚而小为枳实，壳薄虚大为枳壳。陈者良。麸炒用**今人于六七月采小香栾，伪为枳实、枳壳，又有采枸橘伪为者。

栀子泻心肺三焦之火。

苦，寒。轻飘象肺，色赤入心。泻心肺之邪热，使之屈曲下行，

由小便出_{海藏曰：或用为利小便药。非利小便，乃肺清则化行，而膀胱津液之腑，得此}气化而出也。而三焦之郁火以解热厥_{厥有寒热二证}。心痛以平_{丹溪曰：治心痛当}分新久。若初起因寒因食宜温散，久则郁而成热，若用温剂，不助痛添病乎？古方多用栀子为君，热药为之向导，则邪易伏。此病虽日久，不食不死，若痛止恣食，病必再作也。吐衄崩淋，血痢之病以息_{最清胃脘之血。炒黑末服，吹鼻治衄}。治心烦，懊恼，不眠_{仲景用栀子豉汤。好古曰：烦者气也，躁者血也，故栀子治肺烦，香豉治肾躁，亦用}作吐药，以邪在上焦，吐之则邪散。《经》所谓"其高者因而越之"也。按栀豉汤吐虚烦客热，瓜蒂散吐痰热客寒。五黄_{古方多用栀子、茵陈}。五淋，目赤，紫癜，白疠，疱皶①，疮疡_{皮腠肺所主故也}。损胃伐气，虚者忌之。心腹痛不因火者，尤为大戒。世人每用治血，不知血寒则凝，反为败证_{《本草汇》曰：治实火之}血，顺气为先，气行则血自归经。治虚火之血，养正为先，气壮则自能摄血。丹溪曰：治血不可单行单止，亦不可纯用寒凉。气有余而逆为火，顺气即是降火。内热用仁，表热用皮。生用泻火，炒黑止血，姜汁炒止烦呕_{烧灰吹鼻止衄}。

酸枣仁_{补肝胆，敛汗，宁心醒脾。}

甘、酸而润。生用酸平，专补肝胆_{今人专以为心家药，殊未明耳}。炒熟酸温而香，亦能醒脾。助阴气，坚筋骨，除烦止渴_{敛阴生津}。敛汗_{《经}疏》曰：凡服固表药而汗不止者，用枣仁炒研，同生地、白芍、北五味、麦冬、龙眼肉、竹叶煎服多效，以汗为心液也。宁心_{心君易动，皆由胆怯所致。《经》曰：凡十一官，皆取决}于胆也。疗胆虚不眠_{温胆汤中或加用之。肝虚则胆亦虚，肝不藏魂，故不寐，血不归}脾，卧亦不安。《金匮》治虚劳，虚烦，不眠，用酸枣仁汤，枣仁二升，甘草炙、知母、茯苓、芎劳各二两，深师加生姜二两，此补肝之剂。《经》曰：卧则血归于肝。苏颂曰：一方加桂一两，二方枣仁皆生用。治不得眠则生用，疗胆热好眠之说未可信也。盖胆热必有心烦、口苦之证，何以反能好眠乎？若肝火郁于胃中，以致倦怠、嗜卧，则当用辛凉透发肝火，如柴、薄之属，非枣仁所得司也。酸痹，久泻_{酸收涩，香舒脾}。肝胆二经有实邪、热者勿用。炒香研。恶防己。

【点评】酸枣仁向有"多眠用生，不眠用炒"的说法。研究证实，无论生用、炒用，均可治疗失眠不寐。本节"治不得眠则生

---

① 皶(zhā 渣)：同齇、鼃。面上所生粉刺。

用”，已得此理。且生品易于储藏，故治疗失眠不必刻意炒用。

蕤仁 <small>一名白桵。消风清热，治目。</small>

甘，微寒。消风清热，和肝明目。退翳膜赤筋，理眦伤泪出<small>凡目</small>
<small>疾在表，当疏风清热。在里属肾虚血少，神劳，宜补肾，养血安神。</small>破心下结痰，除
腹中痞气<small>皆热邪为祟。</small>目病不缘风热，而因于虚者，勿用。丛生有刺，
实如五味，圆扁有纹。紫赤可食，汤浸取仁，去皮尖，水煮过，研膏
<small>蕤仁一两、细辛半两、苦竹叶二把、水二升，煎一升，滤汁，频浸洗，治飞血眼。</small>

山茱萸 <small>补肝肾，涩精气。</small>

酸、涩，微温。固精秘气，补肾温肝，强阴助阳，安五脏，通九
窍<small>《圣济总录》云：如何涩剂以通九窍？《经疏》云：精气充则九窍通利。切菴曰：山黄通九</small>
<small>窍，古今疑之。得《经疏》一言而意旨豁然，始叹前人识见深远，不易测识，多有如此类者。</small>
<small>即《经疏》一语而扩充之，实可发医人之慧悟也。</small>能发汗<small>与通窍同义。汗属阴，阴血干枯，</small>
<small>汗从何来？唯补阴助阴，始有云蒸雨致之妙！切菴曰：酸剂敛涩，何以反发？恐属误文。何</small>
<small>其明于彼而昧于此也。</small>暖腰膝，缩小便。治风寒湿痹<small>温肝故能逐风。</small>鼻塞，目
黄<small>肝虚邪客则目黄。</small>耳鸣，耳聋<small>肾虚则耳鸣、耳聋。皆固精通窍之功。好古曰：滑则气</small>
<small>脱，涩剂所以收之。士材曰：酸属东方，而功多在北方者，乙癸同源也。</small>月事过多。强
阳不痿，小便不利者，不宜用。去核<small>核能滑精。</small>陈久者良，恶防己、防
风、桔梗。

【**点评**】山茱萸味“酸属东方，而功多在北方者，乙癸同源
也”，是对其治疗耳鸣、耳聋的象思维诠释。根据“肾开窍于
耳”，治疗耳病当用味咸、色黑、入肾之类药物。山茱萸不属此
类，却能取而代之，是从五行学说乙癸同源和母子关系解读的。
尽管论证角度不同，皆囿于五行模式之内，足见在“象的流动与
转化”中理解和诠释事物浓郁的象思维特征。其意义当体现在解
释功能，而非助发现作用。

金樱子_{涩精固肠。}

酸、涩，平。固精秘气，治滑精_{膏和芡实为丸，名水陆二仙丹。}泄痢，便数。性涩而不利于气_{丹溪曰：经络隧道，以通畅为和平。昧者喜其涩精而服之，致生别证。自作不靖，咎将谁执？时珍曰：无故而服，以纵欲则不可。若精气不固者，服之何害。}似榴而小，黄赤有刺，取半黄者_{熟则纯甘。}去刺核研，或熬膏_{熬膏则甘，全失涩味。}

郁李仁_{泻气，破血，润燥。}

辛、苦、甘，平。性降。下气行水，破血润燥。治水肿，癃急，大肠气滞，关格不通。用酒，能入胆治悸，目张不瞑_{一妇因大恐而病愈后目张不瞑，钱乙曰：目系内连肝胆，恐则气结，胆横不下，郁李润能散结，随酒入胆，结去胆下，而目瞑矣。}下后令人津液亏损，燥结愈甚，乃治标救急之药。津液不足者，慎勿轻投。汤浸，去皮尖。蜜浸，研如膏。

女贞子_{补阴除火。}

甘、苦，凉。少阴之精，隆冬不凋。益肝肾，安五脏，强腰膝，明耳目，乌须发，补风虚，除百病_{女贞酒蒸晒干二十两、桑葚干十两、旱莲草十两，蜜丸，治虚损百病。如四月即捣桑葚汁，七月即捣旱莲汁，和药不必用蜜。时珍曰：女贞上品妙药，古方罕用，何哉？}纯阴至静之品，唯阴虚有火者宜之，否则腹痛作泻。女贞、冬青，时珍作二种，实一物也_{近人放蜡虫于此树。冬至采佳。}酒蒸_{捣汁熬膏，净瓶收固，埋地中七日。每用点眼，治风热赤眼。}

【**点评**】女贞子与墨旱莲同功，相须配伍，组成滋补肝肾的二至丸，主治腰膝酸痛、眩晕、耳鸣、咽干鼻燥、月经量多属肝肾阴虚者。

五加皮_{宣：祛风湿，补壮筋骨。}

辛顺气而化痰，苦坚骨而益精，温祛风而胜湿。逐皮肤之瘀血，疗筋骨之拘挛_{肾得其养则痿水去而骨壮，肝得其养则邪风去而筋强。}治虚羸，五缓_{五脏筋脉缓纵。}阴痿，囊湿，女子阴痒，小儿脚弱。明目缩便，愈疮疔疝。酿酒尤良王纶曰：风病饮酒，能生痰火，惟五加浸酒益人。下部无风寒湿邪而有火，及肝肾虚而有火者，勿服。茎青节白，花赤皮黄，根黑，上应五车之精，故名。芬香五叶者佳。远志为使，恶元参。叶作蔬食，去皮肤风湿。

枸杞子滋补肝肾而润。

甘，微温。滋肝益肾景岳曰：用之以助熟地，甚妙。生精助阳，补虚劳，强筋骨肝主筋，肾主骨。养营除烦，去风明目肝开窍于目，黑水神光属肾。利大小肠。治嗌干消渴谚云：离家千里，勿食枸杞。以其色赤，属火，补精壮阳耳。然味甘性润，仍是补水之药，所以能润肾益肝，明目而治消渴也。便滑者勿用。南方树止数尺，北方并是大树。以甘州所产，红润少核者佳。酒润捣。

【点评】所称"南方树止数尺，北方并是大树"，恐有不实也。一则枸杞产自西北，古今异域难有如此之甚；二来枸杞为灌木，现经栽培后方高1～3米，谈不上"大树"。至于"以甘州所产，红润少核者佳"，甘州即今甘肃省张掖市，所述当属不妄。现以宁夏、甘肃枸杞最为道地之品。

地骨皮凉血，除虚热。

甘、淡而寒。降肺中伏火，除肝肾虚热。能凉血，而治五内烦热热淫于内，治以甘寒。地骨一斤、生地五斤，酒煮服，治带下。吐血尿血捣鲜汁服。消渴咳嗽清肺。外治肌热虚汗，上除头风痛肝有热则自生风，与外感之风不同，热退则风自息。中平胸胁痛清肝。下利大小肠。疗在表无定之风邪，传尸有汗之骨蒸东垣曰：地骨皮泻肾火，能治外热。地为阴，骨为里，皮为表。朱二允曰：能退内潮，人所知也。能退外潮，人实不知。病或风寒散而未尽，作潮往来，非柴、葛所能治。用地骨走表又走里之药，消其浮游之邪，服之未有不愈者，特表明之。时珍曰：枸杞、地骨甘寒平补，使精气充足而邪火自退。世人多用苦寒，以芩、连治上，知、檗治下，致伤元气，惜哉！予尝以青蒿佐地骨退热，屡有殊功。中寒者勿用。甘草水浸一宿。叶名天精草苦甘而凉。清上焦心肺客热，代茶止消渴妇人阴肿或生疮，地骨皮煎水频洗，效。

【点评】以其清虚热、凉血，含地骨皮古方主要用于骨蒸劳热、潮热、风热、诸热和病后余热不清，另治消渴和目赤肿痛。

石楠叶宣：去风坚肾。

辛、苦，平。有毒。散风坚肾，利筋骨皮毛，逐诸风。疗风痹脚弱，浸酒饮。治头风，为末吹鼻愈，小儿通睛小儿误跌，或打着头脑受惊，肝系受风致瞳仁不正，宜石楠散吹鼻通顶，石楠一两、藜芦三分、瓜丁五七个为末，每吹少许入鼻，一日三度，内服牛黄平肝药。祛风通利，是其所长。补肾之说，未可信也。关中者佳。炙用。五加皮为使，恶小蓟。

【点评】倘若坚骨，则不属宣剂。如淫羊藿、骨碎补、续断、桑寄生、杜仲坚骨之属，皆未列入宣剂。由石楠叶"补肾之说，未可信"，以及祛风通利，疗风痹、头风，定为宣剂又属贴切。

蔓荆子轻、宣：散上部风。

味苦、辛，平。轻浮升散而搜风，通利九窍。治湿痹拘挛，头痛脑鸣太阳脉络于脑。目痛齿痛齿虽属肾，为骨之余。而上龈属足阳明，下龈属手阳明。阳明风热上攻，则动摇肿痛。头面风虚之证。头痛目痛，不因风邪而因血虚有火者忌之。元素云：胃虚人不可食，恐生痰疾。产南皮县去膜打碎用，亦有酒蒸炒者。恶石膏、乌头乳痈初起，酒服末方寸匕。

木槿泻热。

苦，凉，活血润燥。治肠风泻血，痢后热渴，作饮服。令人得睡，擦顽癣及虫疮癣疮有虫，用川槿皮、肥皂水浸，时时搽之。或浸汁磨雄黄，尤妙。不宜多服。川产者良肉厚而色红者真。用根皮赤白带下，川槿皮二两、白酒碗半，煎一碗，空心服。白带用红酒，甚妙。

木芙蓉泻：凉血解毒。

辛，平。性滑涩黏。清肺凉血，散热止痛，消肿排脓。治一切痈疽肿毒，有殊功用芙蓉花，或叶或皮或根，生捣，或干研末，蜜①调涂四围，中间留头，干则频换。初起者即觉清凉，痛止肿消，已成者即脓出，已溃者即易敛。疡科秘其名为清凉膏、清露散、铁箍散，皆此物也。或加赤小豆末，或苍耳烧存性，为末加入亦妙。用花叶经水不止，芙蓉花、莲蓬壳等分为末，米饮下二钱，效。

狗骨即猫儿刺。补阴。

甘、微苦，凉。益肝肾用木皮浸酒服，补腰脚令健。生津止渴用叶代茶甚妙。祛风用枝叶烧灰淋汁，或煎膏，涂白癜风。有刺，俗名老鼠刺，又名八角茶藏器曰：此木肌白，如狗之骨，树如杜仲。诗云："南山有枸"是也。陆机《诗疏》云：其状如栌，木理白滑，可为函板，有木虻在叶中，卷之如子，羽化为虻。苏颂曰：多生江浙间，取以旋盒器甚佳。时珍曰：叶有五刺，如猫之形，故名。树如女贞，肌理甚白，叶长二三寸，青翠而厚硬，四时不凋，五月开细白花，结实如女贞及菝葜子，九月熟时绯红色，皮薄味甘，核有四瓣。人采其木皮煎膏，以涂鸟雀，谓之黏稠。

【点评】本品补阴，故能生津止渴。能祛风者，通常为辛散温通之剂，似与性味不符。其实，药物性味、归经与功能、主治的关联性，主要借助象思维构建的。因而决定了，这种基于"象"的关联通常不具有因果关系，也不存在"用己之矛戳己之盾"未能自圆其说的问题。

南烛补阴。

苦、酸、涩，平。强筋益气力，止泄，除睡。久服轻身长年，令人不饥，变白却老。子酸甘平。强筋骨，益气力，固精驻颜。一名南天烛时珍曰：吴楚山中甚多。叶似山矾，光滑而味酸涩，结实如朴树子，成簇，生青。九月熟则紫色，内有细子，其味甘酸，人家多植庭除间。按《古今诗话》云：即杨桐也。叶似冬青而小，临水生者尤茂。寒食采其叶，渍水染饭。色青而光，能资阳气，谓之青精饭。

枸橘叶宣：解毒。

辛，温。治下痢脓血后重同草薢等分，炒存性研，每茶调二钱。喉瘘，消

---

① 蜜：原作"密"，据戊申本、上海本和《备要》改。

肿，导毒《奇疾方》咽喉生疮，层层如叠不痛，日久有窍出臭气，废饮食，用臭橘叶煎汤，连服必愈。一名臭橘树叶并与橘同，但干多刺，三月开白花，青蕊不香，结实大如弹丸，形如枳实而壳薄，人家多收种为藩篱，或收小实，伪充枳实及青橘皮售之，不可不辨。刺风，虫牙痛，以一合煎汁含之。

山茶花泻：凉血。

微辛、甘，寒。凉血。治吐衄，肠风下血，汤火伤灼麻油调涂。用红者。子妇人发胝①，研末掺之。

密蒙花润肝明目。

甘而微寒，润肝燥。治目中赤脉，青盲肤翳，赤肿眵泪，羞明怕日，小儿疳气攻眼。产蜀中，树高丈余，叶冬不凋。其花繁密蒙茸，故名。拣净，酒润焙密蒙、黄檗根末各一两，水丸梧子大，每卧时汤服十至十五丸，治目翳效。

八角金盘泻：破瘀。

苦、辛，温，毒烈。治麻痹风毒，打扑瘀血停积其气猛悍，能开通壅塞，痛淋立止，虚人慎之。树高二三尺。叶如臭梧桐而八角，秋开白花细簇。取近根皮用。

柞木通：利窍，催生。

苦，平。下行利窍，主难产、催生。此木坚韧，可为凿柄，故俗名凿子木。横生、逆产用旧凿柄，多经斧敲已经卷转者，尤妙。叶治肿毒痈疽。

荆沥宣通经络，消瘀泻热。

甘，平，除风热，化痰涎，开经络，行气血。治中风失音，惊痫，痰迷，眩运，烦闷，消渴，热痢。为去风化痰妙药《延年秘录》云：热多用竹沥，寒多用荆沥。丹溪云：虚痰用竹沥，实痰用荆沥。并宜姜汁助送，则不凝滞。气虚食少者切戒。牡荆俗名黄荆，截取尺余架砖上，中间火炙，两头

---

① 胝：《中华大字典》引《疏注》云：若今人头发有脂膏者，谓之"胝"。亦黏也。

承取沥。

以上灌木类。

【点评】根据传统中医理论"实则生热，虚则生寒"的认识，实与热、虚与寒经常相提并论。所谓"热多用竹沥，寒多用荆沥"与"虚痰用竹沥，实痰用荆沥"，彼此相乖。吴氏从泻热、泻火程度上加以区别，既与各自药性相符，又便于临床合理选用。

竹沥泻火滑痰，润燥。

甘、苦，寒，滑。清痰降火虚者宜与参并行。人参固其经，竹沥通其络，则甘寒气味相得益彰。治中风口噤《经疏》云：中风要药。凡中风未有不因阴虚火旺、痰热壅结所致。如果外来风邪，安得复用此寒滑之药治之哉！痰迷大热丹溪曰：痰在经络、四肢、皮里膜外者，非此不能达行。时珍曰：竹沥性寒而滑，大抵因风热燥火而有痰者宜之。若寒湿、胃虚、肠滑之人服之，则反伤肠胃，笋性滑利，多食泻人。僧家以笋为刮肠篦，即此义也。卒然牙疼烧苦竹沥乘热揩之。风痉癫狂，自汗烦闷，消渴反胃和米煮粥服。寒胃滑肠，有寒湿者勿用竹能损气，故虚人食笋甚不相宜。竹类甚多。淡竹肉薄，节间有粉，多汁而甘，最良。韧竹坚而节促，皮白如霜。苦竹本粗大，叶长阔，笋味苦。入药惟此三种。取竹沥如取荆沥法。姜汁为使姜能除痰且济其寒，故每兼用。小儿吻疮，竹沥和黄连、黄檗、黄丹敷之效。

竹茹泻上焦烦热，凉血。

甘而微寒。开胃土之郁，清肺金之燥。凉血除热，治上焦烦热，温气寒热，膈噎呕哕胃热，吐血衄血清肺凉胃，齿血不止，浸醋含之。肺痿，惊痫清肝火。崩中，胎动凉胎气，刮去青皮用第二层齿血不止，醋浸，令人含之，噗其背上。

竹叶泻上焦烦热。

辛、淡、甘，寒。凉心缓脾，消痰止渴。除上焦风邪、烦热叶在上，故治上焦。仲景治伤寒发热、大渴有竹叶石膏汤，乃假其辛寒以散邪热也。咳逆，喘促，呕哕，吐血，中风失音，小儿惊痫。凡用竹沥、竹茹、竹叶，须生长甫及一年者，为嫩而有力。竹根同叶煎汤，洗妇人子宫下脱。

天竹黄<small>泻热，豁痰，凉心。</small>

甘而微寒。凉心经，去风热，利窍豁痰，镇肝明目。功同竹沥，而性和缓，无寒滑之患。治大人中风不语，小儿客忤、惊痫为尤宜。久用亦能寒中。出南海。大竹之津气结成<small>即竹内黄粉。</small>片片如竹节者真。

以上苞木类。

琥珀<small>通：行水，散瘀，安神。</small>

甘，平。以脂入土而成宝，故能通塞以宁心，定魂魄，疗癫邪<small>从镇坠药则安心神。</small>色赤入手少阴、足厥阴血分<small>心、肝。</small>故能消瘀血，破癥痕，生肌肉，合金疮<small>从辛温药则破血生肌。</small>其味甘淡上行，能使肺气下降，而通膀胱<small>《经》曰：饮食入胃，游溢精气，上输于脾，脾气散精，上归于肺，通调水道，下输膀胱。凡渗药皆上行而后下降。</small>故能治五淋，利小便，燥脾土<small>从淡渗药则利窍行水。</small>又能明目磨翳。淡渗伤阴，凡阴虚内热、火炎水亏者勿服。若血少而小便不利者服之，反致燥急之苦。松脂入土，年久结成<small>韩保升曰：枫脂入地，亦能结成。</small>以手心摩热拾芥者真。以柏子仁入瓦锅，同煮半日，捣末。

【点评】琥珀厥功有四：宁心安神则治惊悸、心虚、健忘、癫狂；息风止痉可疗惊风、惊痫；散瘀破癥能除月闭、月水不调、月水来腹痛、月水不通腹内癥块、产后血晕、产后恶露不下，以及积聚、血癥和打扑损伤；利水通淋则治五淋、胞转。

茯苓<small>通：行水，宁心，益脾。</small>

甘，平。益脾宁心，淡渗利窍除湿。色白入肺，泻热而下通膀胱<small>能通心气于肾，使热从小便出。然必上行入肺，清其化源，而后能下降利水。故洁古谓其上升，东垣谓其下降，各不相背也。</small>治忧恚惊悸，心下结痛，寒热烦满，口焦舌干口为脾窍，舌为心苗，火下降则热除。咳逆，呕哕，膈中痰水，水肿，淋沥，泄泻，遗精因湿热，故宜淡渗以清之。小便结者能通，多者能止《素问》曰：肺气盛则便数。生津止渴湿热去则津生。功专行水伐肾。小便不禁，虚寒精滑，及阴亏而小便不利者，皆勿妄投。松根灵气结成，产云南。色白而坚实者佳，去皮产浙江者，色虽白而体松，其力甚薄。近今茯苓颇多种者，其力更薄矣。

赤茯苓通利湿热。白者入肺、膀胱气分；赤者入心、小肠气分时珍曰：白入气，赤入血。益心脾，白胜；利湿热，赤胜。

【点评】古方配伍本品，多用于水肿、脚气、咳嗽；尚治疗痰饮、痞满、骨蒸热劳和噎膈。

茯苓皮通：行水。专能行水，治水肿肤胀以皮行皮之义，五皮散用之。凡肿而烦渴，便闭溺赤，属阳水，宜五皮散、疏凿饮。不烦渴，大便溏，小便数，属阴水，宜实脾饮、流气饮。腰以上肿宜汗，腰以下肿宜利小便。

茯神通：行水宁心。

主治与茯苓同，而入心之用居多。开心益智，安魂养神。疗心虚惊悸，多患善忘。即茯苓抱根生者以其抱心，故入心之用多。去皮及中木。茯神心木名黄松节。疗诸筋挛缩，偏风㖞斜，心掣健忘心木一两、乳香一钱，石器炒研，名松节散。每服二钱，木瓜汤下，治一切筋挛疼痛。乳香能伸筋，木瓜能舒筋也。二茯俱恶白蔹，畏地榆、秦艽、鳖甲、雄黄，忌醋面䵟、雀斑用白茯苓末蜜和，夜夜敷之，二七日愈。

【点评】古时配伍茯神，重在宁心安神，治疗心虚、惊悸、惊恐、癫狂、不得眠和健忘诸疾；惊风、惊痫也多有用之者。此外，中风和头眩也常伍用。

猪苓通：行水。

苦、甘、淡、平，泄滞利窍。入膀胱、肾经，升而能降。开腠发汗，利湿行水，与茯苓同，而泄较甚。治伤寒、瘟疫大热《经疏》曰：大热利小便，亦分消之意。**懊憹、消渴**湿热。**肿胀、淋浊、泻痢、痎疟**疟多由暑，暑必兼湿。《经》曰：夏伤于暑，秋为痎疟。**宗奭曰：损肾昏目。洁古云：淡渗燥，亡津液，无湿者勿服。多生枫树下，块如猪屎，故名**马屎曰通，猪屎曰苓，苓即屎也，古字通用。**白而实者良，去皮。**

雷丸泻：消积杀虫。

苦，寒。有小毒。入胃、大肠经。功专消积杀虫《避斋闲览》云：杨勔得异疾，每发语腹中有小声应之，久渐声大。有道士曰：此应声虫也，但读本草，取不应者治之。读至雷丸不应，服数粒而愈。杀虫之外无他长，能令人阴痿。竹之余气得霹雳而生，故名。大小如栗，竹刀刮去黑皮，甘草水浸一宿，酒拌蒸或炮。厚朴、芫花为使，恶葛根小儿出汗有热，雷丸末二两、粉四两，扑之。

【点评】雷丸以驱杀肠道诸虫为用，消积而除积聚、痞疾。古方配伍本品，并治诸痔和癫痫。

桑寄生补筋骨、散风湿。

苦坚肾，助筋骨而固齿长发。甘益血，止崩漏而下乳安胎。舒筋络而利关节，和血脉而除痹痛。外科散疮疡，追风湿。海外深山地暖，不蚕桑无采掇之苦。气化浓密，自然生出。有言鸟衔他子，遗树而生者，非也。他树多寄生，恐反有害。茎叶并用，忌火胎动腹痛，桑寄生两半，阿胶、艾叶各半两，水盏半，煎一盏，去滓温服。或去艾叶，又治膈气，生桑寄生捣汁一盏服之。

以上寓木类。

果部五果类 山果类 夷果类 味类 蓏类 水果类

杏仁泻肺，解肌，润燥。

辛、苦、甘，温而利，有小毒。泻肺降气，行痰解肌，除风散寒，利胸膈气逆，通大肠气秘东垣曰：杏仁下喘治气，桃仁疗狂治血，俱治大便秘，当分气血。脉浮属气，昼便难而阳气秘者，用杏仁、陈皮。脉沉属血，夜便难而阴血秘者，用桃仁、陈皮。肺与大肠相表里，贲门在上，魄门在下，为气之通道，故并以陈皮佐之。杏仁、紫菀并能解肺郁，利小便。润燥消积索面豆粉，近之则烂。治时行头痛，上焦风燥，咳逆上气炒研蜜丸，含咽。烦热喘促。其毒性又能杀虫，治疮，制锡毒、狗毒消狗肉积。因虚而咳嗽、便闭者忌之。双仁者杀人。去皮尖炒研。发散，连皮尖研。得火良，恶葛根、黄芩、黄芪。杏子酸热，有小毒，损人，孕妇忌。

【点评】古代含杏仁复方最治咳嗽、喘促。尚可注意到，肺脏壅热、肺虚、肺劳、肺痿和肺痈诸疾导致的肺失宣降，也皆有配伍，取其宣肺止咳平喘之功。此外，疮疡、中风伤寒、水肿、便秘、犬咬等也可伍用。

巴旦杏仁润肺下气。

甘，平。止咳下气，消心腹逆闷。有湿痰者勿服以其性润也。凡仁皆润。形扁，皮白，尖弯，如鹦哥嘴者真形圆，皮黄，尖直者，名甜杏仁。出山东、河南，不入药。

乌梅<small>涩肠敛肺。</small>

酸、涩而温脾肺，血分之果。涩肠敛肺<small>肺欲收，急食酸以收之。</small>止血涌痰，消肿解毒，生津止渴<small>时珍曰：梅，花于冬而实于夏，得木之全气，故最酸。胆为甲木，肝为乙木，人舌下有四窍，两通胆液，故食酸则津生。</small>醒酒杀虫。治久嗽，泻痢<small>血痢尤良。梁庄肃公血痢，陈应之用乌梅、胡黄连、灶下土等分为末，茶调服而愈。曾鲁公血痢百余日，国医不能疗，应之用盐梅肉一枚研烂，合腊茶入醋服，一啜而安。</small>瘴疟，霍乱，吐逆，反胃，下血血崩。安蛔厥<small>蛔虫上攻而眩仆，虫得酸则伏。</small>去黑痣，蚀恶肉<small>疽愈后有肉突起，烧存性研末敷之，一日减半，两日而平。</small>病有当发表者，大忌酸收，误食必为害。青梅熏黑为乌梅<small>稻灰汁淋蒸，则肥泽不蠹。大便不通，气奔欲死者，乌梅十颗，汤浸去核，丸枣大，纳入下部，少时即通。</small>产安吉者肉厚多脂，最佳<small>合溪者次之，长沙梅、福建梅肉薄无脂，不堪用。</small>

【点评】《伤寒论》乌梅丸治疗蛔厥，较早确立了乌梅杀虫驱蛔的功能。其实，古代含乌梅复方治疗最多病症为泄痢、疟疾和咳嗽；还用于消渴、积聚、中暑、肠风下血和崩漏。

白梅<small>酸、涩、咸，平。功用略同乌梅。治痰厥僵仆，牙关紧闭<small>取肉揩擦牙龈，涎出即开。盖酸先入筋，齿软即易开。若用铁器搅①开，恐伤其齿。</small></small>惊痫，喉痹，梅核膈气<small>取半青半黄梅子，每个用盐一两淹一日夜，晒干。又浸又晒，至水尽乃止。用青钱三个夹二梅，麻线缚定，通装瓷罐内，封埋地下，百日取出。每用一枚含之，咽汁入喉即消。收一年者治一人，收二年者治二人，神效。</small>敷乳痈肿毒，刺入肉中<small>捣烂罨之即出。疮中胬肉，捣饼贴之即收。</small>刀箭伤肤<small>捣敷血即止。</small>多食损齿伤筋<small>《经》曰：酸走筋，筋病无多食酸。若过食而齿齼②者，嚼胡桃肉以解之。</small>盐渍为白梅<small>取大青梅以盐汁渍之，日晒夜渍，十日成矣。久乃上霜，故又名盐梅。衣生霉点者，梅叶煎汤，洗之即去。清水揉梅叶，洗蕉葛衣，经夏不脆，有验。</small>根叶治休息痢及霍乱，煮浓汁饮之。

---

① 搅：上海本作"撬"。
② 齼(chǔ 楚)：牙齿接触酸味时的感觉。

桃仁泻：破血润燥。

苦，平，微甘。苦以泄血滞，甘以缓肝气而生新血成无己曰：肝者，血之源。血聚则肝气燥，肝苦急，急食甘以缓之。通大肠血秘，治热入血室冲脉。血燥血痞，损伤积血，血痢，经闭，咳逆上气血和则气降。皮肤燥痒肌有血凝。发热如狂若小腹满痛，小便自利者，为蓄①血。若非血瘀而误用之，大伤阴气。泡去皮尖炒，研碎。双仁者有毒，不可用。香附为使妇人阴痒，桃仁杵烂，绵裹塞之。产后阴肿，桃仁捣研敷之，俱妙。

【点评】桃仁古时以妇科月经病和产后病应用最为广泛，诸如经闭、月水不调、月水来腹痛、产后恶露不尽腹痛、恶露不下之属。妇科腹内积聚、癥块以及癥瘕、瘀血、痃癖、伤折亦多伍用，均取破血活血之效。其次诸疟、骨蒸劳瘵、传尸尸疰应用也较普遍。另见用于诸疝、痈疡、便秘、痔漏和腰腹疼痛。对"发热如狂"属下焦蓄血者，张仲景以桃核承气汤主之，后世取法者鲜矣。

桃花通：大泻。苦，平。下宿水，除痰饮，消积聚，利二便，疗风狂苏鹗《杜阳编》载：范纯佑女丧夫发狂，闭之室中。夜断窗棂，登桃树，食花几尽，自是遂愈。以能泻痰饮滞血也。《儒门事亲》载：一妇滑泻数年，百治不效。或言此伤饮有积也，桃花落时，以棘针刺取数十萼，勿犯人手，以面和作饼，煨熟食之，米饮送下，不一二时，泻下如倾，六日行至数百行，昏困，唯饮凉水而平。以攻决为用，但可施于气实有余之证。若无故而因除百病、美颜色诸谬说而服之，为害不小。三月三日采花拣净，以绢袋盛，悬檐下阴干。千叶者勿用。

桃叶宣：发汗。苦，平。杀虫，发汗凡伤寒风痹发汗不出，以火烧地，用水洒之，布干桃叶于上，厚二三寸，席卧温覆，取大汗，被中敷粉极燥，便瘥。凡麦麸、蚕沙，皆可如此法用。采嫩者，名桃心，入药尤胜。桃子辛酸甘热，微毒。多食令人有热，生痈疖有损无益，五果列桃为下。以此与鳖同食患心痛，服术人尤

---

① 蓄：原作"畜"，诸本同。据文义改。

忌之。

桃枭是桃子在树、经冬不落者，正月采之。**苦微温，有小毒。辟邪祛祟**白秃头疮，干桃一两、黑丑一合为末，腊猪脂调搽。

栗补肾。

咸，温。厚肠胃，补肾气能解羊膻①。**小儿不可多食。生则难化，熟则滞气**小儿疳疮，生嚼栗子敷之。

大枣补脾胃，润心肺，调营卫，和百药。

甘，温。补中益气，滋脾土，润心肺，调营卫，缓阴血，生津液，悦颜色，通九窍，助十二经，和百药。伤寒及补剂中加用之，以发脾胃升腾之气须与姜并行。红枣功用相仿，差不及尔。**虽补中而味过于甘，中满者忌之**甘令人满。大建中汤心下痞者减饧、枣，与甘草同例。《经》言：枣为脾果，脾病宜食之。又曰：脾病人毋多食甘，毋乃相戾耶？不知言宜食者，指不足之脾也，如脾虚泄泻之类。毋多食者，指有余之脾也，如实满肿胀之类。凡用药者，能随其虚实而变通之。虽寻常品味，必获神功。苟执而泥之，虽有良剂，莫展其长，故学者以格致为亟也。**凡风疾、痰热及齿痛，俱非所宜；小儿疳病亦禁。生者尤为不利。北产肥润坚实者佳**金华南枣及徽宁所产，皮薄而皱，花纹甚细而可爱。味虽甘美，而微带酸，且脂少于北枣。止可充食用，皆不堪入药。弘景曰：南枣大恶，不堪啖。苏颂曰：江南出者，坚燥少脂，不可入药。**杀乌、附毒，忌葱、鱼同食**诸疮久坏不愈者，枣膏三升煎水频洗，取愈。食椒闭气，食枣即解。

以上五果类。

【点评】大枣益气养血、调和诸药。古代含大枣复方尚治疗伤寒、咳嗽、疟疾、惊悸、虚劳等病症，应当予以重视。

梨凉心润肺，利大小肠。

甘，寒，微酸。凉心润肺，利大小肠丹溪曰：梨者利也，流利下行之谓也。**止嗽消痰，清喉降火**生之可清六腑之热，熟之可滋五脏之阴。实火宜生，虚火宜

---

① 膻(shān 山)：羊臊气。亦泛指臊气类似羊臊气的恶臭。

熟。**除烦解渴，润燥消风**人知其清火消痰，不知其散风之妙。**醒酒解毒**《经疏》曰：膏粱之家，厚味酕酒纵肆无节，必多痰火、痈疽、卒中之患。唯数食梨能转重为轻，变危为安。**治伤寒发热，热嗽痰喘，中风失音**捣汁频服。《圣惠方》梨汁煮粥，治小儿心脏风热昏躁。**切片，贴汤火伤。脾虚泄泻、乳妇及金疮忌用。捣汁用，熬膏亦良。加姜汁、蜂蜜佳。清痰止嗽，与莱菔相间收藏则不烂。**

柿润肺宁嗽，涩肠。

生用甘冷。润肺止咳嗽，清胃理焦烦。干柿甘寒而涩，涩肠止泄，润肺宁嗽而消宿血，治肺痿热咳《产宝》云：产后咳逆、烦乱，干柿水煮饮。咯血反胃有人三世病反胃，至孙，以柿干同饭常食，不饮水，愈。**肠风下血，痔漏**肺与大肠相表里，脏清则腑热亦除，方勺《泊宅编》柿干烧灰，饮服二钱，治下血。**柿霜**乃其津液，生津化痰，清上焦心肺之热为尤佳，治咽喉口舌疮痛。柿性颇寒，肺经无火，及风寒作嗽，冷痢滑泄者忌之。若与蟹同食，令人腹痛作泻。

柿蒂 止呃逆古方单用，取其苦温降气。济生加丁香、生姜，取其开郁散痰，亦从治之法。

木瓜和脾舒筋。涩：敛肺。

酸、涩而温。和脾理胃，敛肺伐肝，**化食**酸能敛，敛则化，与山楂同。**止渴**酸能生津。**气脱能收，气滞能和。调营卫，利筋骨**筋急者，得之即舒。筋缓者，遇之即利。**去湿热，消水胀。治霍乱转筋**邪伤脾胃，清浊不分，挥霍扰乱，上吐下泻，甚则肝木乘脾，而筋为之转也。时珍曰：肝虽主筋，而转筋则因风寒湿热袭伤脾胃所致。转筋必起于足腓，腓及宗筋皆属阳明。木瓜治转筋，取其理脾以伐肝也。土病则金衰而木盛，故用酸温以收脾肺之耗散，而借其走筋以平肝邪，乃土中泻木以助金也。**泻痢，脚气**脾主四肢，或寒湿伤于足络，或胃受湿热之物，上输于脾，下流至足，则成脚气，恶寒发热，状类伤寒，第胫肿掣痛为异尔。宜利湿清热，忌用补剂及淋洗。昔有患足痹者趁舟，见舟中一袋，以足倚之，比及登岸，足已善步矣，询袋中何物，乃木瓜也。**腰足无力。多食损齿及骨，病癃闭**酸收太甚。郑奠一曰：木瓜乃酸涩之品。世用治水肿、腹胀误矣。有大寮，舟过金陵，爱其芬馥，购数百颗置之舟中，举舟人皆病溺不得出，医以通利罔效，迎予视之，闻四面皆木瓜香，笑谓诸人曰：撤去此物，溺即出矣，不必用药也。于是尽投江中，顷之，溺即如旧。**陈者良**。忌铁反花痔疮，木瓜为末，以鳝鱼身上涎调贴之，以纸护住。辟除壁虱，木瓜切片，铺于席上。

山楂古字作樝。泻：破气消食，化痰散瘀。

酸、甘，微温。**健脾行气，消食磨积**善去腥膻油腻之积。与麦芽消谷积者不同，凡煮老鸡、硬肉投数枚，则易烂，其消肉积可知。**散瘀化痰**。发小儿痘疹，**行乳食停留，止儿枕作痛**恶露积于太阴，少腹作痛，名儿枕痛，砂糖调服。**疗小肠疝气**茴香佐之。多食令人嘈烦易饥，反伐脾胃生发之气凡服人参不相宜者，服山楂即解。一补气，一破气也。胃中无积及脾虚恶食者忌服。有大小二种，小者入药。一名棠球子。去皮核核亦有用，化食磨积，治疝，催生。

【点评】"疗小肠疝气"者，非山楂肉，乃山楂核也。属取象为用。鉴于山楂散瘀化痰，现已拓展应用到胸痹心痛。

橘皮宣：理气调中；泻：燥湿消痰。

辛能散，温能和，苦能燥能泻。**为脾、肺气分之药**脾为气母，肺为气籥。凡用补药、涩药，有宜佐陈皮以利气者。**调中快膈，导滞消痰**大法治痰，以健脾顺气为主。洁古曰：陈皮、枳壳利其气，而痰自下。**定呕止嗽，利水破癥，宣通五脏，统治百病**，皆取其理气燥湿之功。入和中药，则留白；入疏通药，则去白。去白名橘红，兼能除寒发表皮能发散皮肤。气虽中和，亦损真元，无滞勿用。广产为胜。皮厚不脆，有猪棕纹福建产者名建皮，力薄；浙江衢州出者名衢皮，更恶劣矣。**陈久者良，故又名陈皮**陈则烈气消，无燥散之患，半夏亦然。故同用，名二陈汤。治痰咳，童便浸晒；治痰积，姜汁炒；入下焦，盐水炒化州陈皮，消痰甚灵。然消伐太峻，不宜轻用。况此物真者绝少，无非柚皮而已。

青皮泻肝破气，散积。

辛、苦而温。色青气烈。入肝胆气分。**疏肝泻肺**凡泻气药皆泻肺。**引诸药至厥阴之分**柴胡疏上焦肝气，青皮平下焦肝气。**下饮食，入太阴之仓。破**

滞削坚，消痰散痞，治肝气郁积，胁痛多怒，久疟，结癖<small>入肝散邪，入</small>脾除痰，故清脾饮以之为君。**胸膈气逆，疝痛，乳肿**<small>丹溪曰：乳房属阳明，乳头属厥阴。乳母或因忿怒郁闷，厚味酿积，致厥阴之气不行，故窍不得出。阳明之血腾沸，故热甚而化脓。或因其子有滞痰膈热，含乳而睡，嘘气致生结核者。初起便须忍痛揉软，吮令汁透，自可消散。治法：俱宜以青皮疏肝滞为主，再加石膏清胃热，栝楼消肿，甘草节解毒，余如没药、橘叶、金银花、蒲公英、皂角刺、当归皆可随宜用之，少佐以酒。久则凹陷，名乳岩，不可治矣。</small>**最能发汗**<small>皮能达皮，辛善发散。</small>**气虚及有汗者忌用**<small>性颇猛锐，如人年少壮，未免躁暴，及长大而为橘皮，如人至老年，烈性渐减，经久而为陈皮，则多历寒暑，躁气全消也。</small>**橘之青而未黄者**<small>古方无用者。宋以后，始与陈皮分用。</small>**去瓤切片，醋拌炒**<small>陈皮升浮入脾肺，治高；青皮沉降入肝胆，治低。炒之以醋，所谓肝欲散，急食辛以散之，以酸泄之，以苦降之也。</small>**叶治乳痈、胁痛、肺痈**<small>皆能入厥阴，行肝气，消肿散毒，绞汁饮之。</small>**肉生痰聚气**<small>时珍曰：橘皮下气消痰，其肉生痰聚饮，表里之异如此。</small>**核治疝痛。腰肾冷痛，去皮炒。**

【点评】青皮总以破气理气、消积散痞为用。故古代含青皮复方突出治疗痞气、噎膈、呕吐、腹胀满和诸疝，兼治积聚、痃癖、癥瘕。并能振奋中焦，兼理脾胃，治疗脾胃虚冷水谷不化、泄痢和不能进食。此外，尚可疗水肿、疟疾、痔疾和痰饮。

香橼<small>俗作圆。一名佛手柑、古名枸橼。音矩员。理气止呕，健脾进食。</small>

辛、苦、酸，温。入肺脾二经。理上焦之气而止呕，进中州之食而健脾。除心头痰水，治痰气咳嗽<small>煮酒饮。</small>心下气痛。性虽中和，单用多用，亦损正气。须与参、术并行，乃有相成之益尔。陈久者良。根叶功用略同。

【点评】所谓"除心头痰水，治痰气咳嗽，心下气痛"，其中两个"心"，明确了咳嗽和气痛的病位所在。不过，由香橼化痰止咳，可以确认前者之"心"病位在"肺"，依据本品理气和胃，后者之"心"病位自然在"胃"，心下气痛即脘腹胀痛。

香栾 下气消食，快膈化痰。

苦、甘、酸、辛而平。下气消食，快膈化痰，解酒毒。治饮酒人口气，去肠胃中恶气，散愤懑之气。疗妊妇不思食，口淡。愈痰气咳嗽 用香栾去核切，砂瓶内浸酒，封固一夜，煮烂，蜜拌匀，时时含咽。能去浊恶之气。无滞而虚者禁之；孕妇气虚者勿与。此柚之属也。其黄而小者为密筒，其大者谓之朱栾，最大者谓之香栾。今人误称为香圆，不知香圆即佛手柑也。香栾夏初生白花，六月成实，至冬黄熟。今人于六七月间采其小实，晒干至十月。伪枳实、枳壳。

【点评】为芸香科植物柚的成熟果实，即柚子。有消食散满、化痰止咳作用，尚可解酒毒。古方罕见伍用。

花红 即林檎。涩：生津。

酸、涩、甘，温。生津。治消渴、泄精、水痢，小儿闪癖 头发竖黄，瘰疬瘦弱者，干末和醋敷。多食发热，闭百脉。

【点评】为蔷薇科植物林檎的果实，即苹果。古方少有配伍。罕见配伍本品复方治疗瘰疬、痢疾、疮疹、时气疫疠和癖气者。

枇杷叶 泻肺下气。

苦，平。清肺和胃而降气，气下则火降痰消 气有余便是火，火则生痰。治热咳、呕逆、口渴 时珍曰：火降痰消，则呕者不呕，逆者不逆，咳者不咳，渴者不渴矣。一妇肺热久嗽，身如火燎，肌瘦，将成劳。以枇杷叶、款冬、紫菀、杏仁、桑皮、木通等分、大黄减半，蜜丸樱桃大，食后夜卧，各含化一丸，未终剂而愈。虚寒呕吐，风寒咳嗽忌之。叶湿重一两、干重三钱为气足，拭净毛 毛射肺，令人咳。治胃病，姜汁涂，炙黄；治肺病，蜜水涂，炙黄。枇杷甘酸平。止渴下气，利肺气，止吐逆，除上焦热，润五脏。多食发痰热伤脾。同炙肉及热面食，令人患热黄疾。

杨梅和利五脏、生津。

酸、甘，温。去痰止呕，消食下气，生津，和利五脏。能涤肠胃，除烦愦恶气。烧灰服，断下痢甚验。多食令人发热、衄血、损齿及筋。忌生葱，同食发疮致痰。杭州、苏州最美。青时酸，红后变紫，味如蜜。盐藏、蜜渍、糖收、火酒浸，俱佳树生癞，以甘草钉钉之，即除。根皮解砒毒煎汤漱牙痛，洗恶疮。烧灰油调，涂汤火伤。

石榴皮涩肠，收脱肛。外用染须。

酸、涩而温。能涩肠，止泄痢，下血煅末服。崩带，脱肛以石榴皮、陈壁土加明矾少许，浓煎熏洗。再加川倍子炒研末，敷而托上之。又能杀虫。浸水，汁黑如墨，乌须方绿云油中用之。能恋膈成痰，痢积未尽者，服之太早反为害也。忌铁器。酸石榴治泻痢，崩中，带下。过食损肺坏齿。榴花千叶者，治心热吐血。又研末吹鼻，止衄血立效。亦敷金疮出血。

银杏一名白果。涩：敛肺、去浊痰。

甘、苦，收涩。熟食温肺益气色白属金，故入肺。定痰哮，敛喘嗽，缩小便，止带浊带浊赤者，热伤血分，从心、小肠来。白者，湿伤气分，从肺、大肠来，并有寒热二证。亦有因痰而带浊者，宜二陈，加升、柴、二术。生食，降浊痰，解酒，消毒杀虫花夜开，人不得见。性阴，有小毒，故能消毒杀虫。浆泽手面，浣油腻时珍曰：去浊痰之功，可以类推。多食则收涩太过，令人壅气胪胀，小儿发惊，动疳。

【点评】李时珍由银杏"浣油腻"，推测其有"去浊痰之功"，并以"降浊痰"补充银杏功能。这是由生活和生产实践发现和确认的药物功能，还见于"藕皮散血，起自庖人；牵牛逐水，近出野老。饼店蒜齑，乃下蛇(肠寄生虫)之药"(见《证类》)。此种功能发现，与援物比类的认识方式有所不同。尚需指出，因银杏"定痰哮，敛喘嗽"，针对狭义之痰，而由"浣油腻"确认的"降浊痰""去浊痰"，则属清除广义之痰。对此应区别对待。

胡桃_{补命门、利三焦。}

味甘，性热。肉润皮涩_{皮敛肺定喘，固肾涩精。今药中罕用。若用之，当胜金}樱、莲须也。通命门，利三焦，润肠胃，悦肌肤，温肺补肾。治痿强阴，佐补骨脂，一木一火，大补下焦_{胡桃属木，破故纸属火，有木火相生之妙。古云：}_{黄檗无知母，破故纸无胡桃，犹水母之无虾也。时珍曰：三焦者，元气之别使；命门者，三}_{焦之本原。命门指所居之府而言，为藏精系胞之物。三焦指分治之部而名，为出纳腐熟之}_{司。一为体，一为用也。其体非脂非肉，白膜裹之，在脊骨第七节，两肾中央，系著于脊，}_{下通二肾，上通心肺，贯脑，为生命之原。相火之主，精气之府，人物皆有之。生人生物皆}_{由此出。《内经》所谓"七节之旁，中有小心"是也。《难经》误以右肾为命门，高阳生承谬撰}_{《脉诀》，至朱肱、陈言、戴起宗《脉诀》刊误始辟之。肾命相通，藏精而恶燥。胡桃颇类其}_{状，皮汁青黑，故入北方。佐破故纸润燥而调血，使精气内充，血脉通利，诸证自除矣。}三焦通利。故上而虚寒喘嗽_{洪迈①有痰疾，晚对上谕，以胡桃三枚、姜三片，卧时}_{嚼服，即饮汤，复嚼桃、姜如前数，静卧必愈。迈如旨服，旦而痰消嗽止。洪辑幼子病痰}_{喘，梦观音，令服人参胡桃汤，服之愈。明日去皮，喘复作，仍连皮用，信宿而瘥。盖皮能}_{敛肺也。同葱白、姜、茶捣煎，发汗散寒。}下而腰脚虚痛，内而心腹诸痛，外而疮肿诸毒，皆可除也。动风痰，助肾火，肺有痰热，命门火炽者，勿服。润燥养血，去皮。敛涩连皮。油者有毒，故杀虫治疮。壳外青皮压油，乌髭发。

【点评】论曰："佐补骨脂，一木一火，大补下焦"，注称："胡桃属木，破故纸属火，有木火相生之妙"，论注皆较牵强。须知，木火相生基于五行中木火母子关系而言，在藏象学说中乃肝与心的关系。胡桃与破故纸皆命门之药，与木火何干？两者相须为用，共成补肾壮阳，填精益髓，涩精止遗之功。故大费周折，臆造两药一木一火、木火相生之说，没有实际意义。

榛_{补中益气。}

甘，平。调中开胃，益气力，实肠胃。令人不饥健行。久留最易

---

① 洪迈：南宋饶州鄱阳(今江西省鄱阳县)人，字景卢，号容斋，又号野处。官至翰林院学士、资政大夫、端明殿学士、宰执，封魏郡开国公、光禄大夫。

油坏。

以上山果类。

荔枝核宣：散寒湿。

甘、涩而温。散滞气，辟寒邪。治胃脘痛，妇人血气痛煅存性五钱、香附一两为末，每服二钱，盐汤或米饮下，名蠲痛散。单服、醋汤下亦效。其实双结，而核肖睾丸肾子也。故治癫疝卵肿。有述类象形之义煅存性，酒调服。加茴香、青皮各炒为末，酒服亦良。无寒湿滞气者勿服。烧存性。荔枝甘酸热。解烦渴，止呃逆荔枝七个，连皮核烧存性，为末，白汤调下立止。多食令人发热、烦渴。龈肿、衄血、病齿及火病人尤忌之。壳，发痘疮，又解荔枝热生荔枝多食则醉，以壳浸水解之。此即食物不消，还以本物消之之意。花、皮、根，喉痹肿痛，煮汁含咽。

龙眼肉补心脾。

甘、平，润。补心长智一名益智。悦胃培脾。疗健忘与怔忡，能安神而熟寐。一切思虑过度，劳伤心脾，及血不归脾诸证归脾汤用为向导者，五味入口，甘先归脾也。凡心脾伤而血耗，致有健忘、怔忡、惊悸，及吐血、血崩、肠风下血等证。归脾汤能引血归脾而生补之。道家用龙眼肉细嚼，待津液生，和津汩汩而咽。此即服玉泉之法也。

【点评】补心脾者，益气血也。换言之，心脾两虚者，气血俱虚也。龙眼肉性味平和，心神失养、血不归脾者宜之。常与大枣、柏子仁等补益心脾之品配伍应用。

橄榄宣：清肺。

甘、涩、酸，平。清肺开胃，下气除烦，生津解酒，利咽喉，解诸毒、河豚毒投入煮，佳。及鱼骨哽，煮汁。核主治与橄榄同凡解河豚毒，及治诸鱼骨哽，如无橄榄，即以核磨汁或研末，急流水调服亦效。仁甘平而润。唇吻燥痛，研烂敷之肾阴癫肿，橄榄核、荔枝核、山楂核等分，烧存性，研末，每服二钱，空心茴香汤调下。

榧子 杀虫。

甘、涩而平。杀虫 小儿黄瘦有虫积者，宜食之。疗痔消积。丹溪曰：此肺家果也。多食引火入肺，大肠受伤。反绿豆 好食茶叶，面黄者，每日食榧子七枚，以愈为度。

【点评】榧子"反绿豆"，不在十八反之列。治疗肠道寄生虫，可与使君子、槟榔、雷丸、鹤虱等配伍使用。

海松子 润燥。

甘温而香。润肺开胃，散水气，除诸风。治肺燥咳嗽 松子一两、胡桃二两，研膏，和熟蜜半两收之。大便虚秘 同柏子仁、麻子仁等分研泥，溶白蜡和丸，黄芪汤下。便溏、精滑者勿与；有湿痰者亦禁。

槟榔 泻气行水，破胀攻坚。

苦温破滞，辛温散邪。泻胸中至高之气，使之下行。性如铁石，能坠诸药，至于下极。攻坚去胀，消食行痰，下水除风，醒酒杀虫。治痰癖、癥结、瘴疠、疟痢、水肿、脚气 脚气冲心者，尤须用之。童便、姜汁，温酒调服。大小便气秘、里急后重 或同木香调气，或同黄芩、枳壳宽肠。坠诸气至于下极。气虚下陷者，所当远避 岭南多瘴，以槟榔代茶，损泄真气，所以居人多病少寿。鸡心尖长，破之作锦纹者良 阴毛生虱，煎水洗之即除。忌火 聤耳出脓，槟榔末吹之。游丹从脐起者，槟榔末醋调敷之。

大腹皮 泻：下气；通：行水。

辛泄肺，温和脾。下气宽胸，行水，通大小肠。治水肿，脚气，痞胀，痰膈，瘴疟，霍乱。稍涉虚者勿用。取皮酒洗，黑豆汤再洗。鸩鸟多栖其树，故宜洗净。煨用。子，辛、涩、温，与槟榔同功，而力稍缓。形亦与槟榔相似，腹大而扁 故又名大腹槟榔。

枳椇子 一名木蜜、一名木饧。润：解酒。

甘，平。止渴除烦，润五脏，解酒毒 葛根解酒而发散，不如枳椇。震亨曰：一男子因饮酒发热，又兼房劳，加葛根于补气血药中，一贴微汗，反倦怠，热如故。知气血虚，不宜葛根之散也。必得枳椇，方可觅而加入，即愈。**多食发蛔虫，实拳曲如鸡距**故俗名鸡距。**经霜黄赤，甚甘。木皮治五痔，和五脏。**

【点评】枳椇子解酒，古今皆负盛名。此外，葛根、五味子、桑椹、香菜、银杏、橄榄、茶叶、藕、莱菔、茭白、荞麦、赤小豆等药食两用之品，皆有解酒作用。

落花生 润肺补脾。

辛、甘而香。润肺补脾，和平可贵。出闽广，藤生，花落地而结实，故名。炒用。
以上夷果类。

川椒 一名蜀椒。宣：散寒湿；燥：补火。

辛大热。有毒。入肺发汗散寒，治风寒咳嗽；入脾暖胃燥湿，消食除胀，治心腹冷痛，吐泻，澼痢，痰饮，水肿；入右肾命门补火，治肾气上逆能下行，导火归元。阳衰，泄精，溲数，阴汗有人冷气入阴囊，肿满疼闷欲死，以布裹椒厚半寸包囊下，热气大通。日再易，以消为度。或以桂末涂，亦良。破血通经，除癥，安蛔虫闻椒则伏，凡虫咬腹痛者，面白唇红，时发时止。辟疫伏邪。杀鬼疰、虫鱼毒最杀劳虫。通血脉，消痿痹，行肢节，利机关。命门火衰，有寒湿者宜之。阴虚火旺之人，在所大忌丹溪曰：食椒既久，则火自水中生，多被其毒也。蜀产，肉厚皮皱为川椒。比秦椒略小，去闭口者能杀人。微炒去汗，捣去里面黄壳，取红用名椒红。得盐良入肾。杏仁为使，畏雄黄、附子、防风、款冬、凉水、麻仁中其毒者，用凉水、麻仁浆解之。

【点评】川椒大热，功用侧重脾肾。散寒除湿、消食散痞，善治心腹冷痛、吐泻和冷痢；温壮下元、活血通经，能疗月水不调、积聚、痼冷和寒疝腹痛；温通经络血脉，并能治风寒湿痹、痿痹和关节不利。另外，古方伍用本品，还用于咳嗽、疥癣、脚气和牙痛。

椒目通：行水。苦，辛，小毒。颛行水道，不行谷道。消水蛊，除胀定喘。根辛热杀虫，煎汤洗脚气及湿疮。

秦椒俗名花椒。宣：散寒燥湿，温中。

辛、苦，温，有毒。温中散寒，燥湿除风，下气杀虫。治上气咳嗽，吐逆，疝瘕，风湿寒痹。利五脏，去老血。疗久痢，月闭，腹中冷痛，产后余疾，恶血痢，腹痛。禁忌修治俱同川椒。比川椒味短，纹低。恶苦葜、防葵，畏雄黄手足心肿，风也。椒末、盐等分，醋和敷。

胡椒燥：快膈消痰。

辛，大热。有毒。温中下气，快膈消痰。治寒痰，食积，肠滑冷痢，阴毒腹痛，胃寒吐水，牙齿浮热作痛合荜茇散之。杀一切鱼肉、鳖、蕈毒刘伯温《多能鄙事》方：蜈蚣咬伤，胡椒嚼封之，即不痛。世人因其快膈，嗜之者众。然损肺走气，动火动血，损齿昏目，发疮痔脏毒，必阴气至足者，方可用。毕澄茄即胡椒之大者。乃一类二种，主治略同。亦易僭上。

吴茱萸宣：散风寒燥湿，疏肝，下气。

辛、苦，大热，有小毒。疏肝燥脾，温中下气，除湿解郁，去痰杀虫，开腠理，逐风寒。治厥阴头痛，阴毒腹痛痛在少腹。呕逆吞酸俗名醋心。亦有吐酸者，宜降火清痰，用吴茱作向导。蔡中丞苦痰饮，十日一发，头痛背寒，呕酸不食，得一方名吴仙丹，吴茱汤泡七次，与茯苓等分蜜丸，服之而愈。痞满噎膈，食积泻痢，血痹阴疝，奔豚癥瘕，痔疾肠风，脚气水肿，口舌生疮为末醋调，贴足心，过夜便愈。能引热下行。冲脉为病，气逆里急宜此主之。性虽热而能引热下行段成式《酉阳杂俎》言：椒性善下，吴茱性上，似不尽然。宗奭曰：此物下气甚速。东垣曰：浊阴不降，厥气上逆，膈塞胀满，非吴茱不可治也。利大肠壅气，下产后余血。损气动火，昏目发疮，病非寒滞有湿者勿用。即有寒湿者，亦宜酌量少用。开口陈久者良。滚汤泡去苦烈汁。止呕，黄连水炒。治疝，盐水炒。治血，醋炒。恶丹参、硝石，畏紫石英。

【点评】诸药"引热（火）下行"者，有吴茱萸为末，醋调贴足心，引热下行治口舌生疮；大蒜捣贴足心，引热下行疗鼻衄不止；牛膝引火下行治喉痹、齿痛；白茅根引火下降治吐血、衄血；附子津调涂足心，引火下行而治伤寒戴阳；肉桂引火归元，从治目赤肿痛、格阳喉痹、上热下寒诸病症。由此看来，各药所引"热"和"火"，有虚实、真寒假热之别，病变部位之殊，"引热（火）下行"表述虽同，本质却截然不同。

茶 泻热清神，消食。

苦、甘，微寒。下气消食，去痰热，除烦渴，清头目 得春初生发之气、故多肃清上膈之功。汤液云：苦寒下行，如何是清头目？《蒙筌》曰：热下降，则上自清矣。**醒昏睡** 能清神。景岳云：饮浓茶即不睡者，以心气被伐而然。**解酒食、油腻、烧炙之毒** 与姜等分浓煎，名姜茶饮，治赤白痢，茶助阴，姜助阳，使寒热平调。并能消暑，解酒食毒。**利大小便，止头痛**《千金》疗卒头痛如破，非中冷中风，由痰厥气上冲所致，名痰厥头痛，单煮茶怼饮取吐，直吐出胆汁乃已，渴而即瘥。**愈痿疮，寒胃** 浓茶能引吐。**消脂** 最能去油。酒后饮茶，引入膀胱、肾经。患瘕疝、水肿，空心尤忌。**味甘而细者良** 茶禀天地至清之气，产于瘠砂之间，颛感云露之滋培，不受纤尘之滓秽，故能清心涤肠胃，为清贵之品。昔人多言其苦寒不利脾胃，及多食发黄消瘦之说，此皆语其粗恶苦涩者尔。故入药须择上品，方有利益。**茶子捣仁洗衣，去油腻。**

以上味类。

瓜蒂 一名瓜丁。宣：涌吐。

苦，寒，有小毒。阳明 胃 吐药。能吐风热痰涎，上膈宿食 吐去上焦之邪。《经》所谓"其高者，因而越之"，在上者涌之，"木郁达之"是也。瓜蒂散越以瓜蒂、淡豉之苦，涌以赤小豆之酸，吐去上焦有形之物，则木得舒畅。天地交而万物通矣。丹溪曰：吐中就有发散之义。子和曰：诸汗法古方多有之，唯以吐发汗世罕知之。故予尝曰：吐法兼汗，其以此夫。**治风眩头痛，懊憹不眠，癫痫，喉痹，上脘痞硬，头目湿气** 嗜鼻。**水肿，黄疸** 或合赤小豆煎，或吹鼻中取出黄水。**湿热诸病**《类编》云：一女子病齁喘不止。遇道人，教取瓜蒂七枚为末，调服即吐，痰如胶黏，三进而病如扫。凡取吐者，须天气清明，巳午以前行之，令病人隔夜勿食，卒病者不拘。**损胃伤血，耗气夺神，上部无实邪者，切勿轻投**当吐而胃弱者，代以参芦。**甜瓜**俗名熟瓜。**性冷。有小毒。损阳**虽能解暑，然夏多食之，深秋未有不下痢者。凡瓜皆冷利，早青尤甚。瓜叶，无发，捣汁涂之，即生。

西瓜泻暑热。

甘，寒瓜性寒，暴之尤寒。稽舍赋云：瓜暴则寒，油煎则冷，物性之异也。**解暑除烦，利便醒酒，止渴清热**洪忠宣《松漠纪闻》云：有人苦目病，或令以西瓜皮切片曝干，日日服之，遂愈。由其性冷降火故也。**多食伤脾助湿**暑证多湿者，大忌之。卫生歌云：瓜桃生冷宜少食，免致秋来成疟痢。**有寒湿者忌之。**

【点评】卫生歌云："瓜桃生冷宜少食，免致秋来成疟痢"，只可作为瓜桃生冷、食用当慎的告诫。与患疟疾没有关系。

甘蔗和中润燥。

甘，微寒。和中助脾，除热润燥，消痰止渴，解酒毒，利二便。治呕哕，噎膈，反胃和姜汁服。**大便燥结**《外台》方嚼咽或捣汁，治发热，口干，便涩。**胃寒呕吐，中满滑泻勿食。捣汁**虚耗咳嗽，口干，涕唾，用蔗浆升半、青粱米四合，煮粥，日食二次，极润心肺。

白沙糖补：和中。

甘，温蔗浆寒，经火煎炼成糖则温。**补脾缓肝，润肺和中，消痰治嗽。中满者勿服。多食助热，损齿生虫。凝结作饼块如石者为石蜜，轻白如霜者为糖霜，坚白如冰者为冰糖**食韭口臭，沙糖汤解之。

紫沙糖补：和中和血。

功用与白者相仿而稍逊。**和血则紫者为优**今产后服之，取血和而恶露自行也。蔗浆煎炼至紫黑色，其性较白沙糖更温。**生胃火，助湿热，损齿生虫。作汤下小儿丸散，误矣**痘不落痂，沙糖调新汲水一杯服，白汤调亦可。

以上瓜类。

【点评】赤石脂条有"赤入血分，白入气分"之说，据此紫沙糖自然入血分，而有和血之功。故产后恶露不下、恶露不绝者，"和血则紫者为优"。现已沿之成习，实乃象思维之意也。

莲子_{古名藕实。补心脾肾，涩精固肠。}

甘、平而涩。能交水火而媾心肾。安静上下君相火邪_{古方治心肾不}交，劳伤白浊，有莲子清心饮。补心肾，有瑞莲丸。涩精气，厚肠胃。治脾泄久痢，白浊，梦遗，女人崩带，一切血病。大便燥者勿服。去心皮，蒸熟，焙干。得枸杞、白术、山药、茯苓良。莲子中青心苦寒。清心去热_{眼赤作痛，莲子末一盏、粳米半升，煮粥常食。}

【点评】莲子治心肾不交，补心肾而为之；远志"交通心肾，并无补性"；交泰丸交通心肾，黄连清心火，肉桂引火归元，合而成其功，亦非补益之剂也。故交通心肾之法，当有补泻之异、单用合方之别。于是，与交通心肾法对应的心肾不交似应再分阴阳虚实，如心火旺肾阴虚(黄连阿胶汤)、心火旺肾阳虚(交泰丸)、心气虚肾阳虚(茯菟丸)和心气虚肾阴虚(天王补心丹)之类。

石莲子_{开胃，去湿热。}

苦，寒。清心除烦，开胃进食，去湿热。颇治噤口痢_{同人参等分用，}较丹溪黄连、人参呷之为稳。淋浊诸证。无湿热而虚寒者勿服。莲之黑而沉水者_{石莲入水必沉，入卤反浮。煎盐人用以试卤，莲浮至顶，卤乃可用。落田野中者，百年不坏，人得食之，发黑不老。今肆中石莲，产广中树上，其味大苦，不宜入药。}杵碎。

【点评】上有莲子，又出石莲子。上者为睡莲科植物莲的干燥成熟种子，此当为豆科植物南蛇簕的种子，又称苦石莲。有散瘀止痛，清热祛湿之功。用于哕逆，痢疾，淋浊，尿血和跌打损伤。

莲蕊须_{涩精。}

甘平而涩。略与莲子同功。清心通肾，益血固精，乌须黑发。止梦泄遗精，吐崩诸血。小便不利者勿服。忌地黄、葱、蒜。

藕节_{涩：止血。}

涩，平。解热毒，消瘀血。疗产后血闷_{和地黄研汁，入热酒、童便饮。}止吐衄，淋痢，一切血证_{捣汁饮。}

藕_{生，凉血散瘀；熟，补心益胃。}

生用甘寒，凉血散瘀_{产后忌生冷，唯藕不忌，为能去瘀故也。宋大官作血_鲊，}误落藕皮，血遂涣散不凝。一人病血淋，痛胀欲死，时珍以藕汁调发灰，每服二钱，三日而愈。《梅师方》产后余血上冲，煮汁服。血见藕皮，涣散不凝，可见藕亦损血之物。**止渴除烦，解酒毒、蟹毒**_{捣汁，热酒调服。}**治上焦痰热**_{同梨汁服。}**小便热淋**_{生地汁、葡萄汁等分，入蜜温服。}**伤寒、时气烦渴。罨金疮伤折**_{以上俱生捣汁。卒中毒箭者，藕汁饮多多益善。}**熟捣涂坼裂、冻疮。澄粉可口。煮熟甘平**_{市中所卖熟藕，俱用碱水煮，不宜食。}**莲花贴天泡湿疮，甚效。**

荷叶_{轻、宣：升阳散瘀。}

苦，平。其色青，其形仰，其中空，其象震_{震仰盂。}感少阳甲胆之气。烧饭合药，裨助脾胃，而升发阳气_{洁古枳术丸，用荷叶烧饭为丸。}痘疮倒黡者，用此发之_{僵蚕等分为末，胡荽汤下。}能散瘀血，留好血。治吐衄，崩淋，损伤，产瘀，一切血证。洗肾囊风_{戴一曰：荷叶研末，酒服三钱，治遗精极验。东垣曰：雷头风证，头面疙瘩肿痛，憎寒壮热，状如伤寒，病在三阳，不可过用寒药重剂，诛伐无过。处清震汤治之，荷叶一枚、升麻苍术各五钱，煎。}**升散消耗。虚者禁之。**

【点评】"其色青，其形仰，其中空，其象震"，是对荷叶功能的象思维描述。荷叶色青，属肝胆；其形如仰状之盆子（仰盂）；其象属震卦。震卦在天为雷，在地为东方，属木，代表春三月，在色为青，在味为酸，在五脏属肝属胆。而震卦卦德为奋起之状，"万物出乎震"。进而多角度意象描绘出荷叶升发阳气，清新激扬的功能属性。

菱 古名芰实，俗名菱角。清暑。

甘，寒。安中，消暑，止渴，解酒。多食伤人脏腑，损阳气 若过食腹胀者，可暖姜酒，服之即消。有两角三角四角之殊 王安贫《武陵记》以三角四角者为芰，两角者为菱菱，花随月而转，犹葵花之向日。

芡实 一名鸡头。补脾涩精。

甘平而涩。补脾固肾，助气涩精。治梦遗滑精，解暑热、酒毒，疗带浊泄泻。小便不禁，大小便不利者勿服。小儿不宜多食，甚难消化。蒸熟捣粉。涩精药。或连壳用。

荸脐 一名乌芋、一名地栗。泻热消食。

甘寒而滑。消食攻积。除胸中实热，治五种噎膈 气噎、食噎、劳噎、忧噎、思噎，膈亦有五：忧膈、恚膈、气膈、热膈、寒膈。消渴，黄疸，血证，蛊毒 末服辟蛊。能毁铜 汪机曰：合铜钱食之则钱化，可见为消坚削积之物，故能开五膈，消宿食也。误吞铜者，同胡桃食即化。性极凉泻，有冷气人不可食，致腹胀气满；小儿食多，脐下结痛；孕妇尤为大忌 小儿口疮，用荸脐烧存性，研末敷之。

慈菇 通：行血。

苦、甘，微寒。主治百毒，产后血闷，攻心欲死。产难胞衣不出。捣汁服一升。又下石淋。多食发肠风痔漏，崩中带下，脚气瘫风。又使人干呕，损齿，失颜色，皮肉干燥 慈菇叶调蚌粉，涂瘰疬，甚良。

以上水果类。

卷十一

菜部_{荤辛类 柔滑类 蔬菜类 水菜类 芝栭类}

韭_{补阳散瘀。}

辛，温，微酸。温脾益胃，止泻痢而散逆冷。助肾补阳，固精气而暖腰膝。散瘀血，逐停痰。入血分而行气，治吐衄损伤，一切血病_{捣汁，童便和服。}噎膈，反胃，胃脘痛_{能消瘀血，停痰在胃口，致反胃及胃脘痛。治反胃、噎膈，宜用韭汁、姜汁、牛乳，细细温服。韭汁散瘀，姜汁下气，消痰和胃，牛乳解热、润燥、补虚也。有食热物及郁怒致死血留胃中作痛者，宜加韭汁、桔梗入药，开提气血；有肾气上攻致心痛者，宜韭汁和五苓散为丸，空心茴香汤下。}解药毒、食毒、狂犬蛇虫毒_{《经》曰：毒药攻邪。五谷为养，五畜为益，五菜为充，五果为助。五果，桃李枣杏果也。五菜，韭薤葱葵藿也。大蒜，自汉张骞使西域始得，种入中国，故一名葫。}多食神昏目暗。忌蜜_{百虫入耳，韭汁灌之即出。聤耳出水，韭汁日滴三次，效。漆疮作痒，韭叶杵敷之，即愈。}

韭子_{补肝肾。}辛、甘而温。补肝肾，助命门，暖腰膝。治筋痿，遗尿，泄精，溺血，白带，白淫_{《经》曰：足厥阴病则遗尿，思想无穷，入房太甚，发为筋痿，及为白淫。韭子同龙骨、桑螵蛸能治诸病，以其入厥阴补肝肾命门不足。命门者，藏精之府也。}下部有火，而阴气不固者，勿服。蒸晒炒研_{藏器曰：梦遗、溺白，每日空心生吞韭子二十粒，盐汤下。}

葱白_{轻：发表和里；宣：通阳活血。}

辛散而平_{隐居曰：白冷青热，伤寒方中不得用青。}发汗解肌，通上下阳气_{仲景白通汤、通脉四逆汤并加之，以通脉回阳。若面赤而格阳于上者，尤须用之。}治伤寒头痛，时疾热狂，阴毒腹痛_{阴证厥逆，安脐上熨之。}脚气，奔豚。益目晴_白

睛属肺。利耳鸣，通二便_{时珍曰}：_{葱白吹盐入玉茎中，治小便不通及转脬危急者，极}
_{效。}气通则血活_{气为血帅}。故治吐血，衄血，便血，痢血，折伤出血_{火煨}
_{研封，止痛无瘢}。乳痈，风痹。通乳，安胎_{合香豉、阿胶治胎动}。通气故能解
毒，杀药毒、鱼肉毒、蚯蚓毒，涂猘^①犬伤。多食令人神昏、发落、
虚气上冲。取白连须用。同蜜食，杀人_{《百一方》}：_{患外痔者，先用木鳖煎汤熏}
_{洗，以青葱涎对蜜调敷，其凉如冰}。同枣食，令人病；合犬、雉肉食，令人病
血。青叶治水病足肿_{茎叶煮汤渍之，日三五次，妙}。汁_{金疮出血，取葱炙热，揿汁}
_{涂之}。

薤_{一名藠子。滑：利窍泄滞}。

辛、苦，温，滑。下气调中，散血生肌。泄下焦大肠气滞，治泄
痢下重_{好古曰}：_{下重者气滞也，四逆散加此以泄滞。按里急后重，有气虚、血虚、火热、}
_{风燥之不同，宜随证施治，勿专执一说}。胸痹刺痛，肺气喘急_{取其滑泄}。安胎利
产，涂汤火伤_{和蜜捣}。滑利之品，无滞勿用。补虚之说，切勿信之。叶
似韭而中空_{其叶光滑，露亦难伫，故云薤露}。根如蒜，取白用。

大蒜_{即葫。宣：通窍辟恶}。

辛，热。有毒。开胃健脾，消谷化食_{肉食尤验}。辟秽驱邪。通五
脏，达诸窍_{凡极臭极香之物，皆能通窍}。去寒滞，解暑气，辟瘟疫，消痈肿
_{捣烂，麻油调敷}。破癥积_{捣贴亦妙}。杀蛇虫蛊毒，治中暑不醒_{捣和地浆，温服}。
捣贴足心，能引热下行，治鼻衄不止。捣纳肛门，能通幽门，治关格
不通。敷脐能达下焦，消水，利大小便。切片灼艾，灸一切痈疽，恶
疮，肿核_{李迅《痈疽方论》云}：_{痈疽著灸，胜于用药。缘热毒中膈，上下不通，必得毒气}
_{发泄，然后解散。初起便用独头大蒜切片灸之，三壮一易，百壮为率。但头项以上，切不可}
_{灸，恐引气上，更生大祸也。史源云：有灸至八百壮者，约艾一筛，初坏肉不痛，直灸到好}
_{肉方痛。至夜火嫩，满背高阜，头孔数百，则毒外出，否则内逼五脏而危矣}。性热气臭，
生痰动火，散气耗血，昏目损神伐性_{五荤皆然，而蒜尤甚。《楞严经》云：五荤}
_{熟食发淫，生啖增恚。释氏以其有损性灵，故绝之也。炼形家以小蒜、大蒜、韭、芸薹、胡}

---

① 猘(zhì 志)：狂犬，疯狗。

荤为五荤，道家以韭、薤、蒜、芸薹、胡荽为五荤，佛家以大蒜、小蒜、兴渠、慈葱、茖葱为五荤。慈葱，冬葱也；茖葱，山葱也；兴渠，西域之菜；云即中国之荽，一说即阿魏也。**虚弱有热之人，切勿沾唇。独头者佳，忌蜜。**

芸薹一名油菜。宣：散血消肿。

辛，温。**散血消肿。捣贴游风丹毒**孙思邈身验神效**及乳痈。多食动疾发疮。子功用略同，治难产。油能杀虫**禾苗生虫虱，菜油煎滚，乘热洒扫之，即除。豆油亦可。

白芥子宣：利气豁痰。

辛温入肺。通行经络，发汗散寒，温中开胃，利气豁痰丹溪曰：痰在胁下及皮里膜外，非此不能达行。韩懋[1]三子养亲汤，白芥子主痰，下气宽中，苏子主气，定喘止嗽，莱菔子主食，开痞降气，各微炒研，看所主为君，治老人痰嗽、喘满、懒食而气实者。**消肿止痛**痰行则肿消，气行则痛止。为末，醋调敷，消痈肿。**治咳嗽，反胃，痹木，脚气，筋骨诸痛**痰气阻滞。**阴虚火亢，气虚久嗽者，勿服。北产者良。煎汤不可太熟，熟则力减。茎叶动风动气。有疮疡、痔疾便血者俱忌。**芥菜子豁痰利气，主治略同。芥菜辛热而散，能通肺开胃，利气豁痰。久食则积温成热，辛散太甚，耗人真元，昏目发疮。

蔓菁子即芜菁，一名诸葛菜。泻热，利水明目。

苦、辛，平。泻热解毒，利水明目古方治目，用之最多。**治黄疸**捣服。**腹胀**捣研，滤汁饮。或吐或利，腹中自宽，得汗愈。**癥瘕，积聚，小儿血痢**蜜和汁服。**一切疮疽**捣敷皆良。醋调敷秃疮；盐调敷乳痈。冬采根用。**敷蜘蛛咬毒**藏器曰：蔓菁园中无蜘蛛。时珍曰：蔓菁子可升可降，能汗能吐，能下能利小便，明目解毒，其功甚伟。世罕知用何哉。**实热相宜，虚寒勿使。根解酒毒**末服。**涂诸热毒**和芸薹根捣汁，鸡子清调。或不用芸薹，单盐捣亦可。**捣敷阴囊肿大如斗。叶利五脏，消食下气，治嗽**飞丝入眼，用叶揉烂，帕包，滴汁三两点，自出也。

---

① 韩懋(mào 冒)：懋，原作"恣"，诸本同，《备要》作"愁"，据文义改。韩懋，明代医学家，著《韩氏医通》2 卷，三子养亲汤首出于此书。

莱菔子宣：破气除痰，消食。

辛，温。长于利气。生用，能吐风痰，散风寒，发疮疹。炒熟，能定咳嗽，痰喘丹溪曰：治痰有冲墙倒壁之功。调下痢后重，止内痛，消食除膨。虚弱者服之，气喘难布息。俗名萝卜子年久头风，生姜等分捣汁，入麝少许搐鼻。

【点评】古代含本品复方主要治疗心腹胀满、宿食不消、水肿、积聚和咳嗽，还用于小儿疳疾、风痰和痰饮。

莱菔宣：破气化痰，消食。

辛、甘，平。生食升气，熟食降气。宽中消食，化痰散瘀。治吐衄、咳嗽、吞酸。利二便，解酒毒，制面毒、豆腐积腐浆见莱菔则难收。生捣，涂跌打、汤火伤，治噤口痢。耗气渗血，白人须发服首乌、地黄者尤忌之。生姜能制其毒。莱菔菜辛苦温，功用略同，亦甚消伐。

生姜宣：散寒发表，开痰止呕。

辛，温。行阳分而祛寒发表，宣肺气而解郁调中，畅胃口而开痰下食。治伤寒头痛，伤风鼻塞辛通入肺。咳逆呕哕有声有物为呕，有声无物为哕，有物无声为吐。其证或因寒、因热、因食、因痰、气逆上冲而然。生姜能散逆气，呕家圣药。胸壅痰膈，寒痛湿泻。消水气，行血痹，通神明，去秽恶。杀半夏、南星、菌蕈、野禽毒野禽多食半夏，故有毒，生姜能解之。辟雾露，山岚瘴气早行含之。叶食鲙成癥，捣汁饮即消。

姜汁润：开痰。

辛温而润。治噎膈、反胃同韭汁、梨汁、竹沥、童便、人乳、蜂蜜、驴尿、地栗汁、蔗浆、藕汁等，出入酌用。救暴卒凡中风、中气、中暑、中恶、暴卒等证，姜汁和童便饮效。姜汁开痰，童便降火也。疗狐臭频涂。搽冻耳熬膏涂。贴风湿痹痛和黄明胶熬。

【点评】生姜汁古方用之甚多。主要用于痰饮、跌打损伤、咳嗽、呕吐、胃反、哕逆；另治中风、痞满和中暑。

姜皮和脾行水。

辛，凉。和脾行水。治浮肿胀满以皮行皮，五皮散用之。古方以姜、茶治痢。热痢留皮，冷痢去皮，大妙。

煨姜和中止呕。

用生姜惧其散，用干姜惧其燥，唯此略不燥散。凡和中止呕，及与大枣并用，取其行脾胃之津液而和营卫，最为平妥。老姜洗净，用湿粗草纸包，炭火内煨，令草纸纯焦，并姜外皮微焦，中心深黄色则透矣。切片。

干姜燥：温经逐寒；宣：发表通脉。

辛，热。逐寒邪，而发表温经。燥脾湿，而定呕消痰。同五味，利肺气而治寒嗽。开五脏六腑，通四肢关节，宣诸络脉。治冷痹，寒痞，反胃，下利，腹痛，癥瘕，积胀。开胃扶脾，消食去滞。母姜晒干为干姜，白净结实者良如惧其散，炒黄用，或炒微焦。市医将干姜泡淡用之，殊属可笑。

【点评】干姜辛热，以散寒为务。温中散寒，则治脾胃虚冷所见呕吐、泄痢、脘腹冷痛；温肺化痰，能治痰饮、寒饮喘咳；回阳通脉，可祛沉寒痼冷、肢冷脉微，及治寒疝。古方配伍干姜，可温经调经，用于崩漏、月水不断、月水不通和血气心腹痛；散痞去滞，治五膈、痞气、腹胀满；并发表散寒，治伤寒两感。

黑姜燥：回阳。

辛、苦，大热。除胃冷而守中辛则散，炮则稍苦。故止而不移，非若附子走而不守。去脏腑沉寒锢①冷。能去恶生新，使阳生阴长。故吐衄、下血

---

① 锢：通"痼"。

炮黑，止吐衄诸血。红见黑则止也。**有阴无阳者宜之。亦能引血药入气分而生血。故血虚发热，产后大热者宜之**此非有余之热，乃阴虚而阳无所附也。忌用表药、寒药。炮姜能入肝，引众药生血，故与补阴药同用，而热自退。乃热因热用，从治之法，故亦治目睛久赤。**引以黑附，能入肾而祛寒湿，能回脉绝无阳，通心助阳，而补心气**苦入心。**干姜炮黑为黑姜**，按姜味大辛，**辛能僭上**好古曰：服干姜以治中者，必僭上，宜大枣辅之。**亦能散气走血**辛热最能动血。**损阴伤目，凡阴虚有热者勿服，孕妇尤忌**衄鼻不通，干姜末蜜调塞鼻中，即通。

【点评】由"干姜炮黑为黑姜"，可知黑姜乃今之炮姜。功善温阳止血，温中止痛。治疗阳虚吐衄、崩漏，脾胃虚寒腹痛、吐泻，或沉寒痼冷。与煨姜专司和中止呕明显不同。或因煨姜的止呕功能干姜已有体现，故煨法制姜当今亦不取用。

胡荽宣：发痘疮，辟恶气。

辛，温。微毒。主消谷，止头痛，通小腹气及心窍，利大小肠。其香窜，辟一切不正之气，痧①**疹、痘疮不出，煎酒喷之**痘疹不出，用酒煎沸，勿令泄气，候冷，去滓，微微从项以下，喷身令遍。除头面勿喷，盖覆令暖，即出。**久食损人精神，令人多忘。病人食之脚软**孩子赤丹，胡荽汁涂之。面上黑子，胡荽煎汤，日日洗之。

大茴香古作蘹香。燥：补肾命，治寒疝。

辛，温。暖丹田，补命门。开胃下食，调中止呕。疗小肠冷气，癞疝阴肿疝有七种，气血寒水筋狐癞也。属肝经病，以厥阴肝脉络阴器也。多因寒湿所致，亦有挟虚者，当加参、术于温散药中。**腹痛，霍乱，干湿脚气。能昏目发疮，若阳道数举，得热则吐者，均戒。产宁夏，大如麦粒，轻而有细棱**疝气入肾，茴香炒作二包，更换熨之。

【点评】大茴香古作蘹香或蘹香子，《中药大辞典》确认蘹香

---

① 痧：原作"疹"，《备要》作"沙"，据戊申本、上海本改。

为茴香，为伞形科植物茴香的果实，此茴香之别名，大、小茴香并称。本质上与《中国药典》一部明确的小茴香来源相同。

小茴香 一名蒔萝。理气开胃。

辛，平。理气开胃。亦治寒疝。食料宜之 煮臭肉，下少许，即无臭气。臭酱入末亦香，大茴尤捷，故名茴香。小如粟米，炒黄。得酒良，得盐则入肾，发肾邪，故治阴疝 受病于肝，见证于肾，大小茴各一两，为末，猪胞一个连尿入药，酒煮烂为丸，每服五十丸。八角茴香 又名舶茴香。辛甘平。功用略同。自番舶来。实大如柏实，裂成八瓣，一瓣一核，黄褐色。

【**点评**】由小茴香一名蒔萝，可知蒔萝子即小茴香。《中药大辞典》确认蒔萝子为伞形科植物蒔萝的果实，《中国药典》一部却明确小茴香为伞形科植物茴香的果实，看来古今小茴香并非同一物种，对此尚待厘清。八角茴香又称大茴香，为木兰科植物八角茴香的果实，产两广、云贵和台湾，并非全为舶来品。

胡萝卜 宽中散滞。

甘，平。宽中下气，散肠胃滞气。元时始自胡地来，气味微似莱菔，故名。有黄赤二种，子似蒔萝，可和食料。治时痢。

水芹 通：去伏热。

甘，平。去伏热，及头中风热，利口齿及大小肠。治烦渴，崩中，带下，五种黄病 小便出血，水芹捣汁，日服二合。

旱芹 泻：散结。

甘，寒。除心下烦热，疗鼠瘘、瘰疬、结核、聚气，下瘀血，止霍乱 凡结核气，旱芹日干为末，油煎成膏摩之，日三五度便瘥。

蓬蒿菜 古名同蒿。宣：消痰利便。

甘、辛，凉。安心气，和脾胃，消痰饮，利肠胃。

白菜一名菘菜。和中，疏通脏腑。

甘，平。利肠胃，除胸中烦，解酒渴，消食下气。治瘴气，止热气嗽，和中，利大小便。茎圆厚者，名白菜。茎扁而白，黄嫩脆美者，名黄芽菜，尤美而益人小儿赤游，行于上下，至心即死。菘芽捣敷之良。漆毒生疮，捣敷亦妙。

以上荤辛类。

菠菜一名菠薐。通脏腑血脉。

甘，温古本草皆言其冷，今人历试之，但见其热，不觉其冷。滑，微毒。利五脏，通血脉，开胸膈，解酒毒，宣肠胃热，下气调中，止渴润燥。根尤良。

【点评】注曰：菠菜"古本草皆言其冷，今人历试之，但见其热，不觉其冷"，故定为温性。然由"解酒毒""宣肠胃热""止渴润燥"可知其性属寒凉。昔《嘉祐》认定菠薐性冷，《日用本草》确认性寒，与功用相合，故菠菜性寒无疑。

荠菜利脏和中。

甘，温。利五脏，益肝和中。根益胃明目，治目痛。同叶烧灰，治赤白痢极效蜜汤调。释家取其茎作挑灯杖，可辟蚊蛾，谓之护生草，以能护众生也。子名葜实，又名蒺藜子。明目。甘平。去风热毒，明目。治目痛、青盲饥岁采子，水调成块，煮粥作饼，甚黏滑。花，治久痢阴干研末，枣汤日服二钱。辟蚊蛾布席下，辟诸虫。

苋菜通窍利肠。

甘，冷利。除热，通九窍，利肠，滑胎。治初痢。忌与鳖同食小儿紧唇，赤苋捣汁洗之。诸蛇螫人，紫苋捣汁饮一升，以滓敷之。子明目。祛肝风客热，明目，治青盲及眼见黑花。

马齿苋泻热散血。

酸，寒。散血解毒，祛风杀虫。治诸淋，疳痢《海上方》捣汁，合鸡子服，治赤白痢。**血癣，恶疮**多年恶疮，敷两三遍即瘥。煎膏，涂秃疮，湿癣。**小儿丹毒**捣汁饮，以滓涂之。**利肠滑产。**叶如马齿，有小大二种。小者入药，性至难燥，去茎。亦忌与鳖同食杂物眯目不出，用东墙上马齿苋烧灰，研细，点少许于眦头，即出。**子，明目，治青盲及目中出泪或出脓。**

生菜一名白苣。泻热利肠。

苦，寒。**利五脏，通经脉。开胸膈壅气，解热毒、酒毒，止渴利肠**鱼脐疮头白痛甚，以针刺破头，以白苣汁滴孔中，良。

莴苣泻热利肠

苦，冷，微毒中其毒者，以姜汁解之。**功同白苣。又能通乳汁，杀虫蛇毒。**自莴国来，故名江南人盐晒压实，以备方物，名莴苣笋。**子，下乳汁，通小便。治痔漏、阴肿、下血、损伤作痛。炒用**小便尿血，莴苣菜捣敷脐上，甚效。小便不通方同。

蒲公英一名黄花地丁。泻热解毒。

苦、甘，寒东垣曰：苦寒入肾。丹溪曰：花黄味甘。可入阳明、太阴经。**化热毒，解食毒，消肿核。**颛治疔毒、乳痈乳头属厥阴，乳房属阳明。同忍冬煎，入少酒服，捣敷亦良。**亦为通淋妙品。擦牙，乌须发**萨谦斋《瑞竹堂方》有还少丹方，取其通肾。**白汁涂恶刺**凡螳螂诸虫孕育，游诸物上，必遗精汁，干久则有毒，人手触之成疾，名狐尿刺。惨痛不眠，百治无效。取厚汁涂，即愈。《千金方》极言其功。叶如莴苣，花如单瓣黄菊，四时有花，花罢飞絮，断之茎中有白汁多年恶疮，蒲公英捣烂，贴之甚妙。

翘摇即巢菜。宣：祛风热。

辛，平。**利五脏，明耳目，去热风，止热疟**唐德宗贞元《广利方》煮汁服。**明耳目，活血平胃。长食不厌，甚益人，令人轻健。**俗名花草苏东坡云：菜之美者，蜀乡之巢，故人巢元修嗜之，因谓之巢菜，又谓之元修菜。煮食、蒸食、作菜、作馅俱佳。**花草子，活血明目**《易简方》为末，甘草汤服二钱，日三服。今药肆中，以此伪充沙苑蒺藜此物辛利，沙苑蒺藜涩固，其性大不相同。

蓴菜通：泻热解毒。

甘、寒，滑。治消渴、热痹、热疸，逐水，解百药毒并蛊毒，下气止呕和鲫鱼作羹食。疗诸肿毒并诸疮《保生余录》治一切痈疽。春夏用茎，秋冬用子，就于根侧寻取，捣烂敷之。未成即消，已成即毒散。用叶亦可。《保幼大全》治头上恶疮，以黄泥包豆豉，煨熟取出为末，以蓴菜油调敷之。一名马蹄草。生吴越地湖泽中蓴本作莼。贾思勰《齐民要术》云：性纯而易生，种以深浅为候，水深则茎肥而叶少，水浅则茎瘦而叶多。其性遂水而滑，故谓之莼菜，并水葵、露葵之名。形似马蹄，三月至八月味甜体软，可口，乃菜中之最美者也。九月至十月渐粗硬，则名葵莼，或名猪蓴，言可饲猪也。

羊蹄即秃菜。通：祛风。

苦，寒。治产后风秘捣汁二三匙，入水半盏煎之，空腹温服。头风白屑宋太宗《圣惠方》羊蹄草根杵，同羊胆汁涂之，永除。喉痹不语羊蹄独根者，勿见风日，及妇人以三年醋研如泥，生布拭喉外令赤，涂之。头上白秃方同上。丹溪曰：羊蹄根属水，是血分药。能制三黄、砒石、丹砂、水银。

菾菜音甜，一名莙荙菜。泻热通阳。

甘、苦，凉，滑。微毒。利五脏，通心膈，解风热毒。疗时行壮热俱捣汁饮。止热毒痢夏月以菜作粥。又捣敷禽兽伤。禹锡曰：食之动气。冷气人食之，必破腹。子醋浸，揩面去粉滓，润泽有光。

黄瓜菜一名黄花菜。通结利肠。

甘、微苦，微寒。通结气，利肠胃。

鱼腥草古名蕺。泻热解毒。

辛，微寒。有小毒。散热毒、痈肿。疮痔、脱肛。断痁疾，解硇毒。敷恶疮、白秃淡竹筒内煨捣。

蕨泻热利水。

甘，寒，滑。去暴热，利水道时珍曰：性冷而滑，泄阳气，降而不升，耗人真元也。作蔬味甘滑，亦可醋食采取嫩茎，以灰汤煮去涎滑，晒干。澄粉甚滑美其根紫色，皮内有白粉，捣烂，再三洗澄，取粉。

芋 _{宽胃通肠。}

辛，平，滑，有小毒_{宜与姜同煮，换水再煮，方可食之。}宽胃口，通肠闭。和鱼煮食，甚下气调中。梗擦蜂螫，良。

土芋 _{熟，厚肠胃；生，解药毒。}

甘、辛，寒，有小毒。煮熟食，厚肠胃，止热嗽。生研水服，解诸药毒_{当吐出恶物便止。}俗名香芋。

山药 _{一名薯蓣。补脾肺，涩精气。}

色白入肺，味甘归脾。补其不足，清其虚热。润皮毛，化痰涎_{姜汁拌炒。}固肠胃，止泻痢。肺为肾母，故又益肾强阴，治虚损劳伤。脾为心子，故又益心气_{子能令母实}。治健忘、遗精_{性涩}。生捣敷痈疮，消肿硬毒。色白而坚者佳_{形圆者为西山药，形扁者为怀山药，入药为胜。俱系家种，野生者更胜。}勿同面食。零余子_{山药藤上所结子。}甘温。功用强于山药。益肾，强腰脚，补虚损。食之不饥_{小便数多，山药用矾水煮过，白茯苓等分为末，每米饮服二钱。}

甘藷[①] _{补：益气强阴。}

甘，平。补虚乏，益气力。健脾胃，强肾阴。即山藷_{陈祈阳《异物志》云：珠崖}[②]_{之人不业耕，唯种此，名藷粮。海中多寿，以不食五谷而食甘藷故也。}

百合 _{润肺止嗽。}

甘，平。润肺宁心，清热止嗽_{朱二允曰：久嗽之人，肺气必虚，虚则宜敛。百合之甘敛，胜于五味之酸收。}利二便，止涕泪_{涕泪，肺肝热也。《经》曰：肺为涕，肝为泪，心为汗，脾为涎，肾为唾。}治浮肿、胪胀、痞满，寒热、疮肿、乳痈、伤寒百合病_{行住坐卧不定，如有鬼神状。苏颂曰：病名百合，而用百合治之，不识其义。士材曰：亦清心宁神之效。}善通二便。中寒下陷者忌之。花白者入药

---

① 甘藷：即甘薯，别称山芋、红薯、白薯、番薯、红苕等，是旋花科的一种食用植物。因其为"舶来品"，故称番薯。其果实长在地下，爰又称地瓜。

② 厓：同"崖"。

肺病吐血，鲜百合捣汁，和水饮之，亦可煮食。

【点评】古方配伍百合治疗伤寒百合病者甚多，如《备急千金要方》之百合知母汤、百合地黄汤，《太平圣惠方》之百合柴胡汤、百合散等。百合之病始见《金匮要略》记载，属心肺阴虚，症见沉默寡言，欲睡不能眠，欲行不能行，欲食不能吃，寒热似有似无，神志有时不宁，或自言自语等。

竹笋 通：爽胃消痰。

甘，微寒。利膈下气，化热爽胃，消痰笋与竹沥功近。有人素患痰病，食笋而愈。竹能损气，虚人食笋，多致疾也常见俗医治痘，往往劝饮笋尖汤，不知痘疮不宜大肠滑利，阴受其害者，不知其若干人矣。小儿尤不宜食，最难化干笋尤甚。冬笋、鞭笋较胜。

以上柔滑类。

茄子 一名落苏。泻：宽肠。

甘寒而利。散血宽肠。动风发病宗奭曰：蔬圃中唯此无益。丹溪曰：大肠易动者忌之。《生生编》云：性寒利，女人能伤子宫。

茄根 泻：散血消肿。散血消肿。煮汁渍冻疮喉痹肿痛，细嚼陈久酱茄，咽汁。

壶卢 一名匏瓜，俗名葫芦。通：利水，消肿胀。

甘，平，滑。利水。治腹胀、黄肿用亚腰壶卢，连子烧存性，每服一个，食前温酒下。不饮酒者，白汤下，十余日见效。

冬瓜 一名白瓜。通：泻热益脾。

寒泻热，甘益脾，利二便，消水肿多吃效。止消渴苗叶皆治。散热毒痈肿。子补肝明目凡药中所用瓜子，皆冬瓜子也。叶治消渴、疟疾寒热焙研，敷多年恶疮。

南瓜 补气。

甘，温。补中益气时珍曰：不可同羊肉食，令人气壅。

越瓜一名梢瓜、一名菜瓜。泻热利肠。

甘，寒。利肠胃，去烦热，解酒毒。

胡瓜清热。通：利水。

甘，寒。有小毒。清热解渴，利水道。一名黄瓜藏器曰：北人避石勒讳，改呼黄瓜，至今因之。时珍曰：张骞使西域得种，故名胡瓜。按杜宝《大业拾遗录》云：隋大业四年，避讳改胡瓜为黄瓜，与陈氏之说微异。今俗以《月令》王瓜生即此，误矣。王瓜，土瓜也。见草部。**根捣敷狐刺肿毒。**

丝瓜一名天罗、一名蛮瓜。通经脉，凉血解毒，除风化痰。

甘，冷。凉血解毒，除风化痰，通经络，行血脉老者筋络贯串，象人经脉，故可借其气以引之。**消浮肿，发痘疮**出不快者，烧存性，入朱砂，蜜水调服。**治肠风、崩漏、疝痔、痈疽、滑肠，下乳，用老丝瓜筋烧存性**或捣汁。

以上瓜菜类。

茭白一名茭笋、一名菰笋、一名菰菜。泻热；通：利肠。

甘，冷，滑。利五脏，去烦热，除目黄，解酒毒，利二便。治酒皶面赤，白癞病疡，风热目赤。滑利而冷，甚不益人。根名菰根。冷利甚于芦根形亦相似。实名雕胡米。岁饥可以当粮。

紫菜一名紫英。软坚，消瘿瘤。

甘寒而咸。消瘿瘤、积块咸能软坚。治热气烦塞咽喉。藏器曰：多食令人腹痛，发气，吐白沫。饮热醋少许即消。

海粉润：化痰。

甘寒而咸。清坚顽热痰，消瘿瘤积块景岳曰：热痰能清，湿痰能燥，坚痰能软，顽痰能消。可入煎药，亦可入丸药。**治热烦，养阴气。**

石花菜泻热。

甘，咸，大寒，滑。去上焦浮热，发下部虚寒。状如珊瑚，有红白二色，枝上有细齿。一种稍粗，而似鸡爪，谓之鸡脚菜，味更佳

《广东新语》云：石花出崖州海港中，三月采取，过期则成石矣。

龙须菜 <small>清热消瘿。</small>

甘，寒，微咸。清热消瘿，利小便<small>张华《博物志》：一种石发，似指此。与石衣之石发同名也。</small>

以上水菜类。

木耳 <small>治痔。</small>

甘，平。有小毒。利五脏，宣肠胃。治五痔及一切血证。生古槐、桑树者良，柘树者次之。地耳甘寒明目；石耳甘平。明目益精。

香蕈 <small>破血治风。</small>

甘，平。破血治风。松蕈治溲浊不禁。

蘑菰蕈 <small>理气化痰。</small>

甘，寒。益肠胃，理气化痰。土菌<small>一名地蕈。</small>甘寒，有毒。烧灰敷疮疥。马勃亦菌类，见草部。

鸡㙡 <small>通：益胃治痔。</small>

甘，平。益胃清神。治痔。一名鸡菌<small>出云南，生沙地间之蕈也。高脚伞头，土人采烘寄远，以充方物。又广西横州出雷菌，雷过即生，须疾采之，稍迟则腐或老，作羹甚美，其价甚珍。</small>

以上芝栭类。

卷十二

谷部_{麻麦稻类　稷粟类　菽豆类　造酿类}

胡麻_{一名脂麻、一名巨胜子。补肝肾，润五脏，滑肠。}

甘，平。益肝肾，润五脏，填精髓，坚筋骨，明耳目，耐饥渴_{可以辟谷。}乌须发，利大小肠。疗风淫瘫痪_{河间曰：麻木谷而治风。又云：治风先治血，血活则风散。胡麻入肝益血，故风药中不可缺也。李廷飞《三元延寿书》云：风病人久服，步履端正，语言不謇。神农收为上品，《仙经》载其功能，洵奇物也。}凉血解毒_{生嚼，敷小儿头疮。}服之令人肠滑_{得白术并行为胜。}精气不固者，亦勿宜食。皮肉俱黑者良。九蒸九晒，可以服食_{陶隐居云：八谷之中，唯此为良。}麻油疗疮滑胎，熬膏多用之_{凉血止痛，生肌解毒。}壁虱胡麻<sub>一名亚麻。甘微温。治大风疮癣_{郑奠一常用壁虱胡麻，佐苦参、蒺藜治大疯疥癞，屡有愈者。}其色似粟_{气恶不堪食，止可入药。}

【点评】胡麻"润五脏、填精髓、坚筋骨、明耳目、耐饥渴、乌须发"等补虚之功，可在象思维语境下用益肝肾一元化诠释。然"凉血解毒"为清泻之功，与补虚之用南辕北辙。作为象思维的重要特征之一，在"象的流动与转化"过程中，对一事物可从不同的象属性予以诠释，至于如此认识能否维持事物属性的一元论，这并不是象思维关注的问题。由于胡麻补虚泻实取象不同，故当分而论之。

大麻仁_{一名火麻。润燥滑肠。}

甘，平，滑利。缓脾润燥。治阳明病胃热，汗多而便难_{汗出愈多，}

则精枯而大便愈燥。仲景治脾病有麻仁丸。成无己曰：脾欲缓，急食甘以缓之①。麻仁之甘以缓脾润燥。子和曰：诸燥皆三阳病。**宣风利关节，催生而通乳。**陈士良《食性本草》云：多食损血脉，滑精气，痿阳事。妇人多食即发带疾。以其滑利下行，走而不守也。肠滑者尤忌。极难去壳。帛裹置沸汤中，待冷悬井中一夜，晒干，就新瓦上挼去壳，捣用。畏牡蛎、白薇、茯苓卒被毒箭，煮汁饮。赤游丹毒，捣末，水和敷。

小麦 补心。

味甘，微寒。养心除烦，利溲止血时珍曰：按《素问》云：麦属火，心之谷也。郑元②云：麦有孚，甲属木。许慎云：麦属金，金旺而生，火旺而死。《别录》云：养肝。与郑说合。孙思邈云：养心。与《素问》合。夷考其功，除烦止渴，收汗利溲，止血，皆心之病也，当以《素问》为准。仲景治妇人脏躁证，悲伤欲绝，状若神灵，用甘麦汤，大枣十枚、小麦一升、甘草一两，亦补脾气。《圣惠方》小麦饭治烦热、少睡、多渴。**面甘温**时珍曰：新麦性热，陈麦平和。**补虚养气，助五脏，厚肠胃。北方者良**南方地暖下湿，便能壅气作渴，助湿发热。市中所卖水面，俱和碱水拌切，不宜食。**秆**烧灰入药，去虚痣，蚀恶肉。

【点评】五谷应五脏，语出《素问·金匮真言论》。即肝"其谷麦"，心"其谷黍"，脾"其谷稷"，肺"其谷稻"，肾"其谷豆"。此与《别录》之"养肝"，郑玄《礼记注疏》之"麦有孚，甲属木"，所论相合；与许慎所说"麦属金"，时珍所引"麦属火，心之谷也"，以及《灵枢·五味》"心病者，宜食麦"，诸论各不相同。故从五行学说确认小麦"补心"，尚有不确定性。

浮小麦 涩：敛汗。

咸，凉。止虚汗，盗汗汗为心液，麦为心谷，浮者无肉，故能凉心。**劳热，骨蒸。**即水淘浮起者，焙用。**麦麸甘寒**麦之凉全在皮，故面去皮即热。**与浮**

---

① 脾欲缓，急食甘以缓之：语出《素问·脏气法时论》，并非成无己所言。

② 郑元：即郑玄，因避讳被后人改称"郑元"。东汉末年儒家学者，经学大师。著有《天文七政论》《中侯》等书，共百万余言，世称"郑学"，为汉代经学之集大成者。

麦同性止汗之功次之。醋拌蒸，熨腰脚折伤，风湿痹痛能散血止痛。寒湿脚气，胃腹滞气。互易至汗出，并良凡疮疡、痘疮溃烂不能着席者，用麦麸装褥卧，性凉而软，诚妙法也。麦奴麦穗将熟，上有黑霉。治阳毒，温毒，热极发狂，大渴及温疟。

大麦补虚除热。

甘、咸，微寒。补虚劣，壮血脉，益颜色，实五脏，益气调中，除热止泄，疗消渴，化谷食。石蜜为使。面，平胃宽胸，下气消积，疗胀进食，凉血止渴宗奭曰：大麦性凉滑腻，有人患缠喉风，食不能下，用此面作稀糊令咽，以助胃气而平。

矿麦补中除热。

甘，微寒。补中除热。久服令人多力健行。

荞麦泻：利肠下气。

甘，寒。降气宽肠。治肠胃沉积孟诜《食疗本草》云：能炼五脏垢秽。讱菴曰：亦解酒积。泄痢，带浊。敷痘疮溃烂，汤火灼伤。虚寒者勿食头风、风眼，荞麦粉作一钱大饼，贴眼四角，以米大艾炷灸之，神效。

野麦古名雀麦。救荒。

甘，平。充饥滑肠。春去皮，作面蒸食，及作饼食，皆可救荒。苗下死胎水煮温服，胞衣不下同。

糯米古名稻。补温脾肺。

甘，温。补脾肺虚寒。坚大便，缩小便，收自汗同龙骨、牡蛎为粉，能扑汗。发痘疮解毒化脓。性黏滞难化，病人及小儿最宜忌之。凡素有痰热风病，及脾病不能转输，食之最能发病成积稻花阴干为末，揩牙固齿。

粳米和胃补中，清肺。

甘，平北粳凉，南粳温；赤粳热，白粳凉；新粳热，陈粳凉。得天地中和之气，平和五脏，补益气血。色白入肺，除烦清热，利便止渴。有早中晚三收。晚者得金气多，性凉，尤能清热。新米乍食动气凡人嗜生米，久成米瘕，治以鸡屎白。**泔**古名米沈①第二次者，清而可用。**清热止烦渴，利小便凉血。**

籼米一名占。补气温中。

甘，温。益气温中，和脾养胃，除湿止泄。

以上麻麦稻类。

稷补：和中。

甘，平。益气和中，宜脾利胃吴瑞《日用本草》曰：稷苗似芦，粒亦大。南人呼为芦穄。孙炎云：稷即粟也。时珍曰：稷黍之苗，虽颇似粟，而结子不同，粟穗丛聚攒簇，稷黍之粒疏散成枝。孙氏谓稷为粟误矣。芦穄，即蜀黍也。其茎苗高大如芦，而今之祭祀者，不知稷即黍之不黏者也。往往以芦穄为稷，故吴氏亦袭其误也。今并正之。**黍之不黏者为稷。茎治通身水肿**煎汤浴之。

黍补中。

甘，温。益气补中苏颂曰：黏者为秫，可以酿酒。北人谓为黄米，亦曰黄糯。不黏者为黍，可食，如稻之有粳糯也。时珍曰：此误以黍为稷，以秫为黍也。盖稷之黏者为黍，粟之黏者为秫，粳之黏者为糯也。《别录》本文著黍、秫、糯、稻之性味、功用甚明，而注者不谙，往往谬误如此。今俗不知分别，通呼秫与黍为黄米矣。**久食令人多热烦**罗愿《尔雅翼》云：黍者暑也。以其象火，为南方之谷，最黏滞，与糯米同性。其气温暖，故功能补肺，而多食作烦热，缓筋骨也。**稷之黏者为黍。根，治心气疼痛**煎汤温服。

粱补气和中。

甘黄粱平，白粱、青粱微凉。**益气和中，除烦渴，止霍乱下痢，利大小便**诸粱比之他谷，最益脾胃，而黄粱尤得土气之中和也。**粟之大者为粱手足生疣**，白粱米粉铁铫炒赤，研细，以众人唾和涂之，厚一寸，即消。

粟北方谓之小米。补气养肾。

咸、淡、微寒。补虚损，益丹田，开脾胃，利小便。治反胃、热

---

① 沈：通"沉"。

痢。粱之小者为粟小儿重舌嚼哺之。

秫即黄米。益阴、利肺大肠。

甘，微寒。治肺疟。阳盛阴虚，夜不得眠，及食鹅鸭成癥，妊娠下黄汁。去寒热，利大肠。粱米、粟米之黏者为秫久泄胃弱，黄米炒为粉，每用数匙，沙糖拌食良。

穄子救荒。

甘、涩。补中益气。厚肠胃。济饥。一名龙爪粟，又名鸭爪稗周宪王《救荒本草》曰：穄子生水田中，及下湿地。叶似稻，但差短。梢头结穗，仿佛稗子穗。其子如黍粒大，茶褐色。捣米煮粥，炊饭，磨面皆宜。时珍曰：穄子，山东、河南亦五月种之。苗如茭黍，八九月抽茎有三棱，如水中蔗①草之茎，开细花簇簇，结穗如粟穗，而分数歧，如鹰爪之状，内有细子，如黍粒而细，赤色。其稃甚薄，其味粗涩。

蜀黍一名高粱、一名芦穄。俗名蜀秫、又名芦粟。温中涩肠，救荒。

甘、涩，温。温中，涩肠胃，止霍乱。黏者与黍米同功。茎高丈许，状如芦荻而内实。叶亦如芦，穗大如帚，粒大如椒，红黑色。米性坚实，黄赤色有二种，黏者可和糯、秫酿酒作饵，不黏者可以作糕，煮粥，可以济荒，可以养畜。梢可作帚，茎可织箔席，编篱供爨，最有利于民者。今人祭祀，用以代稷者，误矣。其谷壳浸水色红，可以红酒。《博物志》云：地种蜀黍，年久多蛇。

玉蜀黍一名玉高粱。救荒。

甘，平。调中开胃。苗叶俱似蜀黍而肥矮，亦似薏苡。苗高三四尺。六七月开花成穗，如秕麦状。苗心别出一苞，如棕鱼形。苞上出白须垂垂，久则苞拆子出，颗颗攒簇。子亦大如棕子，黄白色。可炸炒食之。炒拆白花，如炒拆糯谷之状。根叶治小便淋沥沙石，痛不可忍。

菰米一名茭米。救荒。

甘，冷。止渴，解烦热，调肠胃，可疗饥。

---

① 蔗（biāo 标）：莎草属植物，茎可用来编席或织草鞋。

东蘠子救荒。

甘，平。益气轻身。久服不饥，坚筋骨，能步行，生河西。苗似蓬，子似葵，九月十月熟，可为饭食河西人语曰：贷我东蘠，偿尔田粱。郭仪恭《广志》云：东蘠子似葵，青黑色，并凉间有之。时珍曰："相如赋东蘠彫胡"即此。《魏书》云：乌丸地宜东蘠，似稷，可作白酒。又《广志》云：粱禾蔓生，其子如葵子，其米粉白如面，可作饘粥。六月种，九月收，牛食之尤肥。此亦一谷似东蘠者也。

蓬草子救荒。

酸、涩，平。作饭食，不饥。无异粳米蓬类不一，有雕蓬，即菰米也。又有黄蓬、青科、飞蓬、黄蓬草生湖泽中，叶如菰蒲，秋月结实成穗，子细如雕胡米①，饥年人采之。须浸洗曝春，乃不苦涩。青科，西南夷人种之，叶如茭黍，秋月结实成穗，有子如赤黍而细，其稃甚薄，曝春炊食飞蓬，乃藜蒿之类。末大本小，风易拔之，故号飞蓬。子如灰藋菜子，亦可济荒。又《魏略》云：鲍出遇饥岁，采蓬实，日得数斗，为母作食。葛洪《西京杂记》云：宫中正月上辰，出池边盥濯食蓬饵，以被邪气。大抵三种蓬子，亦不甚相远。

茵草米茵音纲。救荒。

甘，寒。作饭。去热，利肠胃，益气力，久食不饥藏器曰：生米田中，苗似小麦而小。四月熟，可作饭。郭璞《尔雅注疏》云：一名守气。生废田中，似燕麦，子如雕胡，可食。

蒒草子救荒。

甘，平。补虚羸损乏，温肠胃，止呕逆。久食健人，轻身不饥《博物志》云：东海洲上有草，名曰蒒。有实，食之如大麦。七月熟，民敛获至冬乃讫，呼为自然谷，亦曰禹余粮。李珣《南海药谱》曰：实如球子，八月收之。彼民常食，中国未曾见也。方孝孺《逊志斋集》有海米行，盖亦蒒草之类也。其诗云：海边有草名海米，大非蓬蒿小非茅。妇女携篮昼作群，采摘仍于海中洗。归来涤釜烧松枝，煮米为饭充朝饥。莫辞苦涩咽不下，性命聊假须臾时。

---

① 雕胡米：即茭白籽实。

稗_{救荒。}

辛、甘、苦，微寒。作饭食。益气宜脾。故曹植有芳菰精稗①之称。根苗_{金疮及伤损出血不已，捣敷或研末掺之，即止，甚验。}

薏苡仁_{补脾肺。通：行水。}

甘、淡，微寒。而属土，阳明药也_胃。甘益胃，土胜水，淡渗湿。泻水所以益土，故健脾。治水肿湿痹，脚气，疝气，泄痢，热淋。益土所以生金，故补肺清热_{色白入肺，微寒清热}。治肺痿，肺痈，咳吐脓血_{以猪肺蘸末服，良}。扶土所以抑木，故治风热，筋急拘挛_{厥阴风木主筋，然治筋骨之病，以阳明为本。阳明主润宗筋，宗筋主束骨而利机关者也。阳明虚则宗筋纵弛。故《经》曰：治痿独取阳明。又曰：肺热叶焦，发为痿躄。盖肺者，相傅之官，治节出焉。阳明湿热上蒸于肺，则肺热叶焦，气无所主而失其治节，故痿躄。薏苡得土之燥，禀秋之凉，故能燥脾湿，善祛肺热。筋寒则急，热则缩，湿则纵。然寒湿久留，亦变为热，又有热气熏蒸，水液不行，久而成湿者。薏苡去湿要药}。令人能食，大便燥结；因寒筋急勿用。其力和缓，用之须倍于他药。炒熟微研。

【点评】作为通剂，明确标定的有56种。主要见于具有行血、利水（逐水）、通利二便、清利湿热（泄泻、黄疸）、催生、通乳之类通利下行作用的药物。与宣剂和泻剂有一定重叠。本品即以行水列属通剂，当然兼有补剂的双重属性。

御米壳_{即罂粟壳。涩肠，敛肺，固肾。}

酸、涩，平。敛肺涩肠而固肾。治久嗽，泻痢，遗精，脱肛，多溺，心腹筋骨诸痛_{东垣曰：收涩固气，能入肾，故治骨病尤宜}。酸收太紧，令人呕逆_{醋制而与参、术同行，可无妨食之害}。且兜积滞，反成痼疾。泻痢初起，及风寒作嗽忌用_{丹溪曰：此是收后药，要先除病根}。一名丽春花。红黄紫白，艳丽可爱。凡使壳，洗去蒂及筋膜，取薄皮，醋炒或蜜炒。得醋、乌梅、陈皮良_{嫩苗作蔬，除热润燥，开胃厚肠}。

---

① 芳菰精稗：语出曹植《七启》。

御米润。治反胃。甘，寒。润燥。煮粥食，治反胃加参尤佳。

阿芙蓉一名阿片，俗作鸦片。涩：止泻痢。酸、涩，温。微毒。止泻痢，收脱肛，涩精气。此罂粟花之津液也。罂粟结青苞时，午后以大针刺其外面青皮三五处，勿损里面硬皮，次早津出，以竹刀刮收，入瓷器阴干。故今市者，犹有苞片在内俗入房中术用之。京师售一粒金丹，云通治百病，皆方伎家之术耳，大有害，勿为其所惑。

以上稷粟类。

【点评】 御米壳、御米和阿芙蓉三药来自罂粟科植物，入稷粟类不妥。说明在《开宝》收载的数百年间，人们对其毒性认识不足。古方多以御米壳入药，用治泄痢和咳嗽。

黑大豆补肾，解毒。

甘，寒。色黑属水似肾豆有五色，各入五脏。故能补肾镇心肾水足则心火宁。明目黑水神光属肾，肾水足则目明。下气利水古方治水肿每单用，或加入他药。除热祛风炒热酒沃，饮其汁，治产后中风危笃，及妊娠腰痛，兼能发表。《千金》云：一以去风，一以消血结。活血《产书》云：炒令烟绝，酒淋服，下产后余血。解毒苏颂曰：古称大豆解百药毒，试之不然。又加甘草，其验乃奇。消肿止痛，捣涂一切肿毒。煮食利大便。紧小者入药更佳。盐水煮食，尤能补肾。畏五参、龙胆、猪肉，忌厚朴犯之动气。得诸胆汁、石蜜、牡蛎、杏仁、前胡良卒风不语，大豆煮汁，煎稠如饴含之，并饮汁。喉痹不语，同上法。

黄大豆宽中，利大肠。

甘，温。宽中下气，利大肠，消水胀，肿毒。研末，熟水和涂痘后痈凡痘毒生在要处，恐致带疾，令其母嚼烂生黄豆厚敷之，即消，另生他处。豆油辛甘热，微毒。涂疮疥，解发腫。

白豆一名饭豆。补：调中。

甘，平。补五脏思邈曰：肾之谷也，肾病宜食之。暖肠胃，调中，助十二经脉。豆腐见造酿类。叶煮食，利五脏，下气。

【点评】根据《素问·金匮真言论》所云：肾"其谷豆"，但未明确具体是何种豆科植物。本卷收载黑大豆、黄大豆、赤小豆、绿豆、豌豆、蚕豆、豇豆、白扁豆、稆豆、刀豆、黎豆、绿豆和淡豆豉多种豆科植物，却并非均归于肾。赤小豆"色赤，心之谷也"，"豌豆属土，故其所主病多系脾胃"，诸如此类，诸豆又根据其他属性分别与它脏建立对应关系。故而对豆科植物的药物性能，不能一概而论。

赤小豆通：行水散血。

甘、酸，平。色赤，心之谷也。性下行而通小肠心与小肠相为表里。行水同鲤鱼煮食，能消水肿。煮粥亦佳。散血，消肿排脓，清热解毒。治泻痢，呕吐，脚气昔有患脚气者，用赤小豆袋盛，朝夕践踏之，遂愈。敷一切疮疽。鸡子白调末箍之，性极黏，干则难揭，入苎根末则不黏。宋仁宗患痄腮，道士赞宁取赤小豆四十九粒咒之，杂他药敷之而愈。中贵①任承亮所亲见，后任自患恶疮，傅永授以药，立愈。问之，赤小豆也。承亮始悟道士之呪伪也。后过豫章，见医治胁疽甚捷，任曰：莫非赤小豆耶？医惊拜曰：予用此活三十余口，愿勿复宣。凡溃烂几绝者，为末敷之，无不立效。止渴解酒，通乳汁，下胞胎。最渗津液，久服令人枯瘦、身重十剂曰：燥可去湿，桑白皮、赤小豆之属是也。以紧小而赤黯色者入药。其稍大而鲜红、淡红色者，并不治病。今肆中半粒红、半粒黑者，是相思子一名红豆，苦平有毒。吐心腹邪气，风痰瘴疟虫，蛊毒，研二七枚服。

绿豆清热解毒。

甘，寒。行十二经。清热毒而解渴一切草木、金石、砒霜毒皆治之。景岳曰：凡热毒、劳热诸火，热极不能退者，用绿豆不拘多寡，宽汤煮糜烂，入盐少许，或蜜亦可，待冰②冷，或厚或稀或汤任意饮食之，日或三四次不拘。此物性非苦寒，不伤脾气，善于解毒，除烦退热，止渴，大利小水，乃浅易中之最佳最捷者也。若火盛口干，不宜厚，但略煮半熟清汤冷饮之，尤善除烦清火。去浮风而润肤，利小便以治胀，厚肠胃

---

① 中贵：有权势的太监。中，即禁中，指皇宫。
② 冰：上海本作"水"。

以和脾_{善治泻痢}。胃寒者不宜食。功在绿皮。去壳即壅气。粉扑痘疮溃烂，良_{一人诵《观音经》甚诚，出行折一足，哀叫菩萨，梦僧授一方，绿豆粉新铫炒紫色，}井水调厚敷，纸贴，杉木皮札定，其效如神。圆小者佳_{解烧酒毒，多食豆粉。解鸩酒毒，}豆粉三合，水调服。

豌豆_{理脾胃。}

甘，平。治吐逆，泄痢，消渴_{淡煮食之良}。腹胀_{时珍曰：豌豆属土，故其}所主病多系脾胃。研末，涂痈肿，痘疮。

蚕豆_{涩：补中。}

甘、涩，温。补中益气，涩精实肠_{汪颖《食物本草》曰：快胃和脏腑。洛}按：蚕豆闭涩而补，极易作胀，所谓"快"与"和"安在哉？时珍曰：万表《积善堂方》言：一人误吞针入腹，诸医不能治，有教令煮蚕豆连壳，同韭菜多食之，不得食别物，针自大便同出，可验其性之利脏腑也。洛谓：肠叠腹中，曲折而远，针入必伤，焉能速之使出哉？食韭菜卒难就化，纠缠而裹针外，蚕豆涩滞，黏在韭上，同护针而不伤肠脏耳。又有即此方同胡桃肉食者，此则取其通利，而欲其速下也。发芽则全不闭涩。香甘可口。

【点评】蚕豆并非"补中"而归涩剂，是其能涩精、实肠故也。以其甘温之性，补中益气为主导功能，爰突出"补中"之用。

豇豆_{泻：利水解毒。}

甘、涩，平。散血消肿，清热解毒。治消渴，吐逆，泄痢便数，解鼠莽毒_{按《袖珍方》云：中鼠莽毒者，豇豆煮汁饮则解。欲试者，先刈鼠莽苗，以汁灌}之，根即烂不生，可见为消伐之物。又豇豆同米煮作饭，米粒便软小，尤可见其性之克削也。时珍述卢廉夫之言，谓其补肾，以其豆子微曲如肾形也。不知如肾形者，不过入肾而已，如连翘似心而入心，荔枝核似睾丸而入肾之类，非能补心、补肾也。

【点评】李时珍引卢廉夫之言："谓其补肾，以其豆子微曲如肾形也"，此"肾形"显系实体肾脏之外形，而与五行相应的五脏之肾，自然不是解剖之肾。于是，一方面中医"藏象"顾名思义是基于象思维的，并非脏器和脏器间关系；另一方面，又混杂

"豆子微曲如肾形""连翘似心而入心""荔枝核似睾丸而入肾"之类与脏器和形态相关的内容。对此，学术界应高度重视，并深入研究中医这种独特的思维方式。

白扁豆 补脾除湿，消暑。

甘，平。腥香微黄脾之谷也。调脾和胃，降浊升清，消暑除湿能消脾胃之暑。止渴，止泻，专治中宫之病土强湿去，正气自旺，所以能疗呕吐、霍乱及带下诸证。赤白带下，炒研末，米饮服二钱。霍乱转筋，研末，醋汤和服，俱妙。中和轻缓，故无禁忌。然多食能壅气，伤寒邪炽者勿服。生用或炒研。

【点评】其实，如肾形的豆并非大豆，白扁豆酷似肾形，却不称肾豆和归肾。言其补脾，为"脾之谷"者，乃专治中宫之病也。此与《素问·金匮真言论》所称：脾"其谷稷"，又有所不同。当斟酌其宜，识而别之。

稆豆 涩：祛风。

甘、苦、涩，温。治贼风，风痹。味劣，无甚功用。止可作马料，故俗呼马料豆。

刀豆 下气归元。

甘，温。温中下气，利肠胃，益肾归元，止呃逆时珍曰：刀豆本草失载，惟近时小书载其暖而补元阳也。有人病后呃逆不止，声闻邻家，或令取刀豆子烧存性，白汤调服二钱，即止。此亦取其下气归元，而逆自止也。

黎豆 温中益气。

甘、微苦，温，有小毒。温中益气，多食令人闷。一名狸豆豆作狸首文，故名。

以上菽豆类。

淡豆豉 宣：解表除烦。

苦泄肺。寒胜热藏器曰：豆性生平，炒熟热，煮食寒，作豉冷。发汗解肌，调中下气。治伤寒寒热头痛，烦躁，满闷，懊侬不眠，发斑，呕逆凡伤寒呕逆、烦闷，宜引吐，不宜用下药以逆之。淡豉合栀子名栀子豉汤，能吐虚烦。血痢，温疟，疫气，瘴气豆经蒸罯①，能升能散，得葱则发汗，得盐则能吐，得酒则治风，得薤则治痢，得蒜则止血，炒熟又能止汗。孟诜治盗汗，炒香渍酒服。《肘后》合葱白煎，名葱豉汤，用代麻黄汤，通治伤寒发表，亦治酒病。伤寒直中三阴与传入阴经者勿用。热结胸烦闷，宜下不宜汗，亦忌之。造豉法，用黑豆六月间水浸一宿，淘净蒸熟，摊芦席上，微温，蒿覆五六日后，黄衣遍满为度，不可太过。取晒簸净，水拌干湿得所，以汁出指间为准。筑实瓮中，桑叶厚盖三寸，泥封，晒七日。取出曝一时，又水拌入瓮，如是七次，再蒸过，摊去火气，瓮收。

【点评】古方配伍豆豉，最多用于伤寒、诸疟和时气，其次为热病、痢疾、多种头痛和脚气。最具特点的是食治诸病，如中风、五淋、伤寒、五劳七伤、产后和水肿等；再则，广泛用于解毒，如服石中毒、食牛马猪羊犬中毒和中药毒。

大豆黄卷一名豆蘖。理胃消水。

甘，平。除胃中积热，消水病胀满，破妇人恶血，疗湿痹筋挛膝痛。黑大豆为蘖芽，生五寸长，便干之，名为黄卷。用之熬过，服食所须。一法，壬癸日以井华水浸大豆，候生芽，取皮阴干小儿撮口，初生豆芽研烂绞汁，和乳灌少许，良。

豆腐清热，利大肠。

甘、咸，寒，有小毒。清热散血，和脾胃，消胀满，下大肠浊气。中其毒者，以莱菔汤解之。

陈廪米养胃，利小便。

甘、淡，平。可以养胃。煮汁煎药，亦取其调肠胃，利小便，去

---

① 罯(ǎn俺)：覆盖。

湿热，除烦渴之功_{暑月吐泻大渴，宜饮之。}

粥

糯米、秫米、黍米_{补气温胃}。甘，温。益气。治脾胃虚寒泄痢，吐逆。小儿痘疮白色。

粳米、籼米、粟米、粱米_{补气养胃，利小便}。甘，平。益气，养脾胃，利小便，止烦渴_{罗天益《卫生宝鉴》云：糯粟米粥气薄味淡，阳中之阴也。所以淡渗下行，能利小便。韩懋《医通》云：一人病淋，素不服药。予令专啖粟米粥，绝去他味。旬余减，月余痊，此五谷治病之理也。张来《粥记》云：每晨起食粥一大碗，空腹胃虚，谷气便作，所补不细，又极柔腻，与肠胃相得，最为饮食之妙诀。齐和尚说：山中僧每将旦，一粥甚系利害。如不食，则终日觉脏腑燥渴。盖粥能畅胃气，生津液也。又苏轼帖云：夜饥甚，吴子野劝食白粥云：能推陈致新，利膈益胃，粥既快美，粥后一觉，妙不可言也。}一种痰饮之人，不宜食之_{嘉言曰：粥饮之化为痰甚易。予每晨食粥，甚觉合宜，夜膳进粥，即不爽快，正以粥易成痰。早晨行阳二十五度，不致成痰，即得粥之益；晚间行阴二十五度，即易成痰，则受粥之害。一物也，早晚宜否之异如此。亦见修养家过午不食，为有理也。}

蒸饼_{通：利水，消食。}

甘，平。消食养脾胃，和中化积滞。活血止汗，利三焦，通水道_{《爱竹谈薮》云：宋宁宗为郡王时，病淋，日夜凡三百起，国医罔措。或举孙琳治之，琳用蒸饼、大蒜、淡豆豉三物捣丸，令以温水下三十九。曰：今日进三服，病当减三之一，明日亦然，三日病除。已而果然。或问其说，琳曰：小儿何缘有淋，只是水道不利，三物皆能通利故尔。}陈久者良_{小麦面修治食品甚多，惟蒸饼其来最古，是酵糟发成，单面所造。凡药所须，且能治疾，唯腊月及寒食日蒸之至皮裂，去皮悬之风干。临用时以水浸胀，揉烂滤过，和脾胃及三焦药，甚易消化。且面已过性，不助湿热，其以果菜、油腻诸物为馅者，不堪入药。《肘后方》汤火伤灼，馒头饼烧存性研末，油调涂之。}

面筋_{解热和中。}

甘，凉。解热和中。劳热人宜煮食之_{今人多以油炒，则性热矣。一切荤素诸菜，皆宜煮食，若熏炙煎炒，则助火伤阴，焦者尤甚。}

麦粉_{利五脏，调经络。}

甘，凉。和五脏，调经络。醋熬成膏。消一切痈肿，汤火伤_{时珍}

曰：麦粉乃是麸面洗面筋澄出浆粉，今人浆衣多用之，古方鲜用。按《积善堂方》云：乌龙膏治一切痈肿、发背、无名肿毒初发焮热未破者，取效如神。用隔年小粉，愈久者愈佳。以锅炒之，初炒如饧，久炒则干，成黄黑色，冷定研末，陈米醋调成糊，熬如黑漆，瓷罐收之。用时摊纸上，剪孔贴之，即如冰冷，疼痛即止，少顷觉痒，干则不能动，久而肿毒自消，药力亦尽而脱落，甚妙。此方屡用有验，药易而功大。济生者，宜收藏之。

神曲宣：行气化痰、消食。

辛散气，甘调中，温开胃，化水谷，消积滞《医余》云：有伤粽子成积，用曲末少加木香、盐汤下，数日鼻中闻酒香，积遂散而愈。治痰逆，癥结，腹痛，泻痢，胀满，翻胃，回乳炒研，酒服二钱，日二。下胎产后血晕，末服亦良。亦治目病倪惟德《原机启微集》云：生用能发其生气，熟用能敛其暴气。脾阴虚、胃火盛者勿用。能损胎。造曲法：以五月五日或六月六日，以白面百斤，青蒿、苍耳、野蓼各取自然汁三升，杏仁泥、赤小豆末各三升，以配白虎、青龙、朱雀、玄①武、勾陈、螣②蛇六神③通和作饼。麻叶或楮叶包罨，如造酱黄法。待生黄衣晒干，收之。陈久者良。研细炒黄。酒药曲，近今各地有入诸药草及毒药者，其性酷烈，伤人脏腑，断不可服食积心痛，陈神曲一块烧红，淬酒二大碗服之。

【点评】我国通过发酵酿制食物和药物的历史十分悠久。如同蒸饼一样，发酵酿制的药物至少包括六神曲、红曲、半夏曲、百药煎等，而淡豆豉、酒、醋、酱等则属酿制而成的药食两用之品。中药经过发酵酿制，能增强疗效，或改变原有性能，产生新的治疗作用，或降低药物毒性。因此中药发酵技术，具有广阔的拓展应用前景。

---

① 玄：原作"元"，据戊申本和六神原称改。

② 螣(téng 腾)：古代传说一种能飞的蛇。

③ 六神：即白虎、青龙、朱雀、玄武、勾陈、螣蛇，由阴阳五行学说派生而来，是从象思维角度对事物的六种分类形式。白虎代表西方属金，青龙代表东方属木，朱雀代表南方属火，玄武代表北方属水，勾陈、螣蛇代表中央属戊土和己土。所谓"六神通和作饼"，是指代白面、青蒿、苍耳、野蓼、杏仁和赤小豆六种原料共同酿造的神曲。神曲又称六神曲，正取此义。

红曲 _{宣：破血；燥：消食。}

甘，温。色赤入营，而破血活血；燥胃消食_{鱼肉鲜用之，以能腐生物使}_{熟也。}治赤白下痢，跌打损伤，产后恶露不尽_{时珍曰：人之水谷入胃，中焦湿}_{热熏蒸，游溢精气，化为营血，此造化自然之妙也。红曲以白米饭杂曲母湿热蒸罯，自变为}_{真红，此人窥造化之巧者也。故治脾胃营血，得同气相求之理。}忌同神曲。红入米心，陈久者良。

麦蘖 _{宣：开胃健脾；泻：行气。}

甘，温。能助胃气上行，而资健运，快脾宽肠，和中下气，消食除胀，散结祛痰，化一切米面果食积。尤善通乳_{薛立斋治一妇人丧子，乳胀}_{欲成痈，单用麦芽一二两炒煎服，立消，其破血散气如此。}以谷消谷，有类从之义。停谷食者宜之。然有积消积，无积消肾气，堕胎。古人唯取矿麦为芽，今人多用大麦者，非也。炒用。

谷芽 _{宣：健脾消食。}

甘，温。快脾开胃，下气和中，消食化积。功同麦芽，而性不损元_{味甘气和，具生化之性，故为健脾温中之圣药。}炒用。

饴糖 _{补中缓脾。}

甘，温。益气补中，健脾化痰，润肺止嗽_{仲景建中汤用之，取其甘以补}_{脾缓中也。}过用能动火生痰。凡中满、吐逆、酒病、牙疳咸忌之，肾病尤不可服_{误吞稻芒，频食饴妙。}

酱 _{解毒。}

咸，冷利。杀百药及热汤火毒，并一切鱼肉、菜蔬、蕈毒。入药当用豆酱，陈久弥佳_{轻粉毒，陈酱化水漱。}

醋 _{敛气血，散瘀，消痈肿。}

酸、苦，温。散瘀。治产后血晕_{烧红炭投醋中，使闻其气。}除癥，疗心腹诸痛，涂痈疮肿，杀鱼肉毒，愈黄疸、黄汗。多食损筋骨，损胃，损颜色。用米醋。

酒宣：行药势。

大热，有毒。辛者能散，苦者能降，甘者居中而缓，厚者尤热而毒，淡者利小便。用为向导。可以通行一身之表，引药至极高之分。热饮伤肺，温饮和中，少饮则和血行气，壮神御寒，辟邪逐秽，暖水脏，行药势。过饮则伤神耗血最能乱血，故饮之身面俱赤。损胃烁精，动火生痰，发怒助欲，致生湿热诸病相火上炎，肺经受烁，致生痰嗽，脾因火而困怠，胃因火而呕吐，心因火而昏狂，肝因火而善怒，胆因火而忘惧，肾因火而精枯。以致吐血、消渴、痨损、蛊膈、痈疽、失明、为害无穷。汪颖曰：人知戒早饮，而不知夜饮更甚。醉饱就床，热壅三焦，伤心损目。夜气收敛，酒以发之，乱其清明，劳其脾胃，停湿动火，因而致病者多矣。景岳曰：酒成于酿，其性则热，而质化为水，其质则寒。阴虚者饮之则伤阴，阳虚者饮之则败阳。故或致血不养筋，则为中风；或致伤脾，则为痰饮、泻痢；或湿热上浮，则为喘汗、鼻渊；或流于筋骨，则为瘫痪疼痛；或致动血伤精，则为劳损、吐衄；或致伤肌腐肉，则为烂疮、痔漏；其有积渐日久，而成水鼓者，则尤多也。烧酒散寒破结，损人尤甚。醇而无灰，陈久者佳腊月酿造，藏之得法，数十年不坏。畏绿豆粉、枳椇子、葛花、咸卤得咸则解，水制火也。

以上造酿类。

卷十三

金石部_{金类　玉类　石类　卤石类}

金_{重：镇心肝。}

辛，平，有毒_{磨屑顿服，不过三钱而毙。}重镇怯，故镇心肝，安魂魄_{能辟除恶祟。}金制木，故能治惊痫，风热，肝胆之病。银功用相仿。丸散用箔为衣，煎剂加入药煮。畏锡、水银_{遇铅则碎，五金皆畏水银。}

自然铜_{重：续筋骨。}

辛平。主折伤，续筋骨，散瘀止痛_{折伤必有死血瘀滞经络，然须审虚实，佐以养血、补气、温经之药。}铜非煅不可用。然火毒、金毒相煽，复挟香药热毒内攻，虽有接骨神功，颇多燥烈之损，大宜慎用。产铜坑中，火煅、醋淬七次，细研，甘草水飞。

【点评】书中重剂凡29种。其中植物药有沉香、紫檀香2种，余者皆为矿物药。"诸木皆浮，沉香独沉"，可见重剂分类主要依据质地、体重而定。就功能而言，重剂大致由下气、坠痰、镇惊、潜镇平肝、固下、补肾、泻火、堕胎之类的药物组成，与宣剂、泻剂、通剂有少许重叠。

铜青_{一名铜绿。重：去风痰。}

酸，平，微毒。内科吐风痰之聚，外科止金疮之血，女科理血气之痛，眼科治风热之疼。杀虫有效，痔证亦宜_{色青入肝，专主东方之病。}服之损血，以醋制铜。刮用_{头上生虱，铜青、明矾末掺之，良。}

铅重：坠痰解毒。

甘，寒，属肾，禀壬癸之气。水中之金①，金丹之母，八石之祖丹灶家必用之。坠痰，解毒，安神，明目，杀虫，乌须制为梳，以梳须。性带阴毒，伤人心胃解硫黄毒，煎铅汤服，即解。

铅丹即黄丹。重：内用，镇心坠痰；外用，解热拔毒。

咸，寒，沉重。味兼盐矾。内用镇心安魂坠痰，消积杀虫。治惊痫、疟痢。外用解热拔毒止痛，去瘀长肉。性味沉阴，损阳气。

黑铅　加硝黄、盐矾炼成。凡用以水漂去盐硝、砂石，微火炒紫色，摊地上，去火毒。铅粉主治略同亦名胡粉、锡粉。时珍曰：铅粉亦可代铅丹熬膏。然未经盐矾火煅，又有豆粉、蛤粉杂之，只入气分，不能入血分。人服食之，则大便色黑者，此乃还其本质。所谓色坏还为铅也。

密陀僧重：镇惊，劫痰消积。

辛，平，有小毒。感银、铅之气而结。坠痰镇惊，止血散肿，消积杀虫。疗肿毒，解狐臭油调搽腋，或以馒头蒸热劈开，掺末夹腋下，亦佳。灭瘢黚，染髭须，疗疟痢、五痔、金疮、冻疮熟桐油调敷。食之令人寒中。出银坑，难得。今用者，乃倾银炉底。入药煮一伏时。

古文钱重：平肝；通：下行。

辛，平，有毒。治目中障瘀，腐蚀坏肉。妇人生产横逆，心腹痛，月隔，五淋。或烧醋淬或煮汁唇腥黑，痛痒不可忍。于石上磨猪脂汁涂之，不过数遍，愈。目卒不见，石上磨汁注眦中。腥肿也。

铁重：坠痰镇惊。

辛，平，有毒。镇心平肝，定惊疗狂，消痈解毒时珍曰：凡诸药皆忌铁器，而补肾药尤忌之。畏磁石、皂荚皂荚木作，薪则金裂。煅时砧上打落者，名铁落即铁屑。《素问》用治怒狂。研粉敷癣甚效。如尘飞起者，名铁精。器物生衣者，名铁锈。盐醋浸出者，名铁华时珍曰：大抵借金气以平木，坠下解毒，

---

① 　金：上海本作"精"。

无他义也。

针砂_重：消水肿。

消水肿、黄疸，散瘿瘤，乌须发。此是作针家磨镞细末也。须真钢砂乃堪用_{人多以柔铁砂杂和之，飞为粉，人莫能辨。}

以上金类。

云母_重：下气。

甘，平。色白，入肺下气，坚肌续绝。治疟痢、痈疽_{同黄丹熬膏贴之。《千金翼》用敷金疮。}有五色，以色白光莹者为上。泽泻为使，恶羊肉_{金疮出血，云母粉敷之，绝妙。}

白石英_重：润肺。

甘、辛，微温。润以去燥_{十剂曰：湿可去枯，白石英、紫石英之属是也。}利小便，实大肠。治肺痿吐脓、咳逆上气。石药终燥，只可暂用_{润药颇多，而徐之才取二石英为润剂，存其意可也。}白如水晶者良。

【点评】吴氏论云："润药颇多，而徐之才取二石英为润剂，存其意可也"。从"湿可去枯""润以去燥"分析，白石英和紫石英所治并非枯、燥病症。而"石药终燥"，不当归属润剂。此外，前已明确，十剂为唐·陈藏器首创，非北齐徐之才所创。

紫石英_重：镇心；_润：养肝。

甘、辛而温。重以去怯，湿以去枯。心神不安，肝血不足，女子血海虚寒，不孕者宜之_{冲为血海，任主胞胎。《经疏》云：女子系胞于肾及心包络，虚则风寒乘之，故不孕。紫石英辛温走二经，散风寒，镇下焦，为暖子宫之要药。}色淡紫_{石英五色各入五脏。}莹彻五棱。火煅醋淬七次，研末水飞。二英俱畏附子，恶黄连_{《日华本草》方：痈肿毒气，紫石英火煅、醋淬为末，生姜、米醋煎敷之，摩亦得。}

以上玉类。

朱砂重：镇心，定惊，泻热。

甘，凉。体阳性阴内含阴承。郑康成注《周礼》，以丹砂、雄黄、石胆、矾石、磁石为五毒。色赤属火性反凉者，离中虚有阴也。味不苦而甘者，火中有土也。泻心经邪热心经血分主药。镇心定惊，辟邪，清肝明目，祛风，止渴，解毒胎毒、痘毒宜之。定癫狂，止牙疼，下死胎《十全博救方》水煮一两，研酒服。独用多用令人呆闷。辰产明如箭镞者良名箭簇砂。细研，水飞三次若火炼则有毒，服饵常杀人。畏盐水，恶磁石，忌一切血。

水银重：外用杀虫。

辛，寒，阴毒。功颛杀虫。治疮疥虮虱，解金银铜锡毒能消五金。堕胎绝孕。性滑，重直入肉头疮切不可用，恐入经络，令人筋骨拘挛。若近男阳，阳痿无气，唯以赤金系患处，水银自出。从丹砂烧煅而出，得铅则凝，得硫则结，并枣肉入唾研则碎。散失在地者，以花椒末、茶末收之。畏磁石、砒霜。

轻粉燥：劫痰涎。外用杀虫。

辛冷而燥，有毒。杀虫治疮，劫痰消积能消涎积。善入经络，瘰疬药有用之。不可轻服时珍曰：水银阴毒，用火煅炼丹砂而出。再加盐矾，炼为轻粉。轻扬燥烈，走而不守。今人用治杨梅毒疮，虽能劫风痰湿热从牙龈出，邪郁暂解，然毒气窜入经络筋骨，血液耗亡，筋失所养，变为筋挛骨痛、痈肿、疳漏，遂成废[1]痼，贻害无穷。上下齿龈属手足阳明，肠胃经毒气循经上行，至齿龈薄嫩之处而出。土茯苓、黄连、黑铅、铁浆、陈酱能制其毒。粉霜功过略同。

【点评】本书燥剂 30 种，分为燥和大燥两类。荜茇、良姜、艾叶属燥剂，附子、草乌头、肉桂、砒石、石硫黄为大燥剂。不难看出，燥剂实为热药，如同本书凡例所云："本集燥剂，即陶氏（应为寇氏）之热剂"。说明在未作寒、热两剂分类时，燥剂与热剂是相通的。所以，燥剂兼顾燥湿化痰和温里祛寒（暖胃、温

---

① 废：痼疾，病长期不愈。

脾、补肾命之火、温经逐寒）两种功能，包括具有回阳和躅除寒湿痹痛的药物。

银朱_燥：破积劫痰。

辛，温，有毒。破积滞，劫痰涎，散结胸，疗疥癣、恶疮，杀虫及虱。其性燥烈，能烂龈挛筋。其功过与轻粉、粉霜同_{今厨人往往以之染色供馔，宜去之。}

雄黄_重：解毒杀虫。

辛，温，有毒。独入厥阴气分，搜肝气而散肝风。杀百毒，辟鬼魅。治惊痫，痰涎，积聚，头痛，眩晕，暑疟，澼痢，泄泻《夷坚志》云：虞雍公道中冒暑，泄痢连月，梦至仙居，延之坐。壁中有词云：暑毒在脾，湿气连脚，不泄则痢，不痢则疟。独炼雄黄，蒸饼和药，甘草作汤，食之安乐。别作治疗，医家大错。如方服之而愈。又能化血为水，燥湿杀虫。治劳疳、蛇伤焚之，蛇皆远去。敷杨梅、疔毒、疥癣、痔疡。血虚者大忌。生山之阳，赤似鸡冠，明彻不臭，重三五两者良。醋浸，入莱菔汁煮干。生山之阴者名雌黄，功用略同。劣者名熏黄，烧之则臭，只堪熏疮疥，杀虫虱阴肿如斗，雄黄、矾石各二两，甘草一尺，水五升，煮二升，浸之。

石膏_{体重}：泻火；_{气轻}：解肌。

甘、辛而淡。体重而降。足阳明经胃。大寒之药，色白入肺，兼入三焦诸经气分。寒能清热降火，辛能发汗解肌，甘能缓脾，生津止渴。治伤寒郁结无汗，阳明头痛，发热恶寒，日晡潮热，阳狂，壮热《经》云：阳盛生外热。小便赤浊，大渴引饮，中暑自汗能发汗，又能止自汗。舌焦胎厚无津。牙痛阳明经热，为末，擦牙固齿。又胃主肌肉，肺主皮毛嘉言曰：极清肺热。为发斑疹之要品色赤如锦纹者为斑，隐隐见红点者为疹。斑重而疹轻，率由胃热所致。然亦有阴阳二证，阳证宜用石膏。又有内伤阴证见斑疹者，色微红而稀少，此胃气极虚，逼其无根之火游行于外，当补益气血，使中有主，则气不外游，血不外散。若作热治，死生反掌。少壮火热者，功效甚速；老弱虚寒者，祸不旋踵东垣曰：立夏前服白虎汤，令人小便不禁，降令太过也。极能寒胃。胃弱血虚，及病邪未入阳明者，切勿轻投成无己解大青龙汤曰：风阳邪，伤卫；寒阴邪，伤营。营卫阴阳俱伤，则非轻剂所能独散，必须重轻之剂同散之，乃得阴阳之邪俱去，营卫俱和。石膏乃重剂，而又颛达肌表也。东垣曰：石膏足阳明药，仲景用治伤寒阳明证，身热、目痛、鼻干、不得卧，邪在阳明，肺受火制，故用辛寒以清肺气，所以有白虎之名。肺主西方也，按阳明主肌肉，故身热；脉交頞中，故目痛；脉起于鼻，循鼻外，金燥，故鼻干；胃不和则卧不安，故不得卧。然亦有阴虚发热，及脾胃虚劳、伤寒阴盛格阳、内寒外热，类白虎汤证，误投之不可救也。按：阴盛格阳、阳盛格阴二证至为难辨。盖阴盛极而格阳于外，外热而内寒；阳盛极而格阴于外，外冷而内热。《经》所谓"重阴必阳，重阳必阴"，重寒则热，重热则寒是也。当于小便分之，便清者，外虽燥热而中实寒；便赤者，外虽厥冷而内实热也。再看口中之燥润，及舌胎之浅深，胎黄黑者为热，宜白虎汤；然亦有舌黑属寒者，舌无芒刺，口有津液也，急宜温之。误投寒剂则死矣。**有软硬二种，莹白者良。研细，甘草水飞。近人因其寒，或用火煅，则不甚伤胃。但用之鲜少，则难见功**白虎汤以之为君，或自一两加至四两。**味淡难出**。若入煎剂，须先煮数十沸。**鸡子为使，恶巴豆，畏铁**今茶食内，俱加石膏粉，取其价廉而且清凉可口也，害人不少。

滑石通：利窍行水；体重：泻火。

淡渗湿，滑利窍，寒泻热。色白入肺，清其化源。而下走膀胱以利水，通六腑九窍津液。为足太阳经本药膀胱。治中暑，积热，呕吐，烦渴非实止渴，取其利窍，渗去湿热，则脾胃中和，而渴自止耳。若无湿，小便利而渴者，内有燥热，宜滋润，或误服此，则愈亡其津液，而渴转甚矣。故好古以为至燥之剂。**黄疸，水肿，脚气，淋闭**偏主石淋。**水泻，热痢**六一散加红曲，治赤痢；加干姜，治白痢。**吐血，衄血，诸疮肿毒。为荡热除湿之要药**时珍曰：滑石上利毛腠之窍，是除中上之湿热；下利精溺之窍，是除中下之湿热。湿热去，则三焦宁而表里和，阑门通而阴阳利矣。河间益元散治表里上下诸病，盖是此意。益元散一名天水散，一名六一散，取天一生水，地六成之①之义也。滑石六钱、甘草一钱，或加辰砂。**消暑降火，散结，通乳，滑胎。凡脾虚下陷及精滑者禁之。病有当发表者尤忌**时珍、

---

① 天一生水，地六成之：语出汉朝郑玄《易经》注释。完整表述为"天一生水，地六成之；地二生火，天七成之；天三生木，地八成之；地四生金，天九成之；天五生土，地十成之"。如此，天之数一、三、五、七、九，地之数二、四、六、八、十。天属阳，地属阴，术数与五行相配，进而建立了阴阳五行象术体系。

士材俱谓其能发表，讱菴亦谓其气轻解肌，不过以其能利毛窍耳，不知表邪得此渗泄重降之品，必愈陷入里而成败证矣。切勿信以为然。**白而润者良。**石韦为使，宜甘草走泄之性，宜甘以和之。嘉言曰：天水散，取其一甘一寒之意也。阴下湿汗，滑石一两、石膏煅半两、枯白矾五分，研掺之。脚指缝烂，方同上。

赤石脂重、涩：固大小肠。

甘，温，酸涩。能收湿止血而固下《经疏》云：大小肠下后虚脱，非涩剂无以固之。其他涩药轻浮不能达下，惟赤石脂体重而涩，直入下焦阴分，故为久痢、泄澼要药。**疗肠澼，泄痢，崩带，遗精，痛痔，溃疡。收口长肉，催生下胞**经疏云：能去恶血，恶血化则胞胎无阻。东垣曰：胞胎不出，涩剂可以下之。又云：固肠胃，有收敛之能；下胞衣，无推荡之峻。**细腻黏舌者良，赤入血分，白入气分**五色石脂各入五脏。**研粉**亦有煅者。**水飞。畏芫花，恶大黄、松脂**经水过多，赤石脂、故纸等分为末，米饮下二钱。

【点评】具有止血、涩精、缩尿、止泄痢、敛肺、敛汗、收湿敛疮、生津功能的药物，多半归属涩剂。赤石脂因其固下（肠澼、泄痢、崩带、遗精皆属下焦虚乏失守之病症）而列属涩剂。不过，稽豆祛风而归为涩剂，似与理不通，其因待详。

禹余粮重、涩：固下。

甘平，性涩。手足阳明大肠、胃。**血分重剂。治咳逆、下痢、血闭瘕痕。血崩。能固下**李先知《活人书括》云：下焦有病人难会①，须用余粮、赤石脂。**又能催生。石中黄粉生于池泽，无砂者佳。修治同上**身面瘢痕，同半夏末、鸡子黄和敷，先以布拭赤，避风，日再敷，效。

炉甘石燥湿，治目疾。

甘，温。阳明胃经药。受金银之气。金胜木，燥胜湿。故止血消肿，收湿祛痰。除烂退赤去翳，为目疾要药炉甘石、海螵蛸、硼砂各一两，为细末，以点诸目病甚妙。入朱砂五钱，则性不黏也。**产金银坑中，金银之**

———————

① 会：上海本作"知"。

苗也。状如羊脑，松似石脂，能点赤铜为黄今之黄铜，皆其所点。煅红，童便淬七次，研粉水飞下疳阴疮，甘石煅，醋淬五次一两、儿茶末三钱，麻油调敷。

无名异重：和血行伤。

咸入血，甘和血。治金疮折伤，痈疽肿毒醋磨涂。止痛生肌。生川广，小黑石子也。一包数百枚打伤肿痛，无名异为末，酒服。赶①下四肢之末，血皆散矣。

钟乳一名鹅管。补阳。

甘，温。阳明气分药胃。本石之精，强阴益阳。通百节，利九窍，补虚劳，下乳汁。其气慓悍，令阳气暴充，饮食倍进。昧者得此肆淫，发为痈疽、淋浊，岂钟乳之罪耶。大抵命门火衰者，可暂用之，否则便有害矣。出洞穴中，石液凝成，垂如冰柱，如鹅翎管。碎之如爪甲，光明者真。蛇床为使，畏紫石英，恶牡丹，忌胡荽、葱、蒜、羊血、参、术肺虚喘急不息，光明生钟乳粉五钱、蜡三两，化和，饭甑内蒸熟，研丸梧子大，温水下一丸。

石炭一名煤炭。燥：去寒痛。

甘、辛，温，有毒。治妇人血气痛，及诸毒疮，金疮出血，小儿痰痫。去锡晕，制三黄、硇砂、硝石。人有中煤气毒者，昏瞀至死，唯饮冷水即解金疮出血，急以石炭末厚敷之，疮深不宜速合者，加滑石。

石灰重：燥湿止血。

辛，温，毒烈。能坚物散血，定痛生肌，止金疮血腊月用黄牛胆汁，和纳胆中阴干用。杀疮虫足肚生疮成漏，名鳝漏。以石灰温泡熏洗，觉痒即是也。洗数次愈。禾苗生虫，掺之即除。或加入豆饼粪草之中，亦可。蚀恶肉，灭瘢疵和药点痣。解酒酸酒家多用之，然有灰之酒伤人。内用止泻痢、崩带，收阴挺阴肉挺出，亦名阴菌。或产后玉门不闭，熬黄水泡，澄清暖洗。脱肛，消积聚、结核。风化者

---

① 赶：上海本作"达"。

良。古矿灰名地龙骨，棺中者尤佳。火毒已出之。顽疮脓水淋漓，敛疮口尤妙痰核红肿寒热，状如瘰疬，石灰火煅为末，以白果肉同捣贴之。如无白果，蜜调亦可。

海石一名浮石。软坚，消老痰结核。

咸软坚，寒润下。色白体轻入肺，清其上源肺为水之上源，故又治诸淋。止嗽，止渴，通淋。化上焦老痰，消瘿瘤、结核顽痰所结，咸能软坚。俞琰《席上腐谈》云：肝属木，当浮而反沉，肺属金，当沉而反浮，何也？肝实而肺虚也，故石入水则沉，而南海有浮水之石；木入水则浮，而南海有沉水之香。虚实之反如此。多服损人血气。水沫日久结成海中者。味咸更良咳嗽不止，海浮石末汤服，或蜜丸服。

阳起石重：补肾命。

咸，温。补右肾命门，治阴痿，精乏，子宫虚冷，腰膝冷痹，水肿，癥瘕。命门火衰者，可暂用之宗奭曰：凡石药冷热皆有毒，宜酌用。《经》曰：石药发癫，芳草发狂。芳草之气美，石药之气悍，二者相遇，恐内伤脾。出齐州阳起山，云母根也。虽大雪遍境，此山独无。以云头雨脚，鹭鸶毛色白，湿润者良真者难得。火煅醋淬七次，研粉水飞。亦有用烧酒、樟脑升炼取粉者。桑螵蛸为使，恶泽泻、菌桂，畏菟丝子，忌羊血《儒门事亲》方治丹毒肿痒，阳起石煅研，新水调涂。

磁石一名吸铁石。重：补肾。

辛，咸。色黑属水。能引肺金之气入肾。补肾益精，除烦祛热。治羸弱，周痹，骨节酸痛肾主骨。恐怯，怔忡十剂曰：重可去怯，磁石、铁粉之属是也。惊痫，肿核咸软坚止金疮血末敷，能止痛断血通耳耳为肾窍。明目肾水足则目明。时珍曰：一士病目，渐生翳。珍以羌活胜湿汤加减，而以磁朱丸佐之，两月而愈。盖磁石入肾，镇养真阴，使神水不外移；朱砂入心，镇养心血，使邪火不上侵；佐以神曲消化滞气，温养脾胃生发之气，乃道家黄婆①、媒合婴姹②之理。方见孙真人《千金方》。

---

① 黄婆：宋代苏轼《与孙运勾书》云："脾能母养余脏，故养生家谓之黄婆"。

② 婴姹：道家称铅为婴儿，水银为姹女。

但云明目，而未发出用药之微义也。**重镇伤气，可暂用而不可久**《经疏》云：石药皆有毒，独磁石冲和无悍猛之气，又能补肾益精。然体重渍酒，优于丸散。**色黑能吸铁者真。火煅醋淬，研末水飞，或醋煮三日夜。柴胡为使，恶牡丹**误吞针铁者，用活磁石枣核大，钻孔线穿吞曳之，立出。磁石取铁，如慈母之招子，故名。

代赭石 重：镇虚逆。

苦，寒。入肝与心包血分。除血热。治吐衄，崩带，胎动产难，翻胃，噎膈仲景治伤寒汗吐下后，心下痞硬，噫气，用代赭旋覆汤，取其重以镇虚逆，赤以养阴血也。**哮呷有声**卧睡不得，土硃末调服。**金疮长肉，**煅红醋淬，水飞。**干姜为使。畏雄、附。**

空青 重：明目。

甘、酸而寒。益肝明目，通窍利水。产铜坑中。大块中空有水者良世多伪为之，亦中空有水，须细审之。

石胆 一名胆矾。宣：吐风痰；涩：敛咳逆。

酸、涩、辛，寒，有小毒，入少阳胆经。性敛而能上行。涌吐风热痰涎，发散风木相火。治喉痹醋调咽，吐痰涎，立效。**咳逆，痉痫，崩淋。能杀虫，治牙虫，疮毒，阴蚀。产铜坑中，乃铜之精液**故能入肝胆，治风木。**磨铁作铜色者真。形似空青，鸭嘴色为上**市人多以醋揉青矾伪之。**畏桂、白薇、辛夷、芫花**小儿鼻疳蚀烂，胆矾烧烟尽，研末掺之，效。

礜石 重、燥：去寒积。

辛，大热，有毒。治坚癖，痼冷，寒湿风痹苏恭曰：攻寒冷之病最良。时珍曰：性气与砒石相近，不炼服，杀人。**有苍白数种，火烧但解散，不能脱其坚，置水不冻者真**此石生于山无雪，入水不冰。**恶羊血。**

砒石 大燥：劫痰。

辛、苦而酸，大热，大毒。砒霜尤烈生者名砒黄，炼者名砒霜。**颇能燥痰，可作吐药。疗痰在胸膈，除哮截疟**今方伎家每用几厘，常见捷效，而害人者亦不少。**外用蚀败肉，杀虫枯痔。出信州**故又名信石，而又隐信字为人言。**衡州次之。锡之苗也**故锡亦有毒。**畏羊血、冷水、绿豆。**

青礞石重、泻：坠痰。

甘，咸，有毒。体重沉坠。色青入肝。制以硝石。能平肝下气，为治顽痰、癖结之神药痰着青礞，即化为水。王隐君《养生主论》有礞石滚痰丸，礞石、焰硝各二两，煅研，水飞净一两，大黄蒸八两，黄芩酒洗八两，沉香五钱为末，水丸，量虚实服。时珍曰：风木太过，来制脾土，气不运化，积滞生痰，壅塞上中二焦，变生诸病。礞石重坠，硝性疏快，使痰积通利，诸证自除。气弱血虚者大忌。坚细青黑，中有白星点。硝石、礞石等分，打碎拌匀，入砂锅煅至硝尽，石色如金为度。如无金星者，不入药。研末水飞，去硝毒。

花蕊石一名花乳石。涩：止金疮血，化瘀。

酸、涩，气平。颇入肝经血分。能化瘀血为水，止金疮出血刮末敷之即合，仍不作脓。《局方》治损伤诸血，胎产恶血血晕，有花乳石散。下死胎胞衣恶血化，则胞胎无阻。大损阴血。出陕华代地，体坚色黄，煅研水飞。

石燕通：利窍，行湿热。

甘，凉。利窍，行湿热。治诸般淋沥，月水湛浊，赤白带下，肠风痔瘘，眼目障翳。出零陵宋人修本草，以食钟乳、禽石燕混收入此石燕下，故世俗误传此石能助阳，不知其正相反也。或煮汁，或磨汁，或为末水飞襁褓吐乳，久患咳嗽，蜜调末涂唇上，日三五次。

石蟹重、泻：明目。

咸，寒。治青盲目翳，天行热疾。解一切金石药毒。醋磨敷痈肿。出南海。体质，石也。而与蟹相似。细研水飞《圣济总录》方治喉痹肿痛，石蟹磨水饮，并涂喉外。

以上石类。

食盐泻热润燥，补心，通二便，宜涌吐。为诸药引经。

咸、甘、辛，寒。咸润下，故通大小便；咸走血而寒胜热，故治目赤痈肿，血热；咸补心，故治心虚以水制火，取既济之义，故补心药用盐炒。一人病笑不休，用盐炒赤，煎沸饮之而瘳。《经》曰：神有余则笑不休。神，心火也。用盐水制火也。一妇病此半年，张子和亦用此法而愈。咸入肾故补肾药用盐汤下。而主骨，故坚筋骨，治骨病齿痛擦牙甚佳，清火固齿。齿缝出血，夜以盐厚敷龈上，沥涎尽乃卧。或问咸能软坚，何以坚筋骨？不知骨消筋缓，因于湿热，泻热即安矣。咸润燥而辛泄肺煎盐用皂角收，故味微辛。今南方多石灰收。故治痰饮，喘逆；咸软坚，故治结核、积聚。又能涌吐醒酒水胜火。解毒火热即毒也，能散火凉血。杀虫浙西将军中蚯蚓毒，每夕蚓鸣于体。一僧教以盐汤洗身，数日而愈。定痛止痒体如虫行，风热也。盐汤浴三四次，佳。亦治一切风气。凡汤火伤，急以盐末掺之，护肉不坏，再用药敷。洗目去风。凡痰嗽、哮证盐能伤肺。血病、消渴走血渗津及水胀俱大忌。或引痰生，或凝血脉，或助水邪，或损颜色，或伤筋力。故西北人不耐咸，少病多寿。东南人嗜咸，少寿多病嘉言曰：《经》谓味过于咸，大骨气劳，以食盐过多，峻补其肾。腰骨高大之所，其气忽积，喜于作劳，气既勃勃内动，则精关勃勃欲开，虽不见可欲，而不觉关开莫制矣。尝见高僧、高道，栖真习定，忽焉气动精倾，乃知味过于咸。大骨气劳之说，不尽关于情欲也。《经》谓强力入房，肾气乃伤，高骨乃坏，此固嗜欲无节者之本病。奈何清修卓练之士，每于菜蔬间多食咸，藏厚味以亏道体，无有以《内经》之理一陈其前者。及病已成而食淡斋，长年累月自苦，亦足补偏救弊，然不如当日味勿过咸之超矣。盐品颇多，江淮南北盐生于海，山西解州盐生于池，四川、云南盐生于井，戎盐生于土。光明盐或生于阶成山崖，或产于五原盐池，状若水晶，不假煎炼，故一名水晶盐。石盐生于石，木盐生于树，蓬盐生于草。造化之妙，诚难穷也。

【点评】食盐所治甚广，现今已不直接入药。基于咸入肾，故治疗中医肾脏病症药物，通常用盐炒制以取其效。

戎盐一名青盐。补肾，泻血热。

甘、咸而寒。入肝肾，助水脏，平血热。治目痛赤涩散肝经风热。吐血，溺血，齿舌出血，坚骨固齿擦牙良。明目乌须。功同食盐而更胜之。出西羌。不假煎炼，方棱明莹色青者良风眼烂弦，戎盐化水点之。

凝水石泻热。

辛、咸，大寒。治时气热盛，口渴，水肿。盐精渗入土中，年久结成，清莹有棱，入水即化。亦名寒水石古方所用寒水石是凝水石，唐宋诸方用寒水石即石膏。

元精石 泻热救阴。

太阴之精，咸寒而降。治上盛下虚，救阴助阳同硫黄、硝石用。有扶危拯逆之功正阳丹用治伤寒壮热，来复丹用治伏暑热泻。出解池、通泰，积盐处咸卤所结。青白莹彻，片皆六棱者良今世用者，多是绛石。

朴硝 即皮硝。大泻，润燥，软坚。芒硝

辛能润燥，咸能软坚，苦能下泄，大寒能除热。朴硝酷涩性急，芒硝经炼稍缓，能荡涤三焦肠胃实热，推陈致新与大黄同。盖邪气不除，正气不能复也。治阳强之病，伤寒《经》曰：人之伤于寒也，必病热，盖寒郁而为热也。疫痢，积聚，结癖，留血，停痰，黄疸，淋闭，瘰疬，疮肿，目赤障翳，通经堕胎《经疏》云：硝者消也。五金八石皆能消之，况脏腑之积聚乎。其直往无前之性，所谓无坚不破，无热不荡者也。病非邪实深固，闭结不通，不可轻投，恐误伐下焦真阴故也。无已曰：热淫于内，治以咸寒①，气坚者以咸软之，热盛者以寒消之。故仲景大陷胸汤、大承气汤、调胃承气汤皆用芒硝以软坚去实热，结不至坚者，不可用也。佐之以苦，故用大黄相须为使。按芒硝消散，破结软坚；大黄推荡，走而不守。故二药相须，同为峻下之剂。好古曰：本草言芒硝堕胎，然妊娠伤寒可下者，兼用大黄以润燥、软坚、泻热，而母子相安。《经》曰：有故无殒，亦无殒也。此之谓欤。谓药自病当之，故胎无患也。硝能柔五金，化七十二石为水。生于卤地，刮取煎炼。在底者为朴硝，在上者为芒硝，有牙者为马牙硝。置风日中，消尽水气。轻白如粉为风化硝。大黄为使《本经》《别录》朴硝、硝石虽分二种，而气味主治略同，后人辨论纷然，究无定指。时珍曰：朴硝下降，属水性寒。硝石为造炮焰硝，上升，属火性温。

　　【点评】名称朴硝，引《本草经疏》所论则为张仲景大陷胸汤、大承气汤、调胃承气汤配伍之芒硝。是知将朴硝与芒硝视为一物。需要说明，芒硝为朴硝炼制品，功用与朴硝相近，因药性和缓，后世多用芒硝而不用朴硝。

---

① 热淫于内，治以咸寒：语出《素问·至真要大论》，非成无己所言。

元明粉 _{泻热，润燥软坚。}

辛、甘，咸，冷。去胃中实热，荡肠中宿垢_{讱菴曰：有泻痢不止，用大黄、元明粉以推荡之，而泻痢反止。盖宿垢不净，疾终不除。《经》所谓通因通用也。}润燥破结，消肿明目_{血热去，则肿消而目明。}朴硝煎化，同莱菔煮，再同甘草煎，入罐煅炼，去其咸寒之性。阴中有阳，性稍和缓。用代朴硝。胃虚无实热者，均为大戒。俱忌苦参。

硇砂 _{泻：消肉积。}

咸、苦、辛，热，有毒。消食破瘀。治噎膈，癥瘕，去目翳胬肉_{凡煮硬肉，投少许即易烂。故治噎膈、癥瘕、肉积有殊功。}热毒之性，能烂五金。本草称其能化人心为血，亦甚言不可轻用尔。出西戎，乃卤液结成，状如盐块，置冷湿处即化。白净者良。水飞过，醋煮干如霜，刮下用_{鼻中息肉，硇砂点之即落。悬痈卒肿，硇砂五钱绵裹含之，咽津即安。}

【点评】由"凡煮硬肉，投少许即易烂"，确认硇砂"故治噎膈、癥瘕、肉积有殊功"；以及由"能烂五金"，确认硇砂"能化人心为血"，是由象思维得出的认识和判断。石硫黄虽称亦能"化五金"，但并无破癥消积之用，乃象思维之不确定性使然。

硼砂 _{泻：去痰热。}

甘、咸而凉。色白质轻。故除上焦胸膈之痰热，治喉痹、口齿诸病。_{初觉喉中肿痛，含化咽津，则不成痹。}能柔五金而去垢腻，故治噎膈，积块，结核，胬肉，目翳，骨哽_{咸能软坚，含之咽汁。}证非有余，切勿轻用。出西番者，白如明矾。出南番者，黄如桃胶。能制汞、哑铜_{硼砂、硇砂并可作金银焊。}

石硫黄 _{大燥：补阳，杀虫。}

味酸，有毒，大热，纯阳_{硫黄阳精极热，与大黄极寒并号将军。}补命门真火不足，性虽热而疏利大肠，与燥涩者不同_{热药多秘，唯硫黄暖而能通。}若阳气暴绝，阴毒伤寒，久患寒泻，脾胃虚寒，命欲垂绝者用之，亦救危妙药也。治寒痹，冷癖，足寒无力，老人虚秘《局方》有半硫丸。妇人阴蚀，小儿慢惊。暖精壮阳，杀虫疗疮，辟鬼魅，化五金，能干汞硫黄纯阳，炼制久服，则有偏胜之害。况服食者，又皆假此纵欲，自速其咎，于药何责。孙升《谈圃》云：硫黄大热，火炼服之，多发背疽。《泊宅编》云：金液丹乃硫黄炼成，纯阳之物，有瘤冷者所宜。今夏月人多服之，反生火害。《夷坚志》云：唐与正亦知医，能以意治病。吴巡检病不得溲，卧则微通，立则不能涓滴，遍用通药不效。唐闻其平日自制黑锡丹常服，因悟曰：此必结砂时，硫飞去，铅不死，铅砂入膀胱，卧则偏重，犹可溲，立则正塞水道，故不通。取金液丹三百粒，分十服，瞿麦汤下。铅得硫则化，水道遂利。家母舅童时，亦病溺涩，服通淋药罔效。老医黄五聚视之，曰：此乃外皮窍小，故溺时艰阻，非淋证也。以牛骨作屑，塞于皮端，窍渐展开，使重服通利药，得不更变他证乎。硫能化铅为水，修炼家尊之为金液丹。用之得当，兼以制炼得宜，淫房断绝者能之。一有不当，贻祸匪轻。番舶者良最难得。取色黄如石者，以莱菔剜空，入硫合定，糠火煨熟，去其臭气。以紫背浮萍煮过，消其火毒，以皂荚汤淘其黑浆。一法绢袋盛，酒煮三日夜。一法入猪大肠，烂煮三时。畏细辛、醋、诸血。土硫黄辛热，腥臭。止可入疮药，不可服饵。

【点评】《夷坚志》所谓"以意治病"，与"医者意也"同义。后者语出《后汉书·郭玉传》，始称"医之为言意也"。应当说，这是中医诊疗思想乃至整个学术体系本真的高度概括。其实，《素问·示从容论》所谓"援物比类"，正是"医者，意也"最初朴素的表达形式。要之，多种说法均提示了一个根本性问题——中医学的思维方式，即象思维。遗憾的是，人们对象思维的本质特征知之甚少。

白矾涩：燥湿化痰。

酸咸而寒，性涩而收。燥湿追涎，化痰堕浊，解毒，除风杀虫，止血定痛，通大小便，蚀恶肉，生好肉，除痼热在骨髓髓为热所劫则空，故骨痿而齿浮。治惊痫，黄疸，血痛，喉痹，齿痛，风眼，鼻中息肉，崩带，脱肛，阴蚀，阴挺阴肉挺出，肝经之火。疔肿，痈疽，瘰疬，疮癣，虎犬、蛇虫咬伤李迅曰：凡发背当服蜡矾丸，以护膜防毒气内攻，矾一两、黄蜡七钱，溶化和丸，每服十丸，渐加至二十丸，日服百丸则有力。此药护膜托里，解毒化脓之功甚大。时珍曰：能吐风热痰涎，取其酸苦涌泄也。治诸血痛、阴挺、脱肛、疮疡，取其酸涩而收也。治风眼、痰饮、泄痢、崩带，取其收而燥湿也。治喉痹、痈蛊、蛇伤，取其解毒也。以白矾、芽茶捣末，冷水服，解一切毒。**多服损心肺、伤骨**宗奭曰：却水故也。书纸上，水不能濡，故知其性却水也。**取洁白光莹者煅用。生用解毒，煅用生肌。又法：以火煅地，洒水于上，取矾布地，以盘复之。四面灰拥一日夜，矾飞盘上，扫收之，为矾精。未尽者，更加前法。再以醋化之，名矾华。七日可用，百日弥佳。甘草为使，畏麻黄，恶牡蛎。**

绿矾涩：燥湿化痰。

酸涌，凉散，涩收。**燥湿化痰，解毒杀虫，利小便，消食积**同健脾药用。**散喉痹**醋调咽汁。时珍曰：胀满、黄肿、疟痢方多用之，其源则自仲景用矾石、硝石，治女劳黄疸方中变化而来。**主治略同白矾。一名皂矾**以其可以染皂色，故名。**深青莹洁者良。煅赤名绛矾，能入血分。伐肝木，燥脾湿**张三丰《仙传方》载伐木丸，苍术二斤米泔浸，黄酒面曲四两炒，绛矾一斤醋拌晒干，入瓶火煅为末，醋和丸，酒下。治木来克土，心腹中满，或黄肿如土色。

消石

辛、苦、微咸，大热。毒烈。**治伤冷霍乱吐利，心腹病痛，破积散坚。不宜轻服。又名火硝、焰硝**得火则焰，故名。朴硝阴寒，属水下走，能荡涤积滞；消石大热，属火上升，能破积散坚；煅制礞石则除积滞、痰饮。盖礞石性寒而降，消石性热而升，一升一降，一阴一阳，此制方之妙也。

以上卤石类。

卷十四

水部_{天水类 地水类}

立春雨水二节内水升阳。

甘，平。宜煎中气不足、清阳不升之药《医学正传》云：其性始，是春初生发之气。古方妇人无子，立春日，夫妇各饮一杯，还房有孕。亦取其资始，发育万物之义也。

惊蛰春分清明谷雨四节内水升阳。

甘，平。宜煎发散及补中益气药，并浸造诸风及脾胃虚弱诸丹丸自立春至谷雨水，轻清上行补中，而治阳气下陷诸证，最有益于脾胃，宜多贮之。

小满水

有毒。坏豆麦桑叶蚕食之，多不熟。造药、酿酒、醋一应食物，皆易败坏。人饮之亦生脾胃疾。咸雨小满节气前后，逢癸日有雨，为咸雨，其毒尤甚。

梅雨水

有毒，甚消伐。洗疮疥，灭瘢痕。入酱易熟藏器曰：江淮以南，地气卑湿，五月上旬连下旬尤甚。过此节以后，皆须曝书画。梅雨沾衣便腐黑，瀚①垢如灰汁，有异他水，但以梅叶汤洗之乃脱。时珍曰：梅雨或作霉雨，言其沾衣及物，皆生黑霉也。芒种后逢壬为入梅，小暑后逢壬为出梅，此湿热之气，郁遏熏蒸，酿为霏雨，人受其气则生病，物受其气则生霉，故此水不可以造酒醋。

---

① 瀚(huàn 换)：同"浣"。

重午日午时水解毒杀虫。

宜造疟痢、疮疡、金疮、百虫、蛊毒诸丹丸。用此水煎杀祟药，其效尤神。

神水消积清热。

甘，寒。治心腹积聚及虫病，和獭肝为丸服。又，饮之清热化痰，定惊安神《金门记》云：五月五日午时有雨，急伐竹竿中，必有神水，沥取为药。以上三月水，大抵能助湿热，不宜贮之。

立秋处暑白露秋分四节内水润肺。

宜煎肃清肺气之药湿热渐退，得秋金清肃下行之气，可多贮之。

寒露水

有毒，坏禾稻谚云：寒露雨，偷稻鬼。人饮之，多致疾。与小满水同。

霜降水泻热。

感天地肃杀之气。惟阳气有余者，宜用此煎药。

液雨水杀虫消积。

宜煎杀虫消积之药立冬后十日为入液，至小雪为出液，得雨谓之液雨，亦曰药雨。百虫饮此皆伏蛰，至来春雷鸣起蛰，乃出也。

大雪冬至小寒大寒及腊日水泻热。

宜浸造滋补五脏及痰火、积聚、虫毒诸丹丸。并煮酿药酒。与雪水同功时珍以贮水于二十四节气，因天地之气候相感，水之气味随之变迁，故以节气水入地水类。洛谓不然，毕竟天雨水感天地之气候为尤准。今入天水类，庶可按时令而择用之尔。

【点评】将二十四节气当令之水细分为若干种，并赋予季节对应的功能，如立春至谷雨六个节气的内水均能升阳；立秋至秋分四个节气的内水皆可润肺；霜降至大寒五个节气的水均可泻热等，季节一旦纳入五行学说，各季节之水便具备了与之相关的不同属性。

明水—名方诸①水。补阴。

甘，寒，主治明目，定心止渴，去小儿烦热_{时珍曰：明水者，取其清明}纯洁敬之至也。《周礼》司烜氏以夫燧取明火于日，鉴取明水于月，以供祭祀。魏伯阳《参同契》云：阳燧以取火，非日不生光，方诸非星月，安能得水浆。《淮南子》云：方诸见月，则津而为水，注者或以方诸为石，或以为大蚌，或以为五石炼成，皆非也。按《考工记》云：铜锡相半，谓之鉴燧之剂，是火为燧，水为鉴。高堂隆云：阳燧一名阳符，取火于日；阴燧一名阴符，取水于月。并以金作之，谓之水火之镜，此说是矣。《搜神记》云：金锡之性一也。午月丙午日午时铸，为阳燧；子月壬子日子时铸，为阴燧。

露水_{润肺解暑。}

甘，平。止消渴。宜煎润肺之药。秋露造酒最清冽。百花上露，令人好颜色_{霜杀物，露滋物，性随时异也。露能解暑，故白露降则处暑矣。疟必由暑，故治疟药露一宿服。}

霜_{泻热。}

甘，寒。解酒热。治伤寒鼻塞，酒后诸热面赤。和蚌粉，敷暑月痱疮及腋下赤肿，立瘥_{时珍曰：阴盛则露凝为霜。乾象占云：天气下降而为露，清风薄之而成霜。凡收霜，以鸡羽扫之瓶中。密封阴处，久而不坏。}

腊雪_{止瘟泻热。}

甘，寒。治时行瘟疫，宜煎伤寒火暍之药，抹痱良。腊雪密封阴处，数十年亦不坏_{冬至后第三戌为腊，腊雪大宜菜麦，又杀虫蝗。用水浸五谷种，则耐旱不生虫。洒几席间，则蝇自去。淹藏一切果食，不蛀蠹，岂非除虫蝗之验乎。春雪有虫，水亦易败，所以不用。}

冰_{泻热。}

甘，寒。太阴之精，水极似土，变柔为刚。所谓物极反兼化也。

---

① 方诸：出自《淮南子·览冥训》，为古代在月下承露取水的器具。与下文"阴燧"同义。

伤寒阳毒，热甚昏迷者，以一块置膻中，良两乳中间。解烧酒毒藏器曰：盛夏食冰，与气候相反，冷热相激，却致诸疾也。《食谱》云：凡夏用冰，止可隐映饮食，令气凉耳，不可食之。虽当时暂快，久乃成疾也。宋徽宗食冰太过，病脾疾，国医不效。召杨介，进大理中丸。上曰：服之屡矣。介曰：疾因食冰，臣请以冰煎此药，是治受病之原也，果愈。若此可谓活机之士矣。

以上天水类。

潦水

甘，平。宜煎调脾胃去湿热之药仲景治伤寒瘀热在里，身发黄，麻黄连翘赤小豆汤煎用潦水者，取其味薄，不助湿气利热也。**降注雨水为潦**韩愈诗：潢潦无根源，朝灌夕已除[1]。又淫雨为潦，反助湿热，不可用。

半天河水

甘，微寒。治鬼疰，狂邪，恶毒，洗诸疮，主蛊毒，杀鬼精。恍惚、妄语与饮之，勿令知之。槐树间者主诸风，及恶疮、风瘙疥痒。一名上池水此竹篱头水，及空树穴中水也。《战国策》云：长桑君饮扁鹊以上池之水，能洞见脏腑。注云：上池水，半天河水也。

流水时珍曰：天下之水，灭火濡枯则同。至于性从地变，质与物迁，未尝同也。

千里水 东流水 甘烂水用流水以瓢扬万遍，故又名劳水。甘，平。主五劳七伤，肾虚脾弱，阳盛阴虚。目不能瞑，及霍乱吐利，伤寒后欲作奔豚藏器曰：千里水、东流水皆堪荡涤邪秽，煎煮汤药。思邈曰：江水流泉远涉，顺势归海，不逆上流，用以治头，必归于下。故治五劳七伤羸弱之病，煎药宜以陈芦劳水，取其水不强，火不盛也。无江水则以千里东流水代之，如泾渭之类。时珍曰：劳水即扬泛水，仲景谓之甘烂水。用流水二斗，置大盆中，以杓高扬之千万遍，有沸珠相逐，乃取煎药。盖水性本咸而体重，劳之则甘而轻，取其不助肾气而益脾胃也。《医学正传》云：甘烂水甘温而性柔，故烹伤寒阴证等药用之；顺流水性顺而下流，故治下焦腰膝之证，及通利大小便之药用之；急流水湍上峻急之水，其性急速而下达，故通二便、风痹之药用之。宗奭曰：东流水取其性顺、疾速、通膈、下关也。张从正曰：昔有患小便闭者，众工不能治，令取长川急流之

---

[1] 潢潦无根源，朝灌夕已除：诗出韩愈《符读书城南》。

水煎前药，一饮立溲，水可不择乎。**逆流水，性逆而倒上。治中风卒厥，头风，疟疾，咽喉诸病。宣吐痰饮。**

井泉水_{补阴}

新汲者，疗病宜人_{若停污浊暖，非直无益，亦且损人。}**解热闷烦渴。平旦第一汲为井华水，其功极广。凉能清热，甘可助阴。宜煎补阴药及气血痰火药**_{凡井水有远从地脉来者为上，有从近处江湖渗来者次之，其城市沟渠污水杂入者成碱，用须煎滚，停一时，候碱澄乃用之。否则气味俱恶，不堪入药，食茶酒也。雨后水浑，须擂入桃杏仁澄之。}

醴泉

甘，平。治心腹痛。痓忤、鬼气、邪秽之属，并就泉空腹饮之。又止消渴、反胃、霍乱，亦以新汲者为佳。一名甘泉_{时珍曰：醴，薄酒也。泉味如之，故名。出无常处。王者德至渊泉，时代升平，则醴泉出，可以养老。孙柔之《瑞应图》云：醴泉，井之精也。味甘如醴，流之所及，草木皆茂，饮之令人多寿。《东观记》云：光武中元元年，醴泉出京师。人饮之者，痼疾皆除。}

玉井水

甘，平。久服神仙，令人体润，毛发不白_{藏器曰：诸有玉处，山谷水泉皆是也。山有玉而草木润，身有玉而毛发黑。玉既重宝，水又灵长，故有延生之望。今人近山多寿者，岂非玉石津液之功乎。太华山有玉，水溜下土，人得服之，多长生。}

乳穴水

甘，温。久服肥健人，能食，体润不老。与钟乳同功。近乳穴处流出之泉也_{人多取水作饮，酿酒，大有益。其水浓者，秤之重于他水。煎之上有盐花，此真乳液也。}

温泉_{一名温汤。}

辛，热。微毒。治诸风筋骨挛缩，及肌皮顽痹、手足不遂、无眉发、疥癣诸疾在皮肤骨节者。入浴，浴讫当大虚惫，可随病与药及饮食补养。非有病人，不宜轻入_{汪颖曰：庐山有温泉，方士往往教患疥癣、风癫、杨梅疮者，饱食入池，久浴，得汗出乃止，旬日自愈也。藏器曰：下有硫黄，即令水热，犹}

有硫黄臭。硫黄主诸疮，故水亦宜然。当其热处，可焊①猪羊，熟鸡子也。胡任《渔隐丛话》云：汤泉多作硫黄气，浴之则袭人肌肤。唯新安黄山是朱砂泉，春时水即微红色，可煮茗。长安骊山是礜石泉，不甚作气也。朱砂泉虽红而不热，当是雄黄尔。有砒石处亦有汤泉，浴之有毒。

阿井水

甘、咸，平。下膈疏痰，止吐。阿井在兖州阳谷县，即古东阿县也《笔谈》云：古说济水伏流地中，今历下凡发地下，皆是流水。东阿亦济水所经，其性趋下，清而且重，用搅浊水则清，故以治瘀浊及逆上之痰也。又青州范公泉亦济水所注，其水用造白丸子②，利膈化痰。

山岩泉水

甘平。治霍乱，烦闷，呕吐，腹空转筋。恐入腹，宜多服之名曰洗肠，勿令腹空，空则更服，人皆惧此，然尝试有效。但身冷力弱者，防致脏寒，当以意消息之。此山岩土石间所出泉，流为溪涧者也《尔雅》云：水正出曰槛泉，悬出曰沃泉，反出曰泛泉。其泉源远清冷，或山有玉石、美草木者为良。其山有黑土、毒石、恶草者，不可用。陆羽《茶经》曰：凡瀑涌漱湍之水，饮之令人有颈疾。汪颖曰：昔在浔阳，忽一日城中马死数百。询之云：数日前雨，洗出山谷蛇虫之毒，马饮其水然也。

海水

咸，微温，有小毒。煮浴，去风瘙癣。饮一合，吐下宿食，颅胀。

地浆一名土浆。泻热解毒。

甘，寒。治泄痢冷热、赤白。腹内热毒绞痛。解一切鱼肉、菜果、药物、诸菌毒菌，音郡。生朽木及湿地上，亦名蕈。枫树上菌食之，令人笑不休，服此即解。及虫蜞入腹误食马蟥蜞，入腹生子，用此下之。中暍卒死者取道上热土围脐，令人尿其中，仍用热土、大蒜等分，捣末去渣，灌之即活。《卫生宝鉴》云：中暑、霍乱乃暑热内伤，七情迷乱所致，阴气静则神藏，躁则消亡，非至阴之气不愈。坤为阴，地属阴，土曰静顺，地浆作于墙阴坎中，为阴中之阴，能泻阳中之阳也。掘黄土地作坎，

---

① 焊（xún 寻）：用火烧熟。

② 白丸子：即《太平惠民和剂局方》收载的青州白丸子。

深三尺，以新汲水沃入搅浊，少顷，取清用食黄鱼、蟹犯荆芥，能害人，服地浆解之。

百沸汤宣：助阳气。

助阳气，行经络<small>汪颖曰：热汤须百沸者佳，若半沸者饮之，反伤元气，作胀。宗奭曰：热汤能通经络，患风冷气痹人，以汤淋脚至膝上，厚覆取汗周身，然别有药，特假阳气而行尔。四时暴泻痢，四肢脐腹冷，坐深汤中浸至腹上，频频作之。生阳诸药无速于此。虚寒人始坐汤中必颤，仍常令人伺守之。张从正曰：凡伤风寒、酒食，初起无药，便饮太和汤碗许，或酸齑汁亦可。以手揉肚，觉恍惚，再饮再揉，至无所容。探吐、汗出则已。时珍曰：仲景治心下痞，按之濡，关上脉浮，大黄黄连泻心汤用麻沸汤煎之，取其气薄而泄虚热也。朱真人《灵验篇》云：有人患风疾数年，掘坑令坐坑内，解衣，以热汤淋之良久，以簟盖之，汗出而愈，此亦通经络之法也。时珍常推此意，治寒湿加艾煎汤，治风虚加五枝或五加煎汤淋洗，觉效更速也。𧜀庵曰：感冒风寒，而以热汤澡浴，亦发散之一法。故《内经》亦有可汤熨、可浴及摩之、浴之之文。《备急方》治心腹卒胀痛欲死，煮热汤以渍手足，冷即易之。</small>一名太和汤，一名麻沸汤<small>蛇绕不解，以热汤淋之即脱。忤恶卒死，铜瓦器盛热汤，隔衣熨其腹，冷即易。</small>

生熟汤<small>一名阴阳水。宣：和阴阳。</small>

调中消食。治霍乱吐泻，有神功<small>时珍曰：上焦主纳，中焦腐化，下焦主出，三焦通利，阴阳调和，升降周流，则脏腑畅达。一失其道，二气淆乱，浊阴不降，清阳不升，故发为霍乱呕吐之病。饮此汤辄定者，分其阴阳，使得其平也。按霍乱有寒热二证，仓卒患此，脉候未审，慎勿轻投偏热偏寒之剂。曾见有服姜汤而立毙者，唯饮阴阳水为最稳。霍乱邪在上焦则吐，邪在下焦则泻，邪在中焦则吐泻交作。此湿霍乱证犹易治，唯心腹绞痛，不得吐泻，名干霍乱，俗名绞肠痧①，其死甚速。古方用盐熬热，童便调服，极为得治。勿与谷食，即米饮下咽，亦死。</small>以新汲水、百沸汤合一盏，和匀。

齑水<small>涌吐。</small>

酸，咸。吐痰饮、宿食。酸苦涌泄为阴也。此乃作黄齑菜水也。

甑气水<small>润：利肌肤。</small>

以器盛取，沐头长发，令黑润。朝朝用梳摩小儿头，久觉有益<small>小</small>

---

① 痧：原作"沙"，据戊申本改。

儿诸疳，遍身或面上生疮，烂成孔曰，如大人杨梅疮，百药不效，用蒸糯米甑气水扫疮上，不数日即愈。

铜壶滴漏水 通：能升能降。

性滑。上可至颠，下可至泉。宜煎四末之药《说文》曰：漏以铜壶受水，刻节昼夜百刻。《周礼·周官》曰：挈壶氏掌壶，以水火守之，分以日夜。及冬，则以火爨鼎水而沸之，而沃之。郑康成曰：冬水冻，故以火炊水沸以沃之，谓沃漏也。后汉张衡漏水转浑天仪制曰：以铜为器，再叠差置，实以清水，下各开孔，以玉虬漏水入两壶，右为夜，左为昼。宋《会要》曰：漏刻之法，有水秤，以木为衡，衡上刻疏之，曰天河，其广长容水箭，箭有四，以木为之，长三尺有五寸，著时刻更点，纳于天河中，昼夜更用之。又曰：天圣八年，燕肃上莲花漏法，其制，琢石为四分之壶，刻木为四分之箭，以测十二辰，二十四气，四隅十千百刻，分布昼夜，成四十八箭，其箭一气一易，二十四气各有昼夜，故四十八箭又为水匮，置铜渴乌，引水下注铜荷中，插石壶旁，铜荷承水，自荷茎中溜泻入壶，壶上当中为金莲花覆之，花心有窍容箭，下插箭首，与莲心平。渴乌漏下，水入壶一分，浮箭上涌一分，至于登刻盈时，皆如之。

以上地水类。

【点评】将水分为天水类、地水类，并分别介绍各自的功能，充分体现了古人格物致知之周全，探赜索隐之精细。尽管今日大体已不再如此使用，但其中蕴含的象思维模式，对深刻认识中医学仍有一定的启示意义。

火土部 _{火类 土类}

桑柴灰

主治痈疽、发背不起，瘀肉不腐，及阴疮、瘰疬、流注、臁疮、顽疮。然火吹灭，日炙二次。未溃拔毒止痛，已溃补接阳气。去腐生肌。凡一切补药诸膏，宜此火煎之。但不可点艾伤肌_{震亨曰：火以畅达，拔引郁毒，此从治之法也。时珍曰：桑木能利关节，养津液，得火则拔引毒气而祛逐风寒，所以能去腐生新也。《抱朴子》云：一切仙药不得桑煎不服。桑乃箕星之精，能助药力，除风寒痹诸痛。久服，终身不患风疾故也。}

【点评】除治痈疽、发背外，古方配伍桑柴灰，主要治疗靥志、面体疣目。

炭火

栎炭火，宜煅炼一切金石药。烰炭火，宜烹煎炙焙百药丸散_{时珍曰：烧木为炭，木久则腐，而炭入土不腐者，木有生性，炭无生性也。葬家用炭，能使虫蚁不入。竹木之根自回，亦缘其无生性尔。}

芦火竹火

宜煎一切滋补药_{时珍曰：凡服汤药，虽品物专精，修治如法，而煎药者卤莽①造次，水火不良，火候失度，药亦无功。观夫茶味之美恶，饭味之甘餲，皆系于水火烹饪之得失。故煎药须用小心老成人，以深罐密封，新水活火，先武后文，如法服之，未有不效者。}

———————

① 卤莽：同鲁莽。

火用陈芦枯竹，取其不强，不损药力也。桑柴火取其能助药力；炜炭取其力慢；栎炭取其力紧；温养用糠及马屎、牛屎者，取其暖，而能使药力匀遍也。

灯火

治小儿惊风、昏迷、搐搦、窜视诸病。又治头风胀痛，视头额太阳络脉盛处，以灯心蘸麻油点灯焠之，良。外痔肿痛者，亦焠之。油能去风解毒，火能通经也。小儿初生，因冒寒气欲绝者，勿断脐，急烘絮包之。将胎衣烘热，用灯炷于脐下，往来燎之，暖气入腹内，气回自甦。又烧铜匙柄熨烙眼弦内，去风退赤甚妙时珍曰：凡灯惟胡麻油、苏子油然者，能明目治病。其余诸油灯烟，皆能损目，亦不治病也。

灯花

主治敷金疮，止血生肉。小儿邪热在心，夜啼不止，以二三颗灯心调，抹乳吮之时珍曰：昔陆贾言：灯花爆而百事喜。《汉书·艺文志》有占灯花术，则灯花固灵物也。钱乙用治夜啼，其亦取此义乎。明宗室富顺王一孙嗜灯花，但闻其气，即哭索不已。时珍诊之曰：此癖也。以杀虫治癖之药，丸服一料而愈。

【点评】李时珍用灯花治疗小儿"嗜灯花，但闻其气，即哭索不已"，及用东壁土治疗"一女忽嗜河中污泥，日食数碗"，均为异食症治愈的案例。

艾火

灸百病。若灸诸风冷疾，入石硫黄末少许，更妙凡灸艾火者，宜用阳燧火珠。承日取太阳真火，其次则用槐取火为良。若急卒难备，即用真麻油灯或蜡烛火，以艾茎烧点于炷艾，润灸疮至愈，不痛也。其戛金击石钻燧八木之火，皆不可用。邵子《皇极经世书》云：火无体，因物以为体。金石之火，烈于草木之火是矣。八木者，松火难瘥，柏火伤神多汗，桑火伤肌肉，柘火伤气脉，枣火伤肉、吐血，橘火伤营卫经络，榆火伤骨失志，竹火伤筋损目也。《南齐书》载：武帝时，有沙门从北齐赍赤火来，其火赤于常火而小，云以疗疾，贵贱争取之。灸至七炷多验。吴兴杨道庆虚疾二十年，灸之即瘥，咸称为圣火，诏禁之不止。不知此火何物之火也。阳燧时珍曰：火镜也。以铜铸成，其面凹，摩热向日，以艾承之则得火。《周礼》司烜氏以夫燧取明火于日，是矣。火珠时珍曰：《说文》谓之火齐珠。《汉书》谓之玫瑰。音枚回。《唐书》云：东南海中有罗刹国，出火齐珠。大者如鸡卵，状类水精，圆白，照数尺，日中以艾承之则得火，用灸艾，性不伤人。今占城国有之，名朝霞大火珠。

神针火通：祛风寒。

治心腹冷痛，风寒湿痹，附骨阴疽。凡在筋骨隐痛者，针之火气直达痛所，甚效时珍曰：神针火者，五月五日取东引桃枝，削为木针如鸡子长五六寸，干之。用时以绵纸三五层衬于患处，将针蘸麻油点着，吹灭，乘热针之。

雷火神针熟蕲①艾叶末二两，乳香、没药、穿山甲、硫黄、草乌头、川乌头、桃树皮末各一钱，麝香五分为末，拌艾，以厚纸裁成条，铺药艾于内，紧卷如指大，长三四寸，收贮瓶内，埋地中，七日取出。用时于灯上点着，吹灭，隔纸十层，乘热针于患处，热气直入，其效更速。并忌冷水。

火针通：祛风。

治风寒筋急，挛引痹痛，或瘫缓不仁者。针下疾出，急按孔穴则疼止；不按则疼甚。癥块、结积、冷病者，针下慢出，仍转动以发出污浊。痛疽、发背有脓无头者，针令脓溃，勿按孔穴。凡用火针，太深则伤经络，太浅则不能去病。要在消息得中，针后发热恶寒，此为中病。凡面上及夏月湿热在两脚时，皆不可用此时珍曰：《素问》云：病在筋，调之筋，燔针劫刺其下。及筋急者，病在骨，调之骨，焠针药熨之。又《灵枢经》叙十二经筋所发诸痹痛，皆云治在燔针劫刺，以知为度，以痛为输。又云：经筋之病，寒则反折筋急，热则纵弛不收，阴痿不用。焠刺者，焠寒急也。纵缓不收者，无用燔针。观此，则燔针乃为筋寒而急者设，以热治寒，正治之法也。而后世以针积块，亦假火气以散寒湿，而发出污浊也。或又以治痛疽者，则是以从治之法，溃泄其毒气也。而昧者以治伤寒热病，则非矣。张仲景云：太阳伤寒加温针，必发惊。营气微者，加烧针则血流不行，更发热而烦躁②。太阳病下之，心下痞，表里俱虚，阴阳俱竭，复加烧针，胸烦，面色青黄，肤润者难治。此皆用针者，不知往哲设针之理，而谬用以致害人也。又凡肝虚目昏多泪，或风赤及生翳膜，顽厚成病，后生白膜失明；或五脏虚劳，风热上冲于目生翳，病宜熨烙之法。盖气血得温则宣流，得寒则凝涩故也。其法用平头针，如孔大小，烧赤，轻轻当翳中烙之，烙后翳

---

① 蕲：诸本均作"靳"，据文义改。

② 躁：底本作"燥"，据戊申本改。

破，即用除翳药敷点。**火针**《素问》谓之燔针、焠针，张仲景谓之烧针，川蜀人谓之煨针其法，麻油满盏，以灯草二七茎点灯，将针频涂麻油，灯上烧令通赤用之。不赤或冷，则不能去病，反损人也。其针须用火箸铁造之为佳，点穴墨记，差则无功。

燧火

太古燧人氏上观下察，钻木取火，教民烹饪，使无疾病，用心至深切矣。木为火母，其性不燥。后世击石取火，其性燥烈。且今人多嗜烟酒，所以患燥火之证者甚多时珍曰：周官司爟氏掌行火之政令，四时变国火以救时疾。季春出火，季秋纳火，民咸从之。盖人之资于火食者，疾病寿夭系焉。四时钻燧取新火，以为饮食之用。依岁气而使无亢不及，所以救民之时疾也。榆柳先百木而青，故春取之，其火色青；枣杏之木心赤，故夏取之，其火色赤；柞楢之木理白，故秋取之，其火色白；槐檀之木心黑，故冬取之，其火色黑；桑柘之木肌黄，故季夏取之，其火色黄。天文大火之次，于星为心；季春龙见于辰而出火，于时为暑；季秋龙伏于戌而纳火，于时为寒。顺天道而百工之作息皆因之，以免水旱灾殃之流行也。

阳火阴火

五行皆有阴阳，而火之阴阳为尤著。时珍曰：火者，有气而无质。其纲凡三，其目凡十有二。所谓三者，天火、地火、人火也。所谓十有二者，天之火四，地之火五，人之火三也。试申言之，天之阳火二，太阳真火也，星精飞火也赤物曒曒，降则有灾，俗呼火殃。天之阴火二，龙火也，雷火也龙口有火光，霹雳之火，神火也。二火必阴云四合，大雨降注，乃见。若太阳一照，则龙潜雷伏。有人病火属龙雷者，惟当益火之原，万不可用凉药。地之阳火三，钻木之火也，击石之火也，戛金之火也。地之阴火二，石油之火也《昨梦录》云：石脑油出高丽东，日烘石热所出液也。惟真琉璃器可贮之。入水涓滴，烈焰遽发，余力入水，鱼鳖皆死，边人用以御敌。水中之火也江湖河海夜动有火。苏轼夜宿金山寺诗："江心似有炬火明，非鬼非神竟何物"是也。人之阳火二，君火也，相火也。人之阴火一，失位之火也《内经》云：君火以明，相火以位。肾中阳虚，则火不安其位而飞走，犹龙雷之火也。合而言之，阳火七，阴火五，共十有二焉。诸阳火遇草而炳，得木而燔。可以湿伏，可以水灭。诸阴火不焚草木而流金石。得湿愈焰，遇水益炽。以水折之，则光焰诣天，物穷方止。以火逐之，以灰扑之，则灼性自消，光焰自灭。故人之善反于身者，上体于天，而下验于物，则阳火阴火，正治从治之理，思过半矣。此外又有萧邱之寒火萧邱在南海中，上有自然之火。春生秋灭，生一种木，但小焦黑。出《抱朴子外篇》。又陆游云：火山军其地，锄耘深入，则有烈焰，不妨种植，亦寒火也。泽中之阳焰状如火焰，起于水面，出王冰《素问注》。野外之鬼磷其火色青，其状如炬，或聚或散。望之则有，就之则无，俗呼鬼火。或云：诸血之磷光也。金银之精气凡金银宝玉皆夜有火光。此皆似火而不能焚物者也。至于樟脑见香木部。猾髓《炮炙论》曰：海中有兽，名曰猾。其髓入油中，油即沾水生火，不可救止。以酒喷之即灭，不可于屋下收，故曰水能生火。非猾髓而莫能。时珍曰：此兽之髓，水中生火，与樟脑相同，其功亦当与樟脑相似也。第人无识之者。浓酒、积油得热则火自生烧酒、醇酒得火气则自焚，油满百石则火自生，油纸、油衣、油铁得热蒸激，皆自生火。积米热蒸，麻皮热蒸，亦致生火。南荒有厌火之民国近黑昆仑，人能食火炭。食火之兽《原化记》云：祸斗状如犬而食火，粪复为火，能烧人屋。西戎有食火之鸟《后汉书》云：波斯国有鸟，形如驼，能飞不高，食草与肉，亦啖火，日行七百里。《西域记》云：富浪有大鸟驼，蹄高丈余，食火炭，卵大如升。郑晓云：洪武初，三佛国贡火鸡，大于鹤，长三四尺，颈足亦似鹤，锐嘴软红冠，毛色如青羊，足二指，利爪能伤人肠致死，食火炭。火鸦、蝙蝠能食火烟。火龟、火鼠生于火地火龟、火鼠俱生炎地。《西域记》云：火鼠出西域及南海。火林山有野火，春夏生，秋冬死，鼠产于中甚大，其毛及草木之皮，皆可织布，污则烧之即洁，名火浣布。此皆五行物理之常。而乍闻者目为怪异。盖未深诣乎此理故尔。蔡九峰止言木火、石火、雷火、虫火、磷火，似未尽该[①]也。要之，火者内阴而外阳，主乎动者也，故凡动皆属火。以名而言，形气相生，配于五行，故谓之君。以位而言，生于虚无，守位禀命，因其动而可见，故谓之相。天主生物，故恒于动。人有此生，亦恒于动。动者，皆相火之为也。是君相二火，天非此不能生物，人非此不能自生也。然而东垣以火为元气之贼，与元气不两立，一胜则一负，何哉？周子曰：神发知矣。五性感物，而万事出有知之后。五者之性，为物所感而动。即《内经》五火也。五

---

① 该：同"赅"，完备。

性厥阳之火与相火相煽，则妄动矣。火起于妄，变化莫测，煎熬真阴，阴虚则病，故曰相火元气之贼。周子又曰：圣人定之，以中正、仁义而主静。朱子曰：必使道心常为一身之主，而人心每听命焉夫人，心听命而又主之以静，则五火之动皆中节。相火惟有裨补造化，以为生生不息之运用尔。何贼之有？

以上火类。

【点评】本卷火类把非药物疗法的灸法、针法、烹饪、药物煎煮等列入其中，实际超出了前期本草学的收录范围。

白垩_{音恶。燥湿，温水脏。}

甘，温。治男子水脏冷，女子子宫冷，卒暴咳嗽，风赤烂眼，反胃，泻痢_{诸药皆能胜湿补脾，而白垩能兼入气分。}痔子，瘑痒_{为末敷之。}臁疮不干_{煅研，生油调搽。}即白墡土。

黄土_{燥湿解毒。}

甘，平。治泄痢冷热赤白，腹内热毒绞结痛，下血。又解诸药毒，中肉毒，合口椒毒，野菌毒_{刘跂《钱乙传》云：元丰中，皇子仪国公病瘛疭，国医未能治。长公主举乙入进黄土汤而愈。神宗召见问其故，对曰：以土胜水，水得其平，则风自退矣。《夷坚志》云：吴少师得疾，数月消瘦，每日饮食入咽，如万虫攒攻，且痒且痛，皆以为劳瘵。迎明医张锐诊之。锐令明旦勿食，遣卒诣十里外，取行路黄土至，以温酒二升搅之，投药百粒，饮之觉痛，几不堪。及登溷，下蚂蟥千余，其半已困死。吴亦惫甚，调理三日乃安。因言夏月出师燥渴，饮涧水一杯，似有物入咽，遂得此病。锐曰：虫入食人脏，势必孳生，饥则聚咂精血，饱则散处脏腑。苟知杀之，而不能扫取，终无益也，是以请公枵腹①以诱之。虫久不得土味，又喜酒，故乘饥毕集，一洗而空之。凡跌打损伤及木石所伤，取净土五升蒸热，以故布重裹作二包，更互熨之。勿大热，恐破肉，痛止则已。虽瘀血凝积、气绝欲死者，亦活。}张司空言：三尺以上曰粪，三尺以下曰土。凡用当去上恶物，勿令入客水_{藏器曰：土气久触，令人面黄。掘土犯地脉，令人上气身肿；掘土犯神煞，令人生肿毒。}

---

① 枵（xiāo消）腹：空腹；饿着肚子。

伏龙肝_{重：调中止血，燥湿消肿。}

辛，温。调中止血，去湿消肿。治咳逆，反胃，吐衄，崩带，尿血，遗精，肠风，痈肿_{醋调涂}。脐疮_{研敷}。丹毒_{腊月猪脂或鸡子白调敷}。催生下胎_{子死腹中，水调三钱服}。功专去湿，无湿勿用。多年灶心黄土_{须用对釜脐下者。}

东壁土

甘，温。治霍乱烦闷，泄痢，温疟。疗下部疮，脱肛，小儿风脐，摩干湿二癣。隐居曰：此屋之东壁上土也。常先见日故尔_{藏器曰：东壁先得太阳烘炙，故治瘟疫。初出，少火之气壮；及当午，则壮火之气衰，故不用南壁而用东壁。时珍曰：昔一女，忽嗜河中污泥，日食数碗。玉田隐者，以壁间败土调水饮之，遂愈。又凡脾胃湿多，吐泻霍乱者，以东壁土新汲水搅化，澄清服之，即止。盖脾主土，喜燥而恶湿，故取太阳真火所照之土，引真火生发之气，补土而胜湿，则吐泻自止也。《岭南方》治瘴疟，香椿散内用南壁土。近方治反胃呕吐用西壁土者，或取太阳离火所照之气，或取西方收敛之气，然皆不过借气补脾胃也。}

【**点评**】以东壁土治瘟疫，因其得太阳烘炙，太阳初出，所秉少火之气壮故也。而治吐泻霍乱时，则从脾主土，喜燥而恶湿，补土而胜湿作解。即同一药物可从多种象属性诠释其多种功用，当然药物新功能的发现也在一定程度上借助了这种思维模式。此类认识，在历代本草学中屡见不鲜。

墨

辛，温。止血_{震亨曰：墨属金而有火，入药甚健。}性又能止血生肌。飞丝尘芒入目，浓磨点之。点鼻止衄。猪胆汁磨，涂诸痈肿_{醋磨亦可}。酒磨服，治胞胎不下。宗奭曰：墨，松之烟也。世有以粟草灰伪为者，不可用。惟松烟墨方可入药。陈久烟细者为佳，粗者不可用。

釜脐墨_{一名釜煤。}

辛，温。治中恶，蛊毒，吐血，血晕。以酒或水温服二钱。亦涂金疮，止血生肌，消食积，舌肿，喉痹，口疮，阳毒发狂古方治伤寒，黑奴丸用釜底墨、灶突墨、梁上尘三物，同合诸药为丸，其功用相近尔。

百草霜轻：止血消积。

辛，温。止血鼻衄者，水调涂之。红见黑则止，水克火也。消积。治诸血病，伤寒阳毒发狂，疸膈，疟痢，咽喉、口舌、白秃诸疮时珍曰：皆兼取火化，从治之法。灶突上烟煤其质轻细，故谓之霜。魇寐卒死，水化吹鼻。白秃头疮，和猪脂涂之。诸疮以醋汤洗净，入腻粉少许，生油调涂，愈。

【点评】百草霜之黑与血色之红分别属于五行中的水和火，再由水克火确认其止血之理，即"红见黑则止，水克火也"。这是基于五行学说从意象层次诠释和确定药物功能的基本方式。在古代，含百草霜复方常用于治疗积聚、崩漏、产后恶露不尽等症，体现了活血化瘀的功能。

梁上尘一名乌龙尾。轻：止血消积。

辛、苦，微寒。治腹痛，噎膈，中恶，鼻衄，小儿软疮，消食积，止金疮血出、齿龈出血。时珍曰：凡用倒挂尘，烧令烟尽，筛取末入药。

碱泻：磨积去垢。

辛苦涩温。消食磨积，去垢除痰。治反胃、噎膈，点痣靥、疣赘与矿灰等分，用小麦秆灰汁，煎干为末，针刺挑破，水调点之。一日三上即去，须新合乃效。发面、浣衣多用之。取蓼蒿之属，浸晒烧灰，以原水淋汁。每百斤入粉面二三斤，则凝定如石。

孩儿茶泻热生津。涩：收湿。

苦、涩，微寒。清上膈热，化痰生津，止血收湿，定痛生肌。涂金疮、口疮硼砂等分。阴疳、痔肿。出南番。以细茶末纳竹筒，埋土中。日久取出，捣汁熬成块。小，润泽者上，大而枯者次之。

以上土类。

卷十六

禽兽部原禽类　水禽类　林禽类　畜类　兽类　鼠类

燕窝大养肺阴。润：化痰。

甘、淡，平。大养肺阴，化痰止嗽。补而能清，为调理虚损、痨瘵之圣药。一切病之由于肺虚，不能清肃下行者，用此皆可治之。开胃气，已劳痢，益小儿痘疹王世懋《闽部疏》云：燕窝菜竟不辨是何物，漳海边已有之。燕飞渡海中，翮力倦则掷置海面，浮之若杯，身坐其中久之，复衔以飞。陈懋仁《泉南杂记》云：闽之远海近番处，有燕名金丝者，首尾似燕而甚小，毛如金丝，临卵育子时，群飞近沙汐泥有石处，啄蚕螺食之。有询海商闻之土番云：蚕螺背上肉有两肋，如枫蚕丝坚洁而白，食之可补虚损，已劳痢。故此燕食之，肉化而肋不化，并津液呕出，结为小窝，附石上，久之与小雏鼓翼而飞。海人依时拾之，故曰燕窝。而予近闻之漳人，殊为不然。燕窝国大海中有高山，冬月群燕来巢其上，燕矢之厚没人两膝。春取小鱼累之窝中，人取之林中，窝毁子坠，倾覆阑干。燕之雌雄，群然悲鸣，伤物特甚。呜呼！谁为群燕毁房哉！生命之苦，过火烊刀割矣。苏长公谓：虽八珍之美，投箸而不忍食，此物此志耶！周栎《园闽小记》云：余在漳南，询之海上人，皆云燕衔小鱼黏之于石，久而成窝。有乌白红三色，乌色品最下，红色最难得，能益小儿痘疹，白色能愈痰疾。《广东新语》云：崖州海中石岛有玳瑁山，其洞穴皆燕所巢。燕大者如乌，唼鱼辄吐涎沫，以备冬月退毛之食。土人皮衣皮帽秉炬探之，燕惊扑人，年老力弱，或致坠崖而死。故有多获者，有空手而还者。或谓海滨石上有海粉，积结如苔，燕啄食之，吐出为窝，累累岩壁之间，岛人俟其秋去，以修竿接铲取之。海粉性寒，而为燕所吞吐则暖。海粉味咸，而为燕所吞吐则甘，其形质尽化，故可以消痰开胃。云凡有乌白二色，红者难得。盖燕属火，红者尤其津液，一名燕蔬。香有龙涎，菜有燕窝，是皆补草木之不足者，故曰蔬。榆肉产于北，燕窝产于南，皆蔬也。可入煎药，须用陈久者，色如糙米者最佳。燕窝脚色红紫，名血燕。功用相仿。性重能达下，微咸能润下。治噎膈甚效。假燕窝，无边无毛或微有边毛，皆伪为之。色白甚有白如银丝者。

【点评】燕窝富含燕窝酸，为珍贵的营养品，主要产于印度尼西亚和马来西亚。当地建立了燕窝繁殖基地，为野生金丝燕提供场所，金丝燕利用基地提供的场所，将所吐涎沫日积月累垒制成巢，通常三个手指大小的巢需要垒制40余天，摘取后经挑毛等精心修制后贮藏、食用。现已很少直接入药。

石燕 补阳益精。

甘，温。壮阳益气，暖腰膝，添精髓，润皮肤，缩小便。御风寒、岚瘴、温疫气孟诜曰：治法取石燕二七枚，和五味炒熟，以酒一斗浸三日，每夜卧时饮一二盏，甚能补益，令人健力能食。一名土燕。似蝙蝠，口方，食石乳汁《广志》云：燕有三种，此则土燕乳于岩穴者。孟诜曰：石燕在乳穴石洞中者，冬月采之堪食，余月止可治病。

夜明砂一名天鼠矢。泻：散血明目。

辛，寒。肝经血分药。活血消积。治目盲障翳加石决明、猪肝煎，名决明夜灵散，治鸡盲眼。疟魃音奇。小儿鬼。惊疳蝙蝠及矢并治惊疳、疟痫厥阴之病。干血气痛。《经疏》云：辛能散内外结气，寒能除血热气壅。明目之外，余皆可略。吴鹤皋《医方考》曰：古人每用虻虫、水蛭治血积，以其善吮血尔。若天鼠矢，乃食蚊而化者也。当亦可以攻血积。本方称其下死胎，则其能攻血块也何疑。同鳖甲烧烟辟蚊，蝙蝠矢也。食蚊，砂皆蚊眼，故治目疾。淘净焙。恶白薇、白蔹小儿魃病，以红纱袋盛夜明砂佩之。

【点评】蝙蝠"食蚊，砂皆蚊眼，故治目疾"，是中医以脏补脏法的延伸应用。即由动物的五脏补治中医五脏之病变，进而扩大到五窍等。需要指出，动物五脏属解剖脏器，人之五脏因建筑在五行学说之上，并非实体器官。故应从象思维角度理解以脏补脏法(包括官窍器官的直接补助)对相关治疗作用的阐述。

五灵脂泻：行血。宣：止痛。

甘，温。纯阴，气味俱厚，入肝经血分。通利血脉，散血和血。

血闭能通_{生用}。经多能止_{炒用}。治血痹，血积，血眼，血痢，肠风，崩中诸血病《图经》云：血晕者，半炒半生，末服一钱。心腹气血一切诸痛，除风杀虫诸痛属于木，诸虫生于风。化痰消积。疗惊疳、疟、疝，蛇、蝎、蜈蚣伤五灵脂一两、雄黄五钱，酒调服。滓敷患处，治毒蛇咬伤。血虚无瘀者忌用李仲南《永类钤方》曰：五灵脂治崩中，非正治之药，乃去风之剂。冲任经虚，被风袭伤营血，以致崩中暴下，与荆芥、防风治崩义同。方悟古人识见深远如此。时珍曰：此亦一说。但未及肝血虚滞，亦自生风之意。按冲为血海，任主胞胎。任脉通，冲脉盛，则月事以时下。无崩漏之患，且易有子。北地鸟，名寒号虫矢也即鹖鴠鸟，夜鸣求旦。夏月毛采五色，鸣曰：凤凰不如我。冬月毛落，忍寒而号曰：得过且过。高士奇曰：《月令》仲冬之月，鹖鴠不鸣，似与寒号之名未协。色黑，气甚臊恶，糖心润泽者真。研末，酒飞，去砂石用。行血宜生，止血宜炒。恶人参油调五灵脂末，涂风癞，良。

【点评】五灵脂为鼯鼠科动物复齿鼯鼠之干燥粪便。该动物虽有寒号鸟、鹖鴠鸟之称，但并非鸟类，属哺乳动物。古代与蒲黄配伍，常用于妇科瘀血阻滞病症，如痛经、月水不调、崩漏和产后恶露不下。

雀补阳益精。

甘，温。壮阳气藏器曰：冬月食之，起阳道，令人有子。益精髓，暖腰膝，缩小便。治血崩，带下宗奭曰：正月以前，十月以后宜食之。取其阴阳定静未泄也。故卵亦取第一番者。苏颂曰：今人取雀肉和蛇床子熬膏，和药丸服，补下有效，谓之驿马丸。此法起于唐世，云明皇服之有验。《总录》治虚寒雀附丸，用肥雀肉三四十枚，同附子熬膏丸药，亦祖此意也。不可同李及诸肝食。妊妇食之，令子多淫。凡阴虚火盛者勿食，服白术人忌之。俗呼老而斑者为麻雀，小而黄口为黄雀八九月群飞田间，体绝肥，背有脂，如披绵，性味皆同，可以炙食，作鲊甚美。今人以之顿鸡蛋，肥而可口。头血治雀盲人黄昏时无所见，如雀目、夜盲，日日取头血点之。

雀卵补阳益精。

酸，温。益精血。治男子阴痿不起，女子带下，便溺不利，除疝瘕陶弘景曰：雀利阴阳，故卵亦然。和天雄服之，令茎不衰。《素问》云："胸胁支满者妨于食，病至则先闻腥臊臭，出清液，先唾血，四肢清，目眩，时时前后血"，"病名血枯。得之年少时，有所大脱血，若醉入房中，气竭肝伤，故月事衰少不来"。治之"以四乌鲗骨一蘆茹二物并合之，丸以雀卵，大如小豆，以五丸为后饭，饮以鲍鱼汁，利肠中及伤肝也。"饮后药先为后饭，本草三药并不治血枯，而《经》法用之，是攻其所生所起尔。时珍曰：今人知雀卵能益男子阳虚，不知能治女子血枯，盖雀卵益精血尔。

白丁香消积。

苦，温，微毒。治疝瘕，积胀，疟癖，及目翳，胬肉，痈疽，疮疖，咽噤，齿龋时珍曰：雀食诸谷，皆易消化，故所治诸证，皆取其能消烂之义也。阴人使雄，阳人使雌。腊月采得，去两畔附著者，钵中研细，以甘草水浸一宿，去水焙干用《日华》曰：凡鸟左翼掩右者是雄，其屎头尖挺直。雷敩曰：凡使勿用雀儿粪。雀儿黄口，未经涅者也。其雀屎底坐尖在上是雄，两头圆者是雌。时珍曰：《别录》止用雄雀屎，雌雄分用则出自雷氏也。

【点评】白丁香，雄雀屎是也。古时常用其治疗面䵟䵟，或治疗面粉渣，现已很少入药。

鸽一名鹁鸽。解毒。

咸，平。解诸药毒，及人马久患疥。治恶疮，风癣，白癜，疬疡风。唯白色者入药凡鸟皆雄乘雌，鸽独雌乘雄，故其性最淫。卵解疮毒、痘毒。屎名左盘龙时珍曰：野鸽者尤良，其屎皆左盘，故刘河间《宣明方》云然。消腹中痞块，瘰疬诸疮。疗破伤风及阴毒垂死者，人马疥疮，炒研敷之。驴马和草饲之，消肿杀虫头疮白秃，鸽粪研末敷之，先以醋泔洗净。

鸡补虚温中。

甘，温。属巽属木故动风。补虚温中《日华》曰：黑雌鸡补产后虚劳。马益卿曰：妊妇宜食牝鸡，取阳精之全于天也。崔行功《要方》曰：妇人产死，多是富贵扰攘，致产妇惊乱故尔。屏人静产，更烂煮牝鸡汁，煮粳米粥与食，自然无恙。鸡汁性滑而濡，不食其肉，恐难化也。龚云林《医鉴》曰：四五年老母鸡，取汤煮粥食，能固胎。孟诜曰：腹中水癖、水肿，以黄雌鸡一只，如常治净，和赤小豆一升同煮汁饮，日二夜一。时珍曰：黄者土也，雌者坤象，味甘归脾，气温益胃，故所治皆脾胃之病也。丹溪所谓鸡属土者，当指此鸡。鸡冠居清高之分，其血乃精华所聚。雄而丹者属阳，故治中恶、惊忤以热血沥口，涂面，吹鼻良。本乎天者亲上，故涂口眼㖞斜。用老者，取其阳气充足也。能食百虫，故治蜈蚣、蚯蚓、蜘蛛咬毒。鸡子，甘平镇心，安五脏，益气补血，清咽开音年深哮喘，鸡子略敲损，浸尿缸中三四日，煮食，姜汁、竹沥汤送，能去风痰。散热定惊，止嗽止痢醋煮食，治赤白久痢。安胎利产胞衣不下，吞卵黄二三枚，解发刺喉，令吐即下。多食令人滞闷今俗每产后即啖鸡卵，然必煮极老极熟方易消化。若生而嫩，即易停滞。哺鸡蛋壳，主伤寒劳复，研敷下疳，麻油调搽痘毒，神效。卵中白皮，主久咳结气《仙传外科》云：一人偶含刀在口，割舌已垂未断。一人用鸡子白皮袋之，掺止血药于舌根，血止。以蜡化蜜调冲和膏，敷鸡子白皮上，三日接住，乃去皮。只用蜜蜡勤敷，七日全安。若欲速效，以金疮药参治之。此用鸡子白皮无他，但取其柔软而薄，护舌而透药也。鸡肫皮一名鸡内金、一名脞胵，音皮鸱。甘平性涩。鸡之脾也。能消水谷，除热止烦，通小肠、膀胱。治泻痢，便数，遗溺，溺血，崩带，肠风，膈消，反胃，小儿食疟。男用雌，女用雄。鸡屎白，薇寒。下气消积，通利大小便。《内经》用治蛊胀。合米炒，治米癥。醋和，涂蚯蚓、蜈蚣咬毒雄鸡屎乃有白，腊月收之，白鸡乌骨者更良。《素问》作鸡矢醴。小儿紧唇，鸡矢白研末敷之，有涎易去。牙齿疼痛，鸡矢白烧末，绵裹咬患处，立瘥。

【点评】《素问·金匮真言论》早已将鸡、羊、牛、马、彘五畜与五行相配，鸡属巽、属木（属肝），故过食则动风。这是借助五行对药物"不良反应"做出的象思维的推测。这种认识不是固定的，一成不变的。作为鸡这个整体的部分，鸡冠、鸡子、鸡蛋壳、卵中白皮、鸡内金等，各自功用又有不同的解释，并未局限于五行框架内属木、属肝的关联认识。乌骨鸡的功用认识也是如此。研究归经理论时，需要特别注意。

乌骨鸡补虚劳。

甘，平。鸡属木，而骨黑者属水。得水木之精气，故能益肝肾，退热补虚。治虚劳，消渴，下痢噤口煮汁益胃。带下，崩中，肝肾血分之病鬼击卒死者，用乌鸡冠血沥口中，令咽，仍破此鸡拓心下，冷乃弃之道边，妙。骨肉俱黑者良。舌黑者，骨肉俱黑。男用雌，女用雄。女科有乌鸡丸。

雉即野鸡。补气止痢。

酸、甘，微寒。补中益气力。止泄痢，治蚁瘘。

以上原禽类。

白鹤血补虚祛风。

咸，平。益气力，补虚乏，去风益肺《穆天子传》云：天子至巨蒐，二氏献白鹤之血饮之，益人气力也。骨酥炙，入滋补药。

鹈鹕油一名淘鹅油。通：资外敷。

咸，温，滑。涂痈肿，治风痹，透经络，通耳聋时珍曰：淘鹅油性走，能引诸药透入病所拔毒，故能治聋、痹、肿毒诸病。剥取其脂，熬化掠取，就以其嗉盛之，则不渗漏，他物即透走也可见其入骨透髓之功。然但资外敷，不入汤丸。

鹅

甘，温。有毒。发风，发疮，火熏者尤毒。鹅血愈噎膈，反胃。鹅卵甘温，补中益气，多食发痼疾。

鹜即鸭。补阴。

甘，平，微咸。入肺肾血分。补阴除蒸，止嗽利水。治热痢，化虚痰。鸭有数种，惟毛白而乌嘴凤头者，为虚劳圣药。白属西金，黑属北水，故葛可久①治痨有白凤膏时珍曰：治水利小便，宜用青头雄鸭，取水木生发之象。治虚劳热毒，宜用乌骨白鸭，取金水寒肃之象也。老者良。热血解金银、丹石、砒霜诸毒，及中恶溺死者，涂蚯蚓瘢疮。卵甘寒咸。除心腹膈热，多食损人孟诜曰：多食发冷气，令人气短胸闷，小儿多食脚软。陈士良曰：生疮毒者食之，令恶肉突出。不可合鳖肉、李子、桑葚食。头通利小便，治水肿。脑取

① 葛可久：即元代医学家葛乾孙，字可久，所著《十药神书》是我国第一部治疗肺痨的专书。

涂冻疮良。

【点评】因毛"白属西金"，嘴"黑属北水"，故鹜"入肺肾血分，补阴除蒸"。这是由鹜之羽毛和喙兼见白、黑两种颜色，对其功用做出的象思维描述。在体现象思维解释功能抑或助发现功能之间，当属前者。

凫即野鸭。补气。

甘，凉。补中益气孟诜曰：九月以后，立春以前，即中食。大益病人，全胜家者，虽寒不动气。平胃消食。治水肿及热毒风，疗恶疮疖孟诜曰：身上有诸小热疮，年久不愈者，但多食之即瘥。杀脏腑一切虫。《日华》曰：不可合胡桃、木耳、豆豉食。

鹧鹈音甓梯，俗名油鸭。补气。

甘，平。补中益气。一名刁鸭。似野鸭而小，苍白文，多脂。冬月取之，五味炙食，甚美。膏滴耳治聋。

鹭鸶补气。

咸，平。益脾补气，治虚瘦。一名白鹭时珍曰：鹭，水鸟也。林栖水食，群飞成序，洁白如雪，颈细脚青，顶有长毛十数茎如丝，炙食良。

以上水禽类。

斑鸠补气。

甘，平。益气，助阴阳，明目愈噎范汪《东阳方》治目，有斑鸠丸。《总录》治目，有锦鸠丸。倪惟贤氏谓：斑鸠补肾，故能明目。窃谓：鸠能益气，则能明目。不独补肾已也。性悫[1]孝，而拙于为巢。血热饮治蛊。

【点评】斑鸠明目何故？或曰"斑鸠补肾，故能明目"，或谓

---

① 悫（què 却）：意思是诚实，谨慎；厚道，朴实。

"鸠能益气，则能明目"。基于藏象学说，肝肾同源，水为木母，肝开窍于目，补肾即补肝，补肝则能明目。若从气血学说立论，益气则能生血，气足血旺，"血归于肝，肝受血而能视"（《素问·五脏生成篇》）。是知基于象思维两种观点皆可成立。顺便指出，在象思维语境下，针对同一问题的不同看法，不存在孰是孰非的问题。

鹊 泻热通淋。

甘，寒。消结热，治消渴，通淋去风，及大小肠涩。并四肢烦热，胸膈痰结。入药用雄 其翼左覆右者是雄，又烧毛作屑，纳水中浮者是雄。

以上林禽类。

猪 肉补肉。

水畜。咸，寒。疗肾气虚竭，狂病久不愈。其味隽永，食之润肠胃，生精液，丰肌体，泽皮肤。其性阴寒，阳事弱者勿食。能生湿痰，易招风热，伤风寒及病初起人尤为大忌 其皮有毒，头肉尤甚。伤风寒忌之者，以其补肌固表，油腻缠黏，外邪不能解散也。病初愈忌之者，以肠胃久枯，难受肥浓厚味也。按猪肉生痰，惟风痰、湿痰、寒痰忌之。如老人燥痰干咳，正宜肥浓以滋润之，不可执泥也。心血用作补心药之向导，盖取以心归心，以血导血之意。肝入肝，诸血药用为向导 肝主藏血。《延寿丹书》云：猪临杀惊气入心，绝气归肝，皆不可多食。士材曰：肝大损人。雄猪肝同夜明砂作丸，治雀目。雀目者，夜不能视，湿痰及肝火盛也。自心血至脬，皆用作诸药引经。肚入胃健脾。肺补肺，治肺虚咳嗽 咳血者，蘸薏仁末食。肾咸冷而通肾，治腰痛，耳聋 古今补腰肾药，用之颇多。肠入大肠，治肠风血痔。胆汁苦入心。寒胜热，滑润燥，泻肝胆之火，明目疗疳。醋和灌谷道，治大便不通 仲景治阳明证内无热者，便虽秘勿攻，故用胆汁外导之法，不欲以苦寒伤胃腑也。无己曰：仲景治厥逆无脉，用白通汤加猪胆汁，盖阳气大虚，阴气内胜，纯与阳药，恐阴气格拒不得入，故加猪胆汁苦入心而通脉，寒补肝而和阴，不致格拒也。讱庵曰：此亦热因寒用之义。脑治头风，损男子阳道。脬 亦作胞。治遗溺疝气 《卫生宝鉴》云：一妓病转脬，小便不通，腹胀如鼓。一医令用猪脬吹胀，以翎管安上，插入尿孔，捻脬气吹入，即大尿而愈。脂膏润燥利肠，散风解毒，杀虫，滑产蜡月炼净收用。脊髓补虚劳之脊痛，益骨髓以除蒸。蹄煮汤通乳汁加通草一两佳。洗败疮。悬蹄甲治寒热痰喘，痘疮入目，五痔，肠痈。尾血和龙脑香治痘疮倒靥能发之。时珍曰：取其动而不息，亦有用心血者。自蹄至此，皆用母猪。猪肉反乌梅、桔梗、黄连时珍曰：方有脏连丸、黄连猪肚丸，岂忌肉而不忌脏腑乎。打伤青肿，炙猪肉拓之。误吞铁钉，多食猪脂，令饱，自然裹出。

【点评】所述猪肉、心血、肝、肚、肺、肾、肠、胆汁、脑、脬、脊髓的功用，皆从以脏补脏法和藏象学说立论。须知，以"脏"补"脏"法前后两"脏"是有区别的。前"脏"是动物解剖脏器，后"脏"为藏象学说之"脏"，并非解剖脏器。例如，猪肾"咸冷而通肾，治腰痛，耳聋"，是基于"腰为肾之府""肾开窍于耳"而言，肾、腰、耳的关联完全依赖藏象学说。故而对以脏补脏法中动物脏器与中医脏腑之间的复杂关系，应有比较深刻的认识，方可妥善解读。

狗补虚寒。

酸而咸温。暖脾益胃，脾胃暖则腰肾受荫矣。补虚寒，助阳事两肾阴茎尤胜。狗实结成狗腹中者。专攻翻胃，善理疔疽。屎中粟米起痘治噎。屎中骨治寒热小儿惊痫。气壮多火，阳事易举者忌之。妊妇食之，令子无声。热病后食之，杀人。道家以犬为地厌，忌食。黄犬益脾，黑犬补肾。他色者，不宜用也。反商陆，畏杏仁，恶蒜。

【点评】"三厌"包括天厌雁、地厌犬和水厌蠢鱼，雁、狗和蠢鱼是道家忌食的三种动物。狗不属五畜，其主要功用从性味咸温、颜色黄与黑得以确立。

羊补虚劳。

甘，热。属火。补虚劳，益气力仲景治虚羸，蓐劳，有当归羊肉汤。凡形气痿弱者，俱宜食之。壮阳道，开胃健力，通气发疮。羊食毒草，凡疮家及痼疾者，食之即发，宜忌之。青羊肝色青，补肝而明目。胆苦寒，点风泪眼、赤障白翳腊月入蜜胆中，纸套笼住，悬檐下，待霜出，扫取点眼。又入蜜胆中蒸之，候干，研为膏。每含少许，或点之，名二百味草花膏。以羊食百草，蜂采百花也。时珍曰：肝开窍于目，胆汁减则目暗。目者，肝之外候，胆之精华也，故诸胆皆治目病。肺通肺气，止咳嗽，利小便。肾益精助阳，胲结成羊腹中者。除翻胃。角明目，杀虫。血主产后血晕闷绝，生饮一杯即活。中金银、丹石、砒硫一切诸毒，生饮即解。乳补肺肾，润胃脘、大肠之燥，治反胃、消渴、口疮、舌肿含漱。蜘蛛咬伤有浑身生丝者，饮之瘥。胫骨入肾而补骨，烧灰擦牙良时珍曰：羊胫骨灰可以磨镜；羊头骨可以消铁。误吞铜铁者，胫骨灰三钱米饮下。肉、肝，青羖羊良牡羊曰羖、曰羝。胆，青羯羊良去势曰羯。乳，白羖羊良子曰羔，羔五月曰羜。反半夏、菖蒲。忌铜器及醋损伤青肿，用新羊肉贴之。伤目青肿，羊肉煮熟熨之。

【点评】猪肉反乌梅、桔梗、黄连；犬反商陆；羊反半夏、菖蒲，是后世补充的内容。不属于原始十八反，也未能得到普遍认可，现今各版《中国药典》均不曾收载。

牛补脾土。

甘，温。属土。安中补脾，益气止渴倒仓法：用牡黄牛肉二十斤，洗净煮为糜，滤去滓，熬成琥珀色，前一晚不食，次日空腹坐密室取汁，每饮一盅，少时又饮，积数十盅。寒月温饮。如病在上则吐，在下则利，在中则吐而利，利后必渴，即饮己溺，以涤余垢。饥倦，先与米饮，二日与淡粥，次与厚粥软饭，将养一月，沉疴悉除矣。须断房事半年，牛肉五年。丹溪曰：牛坤土，黄中色，肉胃药，液无形之物也。积聚既久，回薄肠胃曲折之处，岂铢两丸散所能窥犯乎。肉液充满流行，无处不到，如洪水泛涨，一切凝滞皆顺流而去矣。此方传于西域异人，中年后行一二次，亦却病养寿之一助也。王纶云：牛肉补中，非吐下药，借补为泻，因泻为补，亦奇方也。**乳味甘微寒。润肠胃，解热毒，补虚劳。治反胃、噎膈**胃槁胃冷，脾不磨食，故气逆而成，气血不足其本也。曰痰饮，曰瘀血，曰食积，其标也。胃槁者，滋血生津；胃冷者，温中调气。东垣曰：上焦吐者由乎气，治宜和中而降气；中焦吐者由乎积，治宜行气而消积；下焦吐者由乎寒，治宜温中而散寒。丹溪曰：反胃、噎膈、大便燥结，宜牛羊乳时时咽之，兼服四物汤为上策。不可服人乳，人乳有五味之毒，七情之火也。切庵曰：噎膈不通，服香燥药取快一时，破气而耗血，是速其死也。不如少服药，饮牛乳加韭汁，或姜汁，或陈酒为佳。江南臬司患噤口痢，粒米不进。郑奠一令服牛乳，久之亦瘥。**乳饼**，一名乳腐，力稍逊之。**酥酪醍醐**，皆牛羊乳所作。滋润滑泽，宜于血热枯燥之人。**白水牛喉**治反胃吐食，肠结不通除两头，去脂膜，醋浸炙末，每服二钱，陈米饮下。**髓**炼过用。补中，填骨髓，久服增年。**筋**，补肝强筋，益气力，续绝伤。老病及自死之牛，服之损人。

【点评】鸡、羊、牛、马、彘五畜分属木(肝)、火(心)、土(脾)、金(肺)、水(肾)五行。各自功能不同，但均按照五行和五脏特征反向确定。至于五畜分解后各部分功能，则大体依从以脏补脏法和藏象学说重新予以确定，与各自的总体功能并不相同。

牛黄泻热利痰，凉惊。

甘，凉。清心解热，利痰凉惊，通窍辟邪。治中风入脏，惊痫，口噤心热则火自生焰，肝热则木自生风，风火相搏，胶痰上壅，遂致中风不语。按中风，真中者少，类中者多。中脏者重，多滞九窍；中腑者轻，多著四肢。若外无六经形证，内无便溺阻隔，为中经络，为又轻。初宜顺气开痰，继宜养血活血，不宜颛用风药。大抵五脏皆有风，而犯肝者为多。肝属风木而主筋，肝病不能荣筋，故有舌强口噤，㖞斜瘫痪，不遂不仁等证。若口开为心绝，手撒为脾绝，眼合为肝绝，遗尿为肾绝，吐沫鼻鼾为肺绝。发直头摇，面赤如妆，汗缀如珠者，皆不治。或止见一证，犹有可治者。小儿胎毒，痰热诸病，发痘，堕胎。东垣曰：牛黄入肝治筋。中风入脏者，用以入骨追风。若中腑、中经者误用之，反引风入骨，如油入面，莫之能出今世中风，有平素积虚而一时骤脱者。景岳以非风名之，尤忌用此。牛有黄，必多吼唤。以盆水承之，伺其吐出，迫喝即堕水，名生黄，如鸡子黄大，重叠可揭时珍曰：牛有病，在心、肝、胆之间凝结成黄，故还以治心、肝、胆之病。《经疏》云：牛食百草，其精华凝结成黄。犹人之有内丹，故能散火、消痰、解毒，为世神物。或云牛病乃生黄者，非也。轻虚气香者良观此，则非病乃生黄矣。杀死，角中得者，名角黄。心中者，名心黄，肝胆中者，名肝胆黄。成块成粒，总不及生者。但磨指甲上，黄透指甲者为真骆驼黄易得，能乱真。产陕西者最胜，广中者力薄。得牡丹、菖蒲良。人参为使，恶常山、地黄、龙胆、龙骨。

【点评】关于牛黄来源，是牛罹患胆结石病，宰杀时发现有牛黄，滤除胆汁而获取的。李时珍所云"肝胆之间凝结成黄"大体是正确的，《本草经疏》所述为误。鉴于牛黄供不应求，已由牛胆粉、胆酸、猪去氧胆酸、牛磺酸、胆红素、胆固醇等加工制成人工牛黄而入药。

黄明胶即牛皮胶。补阴。

甘，平。补阴。治诸血证及痈疽，润燥，通大便时珍曰：其性味平补，宜于虚热之人。陈自明曰：补虚用牛皮胶，去风用驴皮胶。《经验方》云：痈疽初起，酒顿黄明胶四两，服尽，毒不内攻。唐氏方加川山甲四片，烧存性，用此方颇验，殊胜于蜡矾丸。制作须精。今市中胶物之胶不堪用脚底木硬，牛皮胶、生姜汁化开，调南星末涂上，烘物熨之。便毒初起，水胶溶化，涂之即散。

阿胶平补而润。

甘，平。清肺养肝，滋肾补阴，止血去瘀，除风化痰，润燥定喘，利大小肠。治虚劳咳嗽，肺痿吐脓，吐血衄血，血淋，血痔，肠风下痢伤暑伏热成痢者必用之。妊娠血痢尤宜。腰酸骨痛，血痛血枯，经水不调，崩带，胎动或妊娠下血，酒煎服。及一切风病藏器曰：诸胶皆能疗风，补虚，止泄，驴皮主风为最。宗奭曰：用驴皮煎胶，取其发散皮肤之外。用乌者，取其属水以制热，则生风之义也。痈疽肿毒士瀛曰：小儿惊风后，瞳神不正者，以阿胶倍人参服，最良。阿胶育神，人参益气也。按阿井乃济水伏流，其性趋下，用搅浊水则清，故治瘀浊及逆上之痰也。大抵补血与液，为肺、大肠要药。胃弱作呕吐，脾虚食不消者，均忌。用黑驴皮阿井水煎成。以黑光带绿色，顿之易化，清而不腻并不臭者良。蛤粉炒化痰。蒲黄炒止血。酒化、水化、童便和用。得火良，山药为使，畏大黄月水不止，阿胶炒焦为末，酒服二钱。妊娠尿血，阿胶炒黄为末，食前粥饮下二钱。

【点评】作为补剂，主要包括补五脏虚损、补阴阳、补气血津液之类具有补虚作用的药物。本书所称和中、调中与补中均为补脾。阿胶以其滋肾补阴列属补剂。本草学所称补剂，与药食两用者和通常所说的补品并非一回事，故而不宜将补剂作为药食两用之品和补品而服用。

驴溺 泻：杀虫。

辛，寒。杀虫。治反胃、噎膈须热饮之。张文仲《随身备急方》云：昔患反胃，奉敕调治，竟不能疗。一卫士云：服驴尿极验。遂服二合，只吐一半，再服二合，食粥便定。官中患反胃者五六人，同服之，俱瘥。肉，甘凉。补血益气。治远年劳损。煮汁空心饮，疗痔引虫白砧风①，用驴尿、姜汁等分和匀，频洗妙。

白马溺 泻：杀虫消癥。

辛，寒。杀虫，破癥积，治反胃祖台之《志怪》云：昔有人与奴皆患心腹痛病，奴死，剖之得一鳖，尚活，以诸药投口中，不死。有人乘白马观之，马溺堕鳖而鳖缩，遂以灌之，即化成水，主乃服马溺而愈。反胃亦有因虫积者，故亦治之。马肉，辛苦冷，有毒。不宜食。煮汁洗头疮、白秃良。

以上畜类。

虎骨 宣：去风健骨。

辛，温。属金而制木，故啸则风生。追风健骨，定痛辟邪。治风痹拘挛疼痛，惊悸，颠痫，犬咬，骨哽为末，水服。犬咬敷患处。以头骨、胫骨良虎虽死，犹立不仆，其气力尽在前胫。时珍曰：凡辟邪挂，治惊痫、瘟疟、头风，当用头骨；治手足风，当用胫骨；治腰脊风，当用脊骨。各从其类也。肚治反胃取生者，存滓秽勿洗。新瓦固，煅存性为末，入平胃散一两，每服三钱。按：虎肚丸宜于食膈，若寒膈、气膈、血膈、痰膈恐难见功。睛为散，竹沥下。治小儿惊痫、夜啼②。爪

---

① 白砧风：即白癜风。
② 啼：戊申本、上海本作"啼"。啼同"啼"。

主辟邪杀鬼。肉酸平。益气力，止多唾。疗恶心欲呕，治疟，辟三十六种精魅。入山，虎见畏之。

象皮<small>外用。敛金疮，长肌肉。</small>

象肉壅肿，以刀刺之，半日即合。治金疮不合者，用其皮灰，亦可熬膏入散。为合金疮之要药，长肌肉之神丹<small>烧灰和油，敷下疳神效。</small>

犀角<small>泻心胃大热。</small>

苦、酸、咸、寒。凉心泻肝，清胃中大热，祛风利痰，辟邪解毒。治伤寒时疫，发黄，发斑<small>伤寒下早，热乘虚入胃则发斑。下迟，热留胃中亦发斑。</small>吐血下血，畜血发狂，痘疮黑陷。消痈化脓，定惊明目<small>时珍曰：五脏六腑皆禀气于胃，风邪热毒必先干之，饮食药物必先入胃。角犀之精华所聚，足阳明胃药也。故能入阳明，解一切毒，疗一切血，及惊狂、斑痘之证。《抱朴子》云：犀食百草之毒及棘，故能解毒。饮食有毒，以角搅之，则生白沫。段公路《北户录》云：凡中毒箭，以犀角刺疮中，立愈。</small>大寒之性，非大热者不敢轻服。妊妇服之，能消胎气。乌而光润者良，角尖尤胜<small>鹿取茸，犀取尖，其精气尽在是也。</small>现成器物，多被蒸煮，不堪入药。入汤剂，磨汁用。入丸散，锉细。纸裹纳怀中，待热捣之，立碎<small>欧阳修《归田录》云：人气粉犀。</small>升麻为使，忌盐<small>热利下鲜血，犀角、地榆、生地等分，为末，蜜丸弹子大，每服一丸，水一盏煎半盏，去滓温服。</small>

熊胆<small>泻热。</small>

苦，寒。凉心平肝明目，杀虫。治惊痫、五痔<small>涂之取瘥。</small>实热则宜，虚家当戒。通明者佳<small>性善辟尘，扑尘水上，投胆米许，即开。</small>肉补虚羸；掌御风寒，又益气力。

羚羊角<small>泻心肝火。</small>

苦、咸，寒。羊属火。而羚羊属木，入足厥阴<small>肝</small>。手太阴、少阴经<small>肺、心</small>。目为肝窍。清肝，故明目去障。肝主风，其合在筋。祛风舒筋，故治惊痫搐搦，骨痛筋挛。肝藏魂，心主神明。泻心肝邪热，故治狂越、僻谬、梦魇、惊骇。肝主血，散血，故治瘀滞恶血、血痢、肿毒。相火寄于肝胆，在志为怒<small>《经》曰：大怒则形气绝，而血菀于上。</small>下气降火，故治伤寒伏热，烦满气逆，食噎不通。羚之性灵，而精在角，故又辟邪而解诸毒_{今痘科多用以清肝火}。性寒，能伐生生之气。无火热勿用。出西地，似羊而大，角有节。最坚劲，能碎金刚石与貘骨_{貘音麦，能食铁}。夜宿防患，以角挂树而栖_{角有挂纹者真。一边有节而疏，乃山驴、山羊，非羚也}。明亮而尖、不黑者良。多两角，一角者更胜。锉研极细，或磨用。

【点评】虎、象、犀牛、熊、羚羊均为保护动物，严禁猎杀和药用。当今入药所用熊胆，多为人工熊胆；犀牛角则以水牛角替代。

鹿茸_{大补阳，添精血。}

甘、咸，温。添精补髓，暖肾助阳，健骨生齿。治腰肾虚冷，四肢酸痛，头眩眼黑，一切虚损劳伤，小儿痘疮干回_{同人参用妙}。鹿角初生，长二三寸，分歧如鞍，红如玛瑙，破之如朽木者良_{太嫩者血气未足，无力}。酥涂，灼去毛，微炙_{不涂酥，则伤茸}。亦有酒炙者，不可嗅之，有虫恐入鼻颡_{猎人得鹿，縶之取茸，然后毙鹿，以血未散也。最难得不破、未出血者}。

鹿角

咸，温。生用则散热，行血消肿_{醋磨，涂肿毒。为末，酒服，治折伤。《医余》曰：有臁疮赤肿而痛，用凉药久不愈者，却当用温药，如鹿角灰、发灰、乳香之类，此阴阳暑寒往来之理也}。辟邪，治梦与鬼交_{酒服一撮，鬼精即出。能逐阴中邪气、恶血}。熬膏炼霜，则专滋补。益肾生精血，强骨壮腰膝_{《笔谈》云：凡含血之物，血易长，筋次之，骨最难长。故人二十岁，骨髓方坚。麋鹿角，无两月长到二十余斤。凡骨之长无速于此，草木亦不及之。头为诸阳之会，钟于茸角，岂与凡血比哉。时珍曰：鹿乃仙兽，纯阳多寿，能通督脉，又食良草，故其角肉食之有益。鹿一名斑龙，西蜀道士常货斑龙丸。歌曰：尾闾不禁沧海竭，九转灵丹都慢说，唯有斑龙顶上珠，能补玉堂关下穴。盖用鹿角胶与霜也}。鹿峻，鹿相交之精也。设法取之，大补虚劳。鹿筋，主劳损续绝。鹿肉甘温，补中，强五脏，通脉，益气力。按：上焦有痰热，胃家有火吐血，属阴衰火盛者俱忌。造胶霜法：取新角寸截，河水浸七日，刮净，桑火煮七日，入醋少许，取角，捣成霜。用其汁，加无灰酒熬成胶用。畏大黄乳发初起，不治杀人。鹿角磨浓汁涂之，并令人嗅去黄水，随手即散，神效。

【点评】古方配伍鹿角，主要用于痈疽、疮疡，尚治疗肾虚腰痛。

麋茸麋角

功用与鹿相仿，而温性差减<small>熊氏《礼记疏》云：鹿是山兽，属阳。性淫而游山，夏至得阴气而解角，从阳退之象。麋是泽兽，属阴。性淫而游泽，冬至得阳气而解角，从阴退之象也。《苏东坡良方》云：补阳以鹿角为胜，补阴以麋角为胜。时珍曰：鹿补右肾精气，麋补左肾血液。</small>鹿角坚而麋角松，鹿角小而麋角大，鹿角单而麋角双。皮作靴袜，除脚气。

麝香<small>宣：通窍。</small>

辛，温。香窜，开经络，通诸窍，透肌骨。治卒中诸风，诸气，诸血，诸痛，痰厥，惊痫<small>严用和《济生方》云：中风不醒者，以麝香清油灌之，先通其关。唐德宗贞元《广利方》中恶、客忤垂死，麝香一钱，醋和灌之。</small>癥瘕，瘴疟，鼻塞，耳聋，目翳，阴冷。辟邪解毒，杀虫，堕胎。坏果、败酒，治果积、酒积<small>东垣曰：麝香入脾治肉①，牛黄入肝治筋，冰片入肾治骨。</small>走窜飞扬，内透骨髓，外彻皮毛。东垣云：搜骨髓之风，若在肌肉者，误用之反引风入骨。丹溪云：五脏之风，忌用麝香以泻卫气。故证属虚者，概勿施用。必不得已，亦宜少用。劳怯人及孕妇不宜佩带。研用，凡使用当门子尤妙。忌蒜。不可近鼻，防虫入脑<small>麝见人捕之，则自剔出其香，为生香尤难得。其香聚处，草木皆黄。市人或掺荔枝核伪之。</small>

猫胞

甘、酸，温。治反胃吐食<small>烧灰，入朱砂末少许，压舌下甚效。</small>尿<small>以姜或蒜擦牙鼻，或生葱纤鼻中，即遗出。</small>治蜒蚰诸虫入耳，滴入即出。肉治劳瘵、鼠

---

① 肉：底本作"内"，据戊申本、上海本改。

瘘、蛊毒。涎治瘰疬_{刺破涂之。}

猪獾_{古名猯。音端。}

甘、酸，平。长肌肉_{瘦人和五味煮食。宗奭曰：野兽中，惟猯肉最甘美，益瘦}人。治上气虚乏，咳逆，劳热_{和五味煮食。}水胀久不瘥_{垂死者，作羹食之，下}水大效。《圣惠》用粳米、葱、豉作粥食。服丹石动热，下痢赤白久不瘥_{煮肉露一}宿，空腹和酱食，一顿即瘥。

狗獾_{一名天狗。}

甘、酸，平。补中益气。宜人。小儿疳瘦，杀蛔虫，宜啖之。功与猯同。

兔屎_{一名明月砂。宣：明目杀虫。}

辛，平。杀虫明目。治劳瘵、五疳、痘后生翳_{时珍曰：能解毒杀虫，}故治目疾、疳劳、疮痔方中往往用之。《沈存中良方》云：江阴万融病劳，四体如焚，寒热烦躁，夜梦人腹拥一月光明，使人心骨皆寒，及寤。而孙元规使人遗药，服之遂平。扣之，即明月丹也。乃悟所梦，明月丹治劳瘵追虫，用兔屎四十九粒为末，硇砂如兔屎大四十九粒为末，生蜜丸梧子大。月望前，以水浸甘草一夜，五更初取汁，送下七丸。有虫下，急钳入油锅内煎杀。三日不下，再服。肝泻肝热，故能明目。肉凉血，解热毒，利大肠。妊妇忌之_{滑胎}。脑涂冻疮。

【点评】夜明砂辛寒，"食蚊，砂皆蚊眼，故治目疾"；兔屎辛平，"泻肝热，故能明目"。均为动物粪便，同治目疾，夜明砂性寒却不从泻肝热作解。由此可见，在建立解释和助发现功能时，古代医药学家对同一或同类事物的多象性，采取了灵活多样的取象方法，因而不能用逻辑概念思维予以诠释。

獭肝_{杀虫，治传尸劳。}

甘、咸而温。止嗽杀虫。治传尸、鬼疰有神功_{葛洪云：尸疰、鬼疰使}

人寒热，沉沉默默，不知病之所苦，而无处不恶。积月累年，淹殢①至死。死后传人，乃至灭门。唯用獭肝阴干为末，水服二钱，每日三服；以瘥为度。鹤皋曰：獭阴物，昼伏夜出，故治鬼疰。**肉甘咸寒。治骨蒸热劳，血脉不行，营卫虚满。及女子经络不通，血热，大小肠秘。疗疫气温病，及牛马时行病。不宜多食，消男子阳气。**

膃肭脐—名海马肾。补阳固精。

咸，热。治阴痿，精寒，鬼交，尸疰固精壮阳，是其本功。鬼交，尸疰，盖阳虚而阴邪侵之，阳壮则阴邪自辟尔。阳事易举、骨蒸劳嗽者忌用。两重薄皮裹丸核，皮上有肉黄毛，一穴三茎，收之器中。年年湿润如新。或置睡犬头上，惊狂跳跃者真也。用酒浸一日，纸裹炙香，剉捣。或于银器中，以酒煎熟合药以汉椒、樟脑同收，则不坏。《局方》有膃肭脐丸，精不足者补之以味也。治虚损，亦可同糯米法，面酿酒服。

以上兽类。

豜鼠矢宣：调阴阳。

甘，微寒。治伤寒劳复发热，男子阴易腹痛妇人伤寒初愈，即与交接，毒中男人，名阴易。若女人与伤寒男子交者，名阳易。《活人》有鼠矢汤。两头尖者，为雄鼠矢。胆明目。汁滴耳中，治老聋。肉治儿疳、鼠瘘河间曰：鼠性善穿而治疮瘘，因其性为用也。蛇骨刺人痛甚，用死鼠烧灰敷之。

猬皮古作汇，俗名刺蝟。泻：凉血。

苦，平。治胃逆宗奭曰：开胃气有功。其字从虫从胃，深有理焉。肠风泻血，五痔烧末，油调敷，水服亦佳。阴肿，煅黑存性。肉甘平。理胃气，治反胃。令人能食。煮汁饮，又主瘘。脂滴耳治聋。胆点痘后风眼。似鼠而圆大，褐色攒毛，外刺如栗房。

以上鼠类。

---

① 淹殢(yè tì 夜替)：疾病缠绵。淹，病也；殢，滞留、纠缠。

【点评】寇宗奭《衍义》曰：猬皮"开胃气有功。其字从虫从胃，深有理焉。"其实，由蝟到猬，体现了古代动物分类由泛称"虫"细化为"犭"的演变。寇氏从象思维角度理解"蝟"字蕴含的传统医学功能，本无可厚非，但谈不上"深有理焉"。其真实功用不可能借助"蝟"的象思维造字方法揭示出来。

卷十七

虫鱼鳞介部

化生类　卵生类　湿生类　有鳞类　无鳞类　龙类　蛇类　龟鳖类　蛤蚌类

桑虫古名桑蠹虫、又名桑蝎。宣：祛风。

甘，温。有毒时珍曰：蝎化天牛有毒，蛴螬化蝉无毒。又可见蛴螬与蝎之性味良恶也。祛风。治障翳瘀肿，小儿惊风，口疮，风疳。妇人崩中，漏下赤白，堕胎下血，产后下痢。今人多用以发痘景岳曰：桑虫亦名桑蚕。不知创自何人，用以发痘？予尝遍考本草及痘证诸书，俱所不载。及审其质性，不过为阴寒湿毒之虫尔。惟其有毒，所以亦能发痘。惟其寒湿，所以最能败脾。顾发痘不从气血，而从毒药，此与揠苗者何异？矧其淫毒侵脾，弱稚何堪？故每见多服桑虫者，毒发则唇肤俱裂，脾败则泄泻不止。人但见痘证之死，而不知其败在虫毒也。前之既覆，后可鉴矣。其奈蒙蒙者，率犹长夜之不醒何。予欲呼之，用斯代柝，而并咎夫作俑者之可恨。洛按：桑虫能祛风而走窜经络，其性大约与穿山甲相近，故均能发痘。然起发不由根本，元气为毒所伤，今人治痘无不用之，其为害不知若干人矣。吾盐冯楚瞻有《锦囊秘录》，其书庞杂浅鄙，全无足取。内有云：大桑虫有人参之功。噫，此黄口小儿之言也！何物匪才，敢无知妄作耶！桑虫即桑蠹虫。《别录》《日华》《蜀本》、藏器、时珍俱所收载。何景岳以为不载耶？但并未言其治痘，痘证诸书从未有用之者。**虫矢功用略同。俱烧存性研末，酒调**按：牛虻唼血，例比蛀虫，尤非痘家所宜。而世习用之，伤人多矣。

蝉蜕轻：散风热。

土木余气所化，吸风饮露。其气清虚，而味甘寒，故除风热。其体轻浮，故发痘疹。其性善蜕，故退目翳，催生下胞。其蜕为壳，故治皮肤疮疡，瘾疹与薄荷等分为末，酒调服。**其声清亮，故治中风失音。又昼鸣夜息，故止小儿夜啼。蚱蝉治小儿惊痫夜啼，杀疳去热，出胎下胞时珍曰：治皮肤疮疡、风热，当用蝉蜕；治脏腑经络，当用蝉身。各从其类也。蝉类甚多，惟大而色黑者入药。洗去泥土翅足，浆水煮，晒干痘后目翳，羊肝汤下蜕末一钱。

【点评】轻剂的确认，从气和质两个方面分别考量。书中明确有22种，主要由具有发汗（发表）、解肌、调营卫、散风热、泻火、升阳、明目之类的药物组成。石膏虽质重，但因气轻解肌，而兼列属轻剂；蝉蜕气质俱轻，能散风热，故为轻剂。至于百草霜、梁上尘均能止血消积，却列属轻剂，乃从质而论之。实际上，轻剂与宣剂多有重叠，因轻剂和宣剂之气同，故两者不能截然分开。

蝼蛄通：行水。

咸，寒。有毒。通便而二阴皆利，逐水而十种俱平。贴瘰疬颇效，化骨哽殊灵隐居曰：自腰以前甚涩，能止二便；自腰以后甚利，能通二便。治水甚效。但其性急，虚人戒之。去翅足炒。

䗪虫一名地鳖虫。泻：破血。

咸，寒。有毒。去血积，搜剔极周；主折伤，补接至妙。煎含而木舌冰消，水服而乳浆立至仲景有大黄䗪虫丸，以其有攻坚下血之功也。虚人有瘀，斟酌用之。畏皂荚、菖蒲。

虻虫一名蜚虻。泻：破血。

苦，寒。有毒。攻血遍行经络，堕胎只在须臾青色入肝，专唼牛马之血。仲景用以逐血，因其性而取用者也。非气足之人实有畜血者，勿轻与。去足翅炒。恶麻黄。

以上化生类。

蜂蜜俗名蜂糖。生岩石者，名岩蜜，亦名石蜜。补中，润燥滑肠。

采百花之精英，合露气以酿成。生性凉，能清热。熟性温，能补中。甘而和，故能解毒。柔而滑，故能润燥。甘缓可以去急，故止心腹、肌肉、疮疡诸痛。甘缓可以和中，故能调营卫，通三焦，安五脏，和百药，而与甘草同功。止嗽治痢解毒润肠，最治痢疾。用姜汁和服，甚佳。明目悦颜。同薤白捣，涂汤火伤。煎炼成胶，通大便秘乘热纳谷道中，名蜜煎导。大肠虚滑者，虽熟蜜亦在禁例。酸者食之令人心烦。同葱食害人。食蜜饱后，不可食鲊，令人暴亡。白如膏者良汪颖曰：蜜以花为主。闽广蜜热，川蜜温，西蜜凉。安宣州有黄连蜜，味小苦，点目热良。西京有梨花蜜，色白如脂。用银石器，每蜜一斤，入水四两，桑火慢熬，掠去浮沫，至滴水成珠用。黄蜡甘淡而涩，微温。止痛生肌。疗下痢蜜质柔性润，故滑肠胃。蜡质坚性涩，故止泻痢。续绝伤蜜与蜡皆蜂所酿成。而蜜味至甘，蜡味至淡，故今人言无味者，谓之嚼蜡。

露蜂房宣：解毒杀虫。

甘，平，有毒。治惊痫瘛疭，附骨痈疽，根在脏腑和蛇蜕、乱发烧灰，酒服。按附骨疽不破，附骨成脓，故名。不知者误作贼风治。附骨疽痛处发热，四体乍热乍寒，小便赤，大便秘而无汗，泻热发散则消。贼风痛处不热，亦不发寒热，觉身冷，欲得热熨则小宽，宜风药治之。涂瘰疬成瘘炙研，猪脂和涂。止风虫牙痛煎水含漱。时珍曰：阳明药也。取其以毒攻毒，兼杀虫之功尔。敷小儿重舌烧灰，酒和，敷舌下，日数次。其用以毒攻毒。痈疽溃后禁之。取露天树上者洗疮煎用。治痈肿，醋调涂。

虫白蜡生肌长肉。

甘，温。生肌止血，定痛补虚，续筋接骨丹溪曰：白蜡属金，受收敛坚强之气，为外科要药。与合欢皮同入长肌肉膏中，用之神效。虫食冬青树汁，久而化为白脂，黏敷树枝，至秋刮取。以水煮溶，滤置冷水中，则凝聚成块人以和油浇烛，大胜蜜蜡。唐宋以前，浇烛入药所用白蜡，皆蜜白蜡也。此虫白蜡则自元以来人知之，今则为日用物矣。头上秃疮，白蜡频涂，勿令日晒，久则自然生发。

【点评】虫白蜡为介壳虫科昆虫白蜡虫的雄虫群栖于木犀科植物白蜡树、女贞及女贞属其他种植物枝干上所分泌的白色蜡质，精制而成。并非"虫食冬青树汁，久而化为白脂"。

五倍子—名文蛤。涩：敛肺。

酸涩能敛肺，咸寒能降火。生津化痰，止嗽止血，敛汗_{郑赞寰曰：}焙研极细，以自己漱口水，调敷脐上，治盗汗如神。解酒。疗消渴，泄痢，疮癣，五痔，下血，脱肛，脓水湿烂，子肠坠下。散热毒，消目肿煎水洗之。敛疮口热散，疮口自敛。其色黑，能染须丹溪曰：倍子属金，与水嗽之，善收顽痰，解热毒。黄昏咳嗽，乃火浮入肺，不宜用凉药，宜五味、五倍敛而降之。《医学纲目》云：王元珪虚而滑精，屡与加味四物汤、吞河间秘真丸及真珠粉丸不止。后用五倍子一两、茯苓二两丸服，遂愈。此则倍子敛涩之功，敏于龙骨、蛤粉也。讱庵曰：凡用秘涩药，能通而后能秘。此方用茯苓倍于五倍，一泻一收，是以能尽其妙也。嗽由外感、泻非虚脱者禁用。生盐肤木上，乃小虫食汁，遗种结球于叶间故主治之证，与盐肤子叶同功。壳轻脆而中虚，可以染皂。或生或炒，捣末用粪后下血，五倍子末艾汤调服一钱。妇人阴血，因交接伤动者，以末掺之。百药煎功与五倍子不异。但经造酿，其体轻虚，其性浮收，且味带余甘。治上焦心肺咳嗽、痰饮、热渴诸病。含噙尤为相宜。用五倍子为粗末，每一斤以真茶一两煎浓汁，入酵糟四两，擂烂拌和，器盛置糠缸中罯之，待发起如发面状即成矣。捏作饼丸，晒干风热牙痛，百药煎泡汤噙漱。

【点评】五倍子"乃小虫食汁，遗种结球于叶间"，此说不确。本品为倍蚜科昆虫角倍蚜或倍蛋蚜在其寄主盐肤木、青麸杨或红麸杨等树叶上形成的虫瘿。秋季采摘，置沸水中略煮或蒸至表面呈灰色，杀死蚜虫，取出，干燥，以备药用。作为五倍子的酿制品，百煎药古方伍用较多，主要用于乌发、牙病、诸痔（肠风下血）、喉痹、咳嗽、诸癣、消渴和解诸毒，与本草所记出入较大。

桑螵蛸补肾。

甘、咸，平。入肝、肾、命门。益精气而固肾。治虚损，阴痿，梦遗，白浊，血崩，腰痛，伤中，疝瘕肝肾不足。通五淋，缩小便能通故能缩。肾与膀胱相表里，肾得所养，气化则能出。肾气既固，则水道安常，故又能缩也。寇宗奭治便数有桑螵蛸散：桑螵蛸、茯神、远志、菖蒲、人参、当归、龙骨、鳖甲等分为末。

卧时，人参汤下二钱。能补心安神，亦治健忘。炙饲小儿，止夜尿。螳螂卵也，须用桑树上者一生九十九子，用一枚，即伤百命。仁人君子闻之，且当惨然，况忍食乎。房长寸许，有子如蛆，芒种后齐出。故《月令》仲夏螳螂生也。如用他树者，以桑皮佐之。桑皮善行水，能引达肾经。炙黄，或醋煮汤泡煨用。或蒸透再焙。畏旋覆花。螳螂能出箭簇螳螂一个、巴豆半个，研敷伤处。微痒且忍，极痒乃撼拔之。以黄连、贯众汤洗，石灰敷之。杨氏方用螳螂出簇后，敷生肌散。又治惊风古方治风，多用螵蛸、螳螂。治风，同一理也。

白僵蚕 轻、宣：去风化痰。

咸、辛，平。僵而不腐，得清化之气。故能治风化痰，散结行经蚕病风则僵。故因以治风，能散相火逆结之痰。其气味俱薄，轻浮而升。入肺、肝、胃三经。治中风失音，头风，齿痛，喉痹咽肿炒为末，姜汤调下一钱，当吐出顽痰。丹毒，瘙痒皆风热为病。瘰疬，结核，痰疟，血病，崩中，带下风热乘肝。小儿惊痫，肤如鳞甲由气血虚，亦名胎垢，煎汤浴之。下乳汁，灭瘢痕。诸证由于血虚，而无风寒客邪者勿用。以头蚕色白条直者良。糯米泔浸一日，待桑涎浮出，焙干，去丝及黑口捣用。恶草薢、桔梗、茯苓、桑螵蛸一切风痰，白直僵蚕七个细研，姜汤调灌之。酒后咳嗽，蜜调末，服一钱。

【点评】"蚕病风则僵""得清化之气"，是白僵蚕治风痰的象思维诠释。古代含白僵蚕复方广泛用于中风失音、头风、惊风、惊痫、破伤风等病症，针对的是这些疾病显象于外共见的病态"风象"，进而实现了药物属性之"风象"与病态之"风象"的契合。至于将所治血病、崩中等皆归于"风热乘肝"，则属牵强之举。

蚕蛹 炒食，治风及劳瘦。为末饮服，治小儿疳瘦，长肌肉，退热，除蛔虫。煎汁饮，止消渴。研敷疬疮、恶疮吴瑞曰：缫丝后蛹子，今人食之，呼小蜂儿。孙思邈曰：猘犬咬者，终身忌食，发则难免。蚕茧甘温。能泻膀胱相火，引清气上朝于口，止消渴蚕与马，并属午，为离，主心。作茧退藏之际，故缫丝汤饮之，能抑心火而治消渴。痈疽无头者，烧灰酒服服一枚出一头，二枚出二头。

原蚕砂_{燥湿去风。}

蚕食而不饮，属火性燥。燥能去风胜湿《经》曰：燥胜风，燥属金，风属木也。其砂辛甘而温。炒黄浸酒，治风湿为病，肢节不随，皮肤顽痹，腰脚冷痛。冷血、瘀血，炒热熨患处，亦良寇氏曰：醇酒三升，拌蚕砂五斗，蒸热，铺暖室席上，令患冷风气痹人以患处就卧，厚覆取汗。不愈，明日再作。但须防昏冈。麻油调敷，治烂弦风眼目上下胞属脾，脾有风湿，则虫生弦烂。又新瓦炙为末，少加雄黄、麻油调敷。治蛇串疮，有人食乌梢蛇浑身变黑，渐生鳞甲，见者惊缩。郑莫一令日服晚蚕砂五钱，尽一二斗，久之乃退。二蚕矢也，淘净晒干。原雄蚕蛾气热性淫，主固精强阳蛇虺咬伤，用生二蚕蛾，研敷之。

【点评】古方配伍蚕砂，主要治疗中风、大风癞病、风湿痹、跌打闪肭、崩漏、脚气等。与本草所记侧重风湿顽痹有所不同。

斑猫一名斑蝥。大泻：以毒攻毒。

辛，寒，有毒。外用蚀死肌，敷疥癣恶疮，内用破石淋，拔瘰疬疔肿杨登甫云：瘰疬之毒，莫不有根。大抵治以斑蝥、地胆为主。制度如法，能使其根从小便出，如粉片血块烂肉，此其验也。以木通、滑石、灯心辈导之。斑蝥捕得，屁射出，臭不可闻，故颠走下窍，直至精溺之处，能下败物，痛不可当，用须斟酌。下猘犬毒九死一生之候，急用斑蝥七枚，去头翅足，糯米炒黄为末，酒煎，空心下。取下小狗三四十枚，如数少再服。又方，糯米一勺、斑蝥廿一枚，分三次炒，至清烟为度，去蝥，取米为粉，冷水入清油少许，空心下。取利下毒物，如不利再进。愈后，忌闻钟鼓声。复发则不可治，服之肚痛急者，用靛汁或黄连水解其毒。溃肉肌肉近之则烂。堕胎斑蝥、蚖青、葛上亭长、地胆四虫，形色不同，功略相近。食芫花，为蚖青，青绿色尤毒；春生食葛花为亭长，黑身赤头；夏生食豆花为斑蝥，斑色；秋生冬入地，为地胆，黑头赤尾。陶隐居云：乃一物而四时变化者。皆极毒，须慎用。豆叶上虫黄黑斑纹，去头足，糯米炒熟。生用则吐泻。人亦有用米取气，不取质者。畏丹参、巴豆，恶豆花、甘草。

蝎宣：去风。

甘，辛，有毒。色青属木。故治诸风眩掉皆属肝木。惊痫搐掣，口眼喎斜白附、僵蚕、全蝎等分为末，名牵正散，酒服二钱，甚效。疟疾，风疮，耳聋，带疝，厥阴风木之病东垣曰：凡疝气、带下皆属于风，蝎乃治风要药，俱宜加而用之。似中风及小儿慢脾风，病属于虚者，法咸禁之。全用谓之全蝎，去足焙尾名蝎梢。其力尤紧人被螫者，涂蜗牛即解。紧小者良。

水蛭即蚂蟥。泻：破血。

咸、苦，平，有毒。治恶血积聚，染须极效能引药力倒上至根。用水蛭为细末，以龟尿调，捻须梢，自倒入根也。赤白丹肿，肿毒初生竹筒合咂有功。误吞生者，入腹生子，咂血肠痛，瘦黄。以田泥调水，饮数杯必下也。或以牛羊热血同猪脂饮之，亦下。炒枯黄。畏石灰、盐。

粪蛆一名五谷虫。泻热疗疳。

寒。治热病谵妄，毒痢作吐，小儿疳积、疳疮。漂净晒干，或炒或煅为末。

以上卵生类。

蟾蜍一名癞虾蟆。泻：疗疳拔毒。

蟾，土精而应月魄。辛凉，微毒。入阳明胃。退虚热，行湿气，杀虫䘌。治疮疽、发背未成者，用活蟾蜍系疮上半日，蟾必昏愦，置水中救其命，再易一个，三易则毒散矣。势重者，剖蟾蜍合疮上，不久必臭不可闻，如此二三易，其肿自愈。小儿劳瘦、疳疾。蟾酥辛温有毒。治发背、疔肿。小儿疳疾、脑疳即蟾蜍眉间白汁，能烂人肌肉，惟疔毒或服二三厘，取其以毒攻毒。外科多用之。蟾蜍肪涂玉，刻之如蜡。头，功同蟾蜍。

田鸡一名蛙。解热毒，利水。

甘，寒。解劳热、热毒，利水消肿，馔食调疳瘦，补虚损，尤宜产妇。捣汁服，治虾蟆瘟病戴原礼《证治要诀》云：凡浑身水肿，或单腹胀者，以青蛙一二枚去皮炙食之，则自消也。嘉谟①云：天行面赤项肿，名虾蟆瘟。以金丝蛙捣汁水

① 嘉谟：即陈嘉谟，字廷采，号月朋，明代医家。尤精本草，著有《本草蒙筌》《医学指南》2书。

调，空腹顿饮极效。曾活数人。**烧灰涂月蚀疮。**

蜈蚣宣：去风。

辛，温，有毒。入厥阴肝经。善走能散。治脐风撮口炙末，猪乳调服。惊痫，瘰疬，蛇癥能制蛇。疮甲趾甲内恶肉突出，俗名鸡眼睛。蜈蚣焙研敷，以南星末醋调，敷四围。杀虫堕胎。取赤足黑头者火炙，去头足尾甲，将薄荷叶火煨用。畏蜘蛛被咬者，捕蜘蛛置咬处，自吸其毒。蜘蛛死放水中，吐而活之。蜒蚰不敢过所行之路，触着即死。鸡屎、桑皮、盐中其毒者，以桑汁、盐、蒜涂之。

白颈蚯蚓泻热行水。

蚓，土德而星应轸水。味咸寒，故能清热。性下行，故能利水。治温病大热狂言，大腹，黄疸，肾风，脚气苏颂曰：脚气必须用之为使。治大热，井水调下。入药或晒干为末，或盐化为水，或微炙或烧灰中其毒者，盐水解之。蚯蚓泥即蚯蚓屎。甘寒。泻热解毒。治赤白久痢。敷小儿阴囊热肿、肿腮、丹毒。

以上湿生类。

【点评】古代含地龙复方，主治风湿痹、中风瘫痪、疳疾、惊风、头痛、大风癞病、耳聋、诸疮和脚气等。以清热息风止痉、通经活络为用。后续补充平喘功能，并为当今临床所习用。

鲤鱼通：行水。

甘，平。下水气，利小便。治咳逆上气，脚气，黄疸，妊娠水肿古方有鲤鱼汤、鲤鱼粥。河间曰：鲤之治水，鸭之利水，所谓因其气相感也。骨烧灰，疗鱼骨哽。胆苦寒。益志明目点服俱佳。作羹，治崩漏、痔瘘取其行滞血也。

鲌鱼一名鲢鱼。温中。

甘，温。温中益气。多食令人热中、发渴，又发疮疥凡下毒鱼药捕来者，食之皆损人。又旱干水少，所捕旱鱼有热毒，最损人。

鲩鱼俗名草鱼。暖胃。

甘，温。暖胃和中李廷飞云：能发诸疮。

青鱼胆泻热，治目疾。

苦，寒。泻热。治目疾，点眼，消赤肿、障翳。含咽，吐喉痹痰涎。涂火热疮。疗鱼骨哽。腊月收，阴干。肉甘平。益气力，治脚气，脚弱，烦闷同韭白煮。

勒鱼开胃暖中。

甘，平。开胃暖中。作鲞尤良。鱼腹有硬刺勒人，故名。

鲈鱼补：利水。

甘，平，有小毒孟诜《食疗本草》曰：中其毒者，芦根汁解之。掌禹锡《嘉祐补注本草》曰：多食发疿癖、疮肿，不可同乳酪食。李廷飞云：肝不可食，剥人面皮。补五脏，益筋骨，和肠胃，治水气。作鲊尤良。曝干，甚香美《南郡记》云：吴人献松江鲈鲙于隋炀帝。帝曰：金齑玉鲙，东南佳味也。一名四鳃鱼。出吴中。

白鱼补：利水。

甘，平。开胃下气，去水气《金匮》有滑石白鱼散。令人肥健。或腌或糟藏，皆可食孟诜曰：炙食少动气，鲜者多食亦泥人。经宿者勿食，令人腹冷。吴瑞《日用本草》曰：多食生痰，与枣同食，患腰痛。一名鲦鱼。

【点评】白鱼一名鲦鱼，为鲤科鲦属鱼类，又称白鲦、白条，归属"有鳞类"当无异议。注文称"《金匮要略》有滑石白鱼散"，此方另入乱发主治五淋。不过，方中白鱼并非"有鳞类"之白鱼，而是衣鱼科昆虫衣鱼之全虫，在老旧线装书中可以得见，古本草和方剂中又称衣鱼、衣中白鱼。是知吴氏将滑石白鱼散中衣鱼误作此白鱼，故予正之。

鳜鱼补劳杀虫。

甘，平。补虚劳，益脾胃，去瘀杀虫时珍曰：接《医说》云：越州邵氏女年十八，病劳瘵累年，偶食鳜鱼羹，遂愈。观此，正与补劳、益胃、杀虫之说相符。则仙人刘凭、隐士张志和之嗜此鱼，非无谓也。

鳡鱼温中止呕。

甘，平。食之已呕，暖中益胃。一名鳏鱼其性独行，故曰鳏。诗云：其鱼鲂鳏是也。一名鲐鱼健而难取，吞啖①同类，池中有此，不能畜鱼。《东山经》云："姑儿之水多鳡鱼"是也。

嘉鱼补肾治劳。

甘，温。治肾虚消渴，劳瘦，虚损。一名鮇鱼音未，一名丙穴鱼嘉鱼乃乳穴中小鱼，常食乳水，所以益人。任昉《益州记》云：嘉鱼，二三月随水出丙穴，八九月逆水入丙穴。范成大《虞衡志》云：嘉鱼状如鲤而多脂，味极美。杜甫诗云："鱼知丙穴由来美②"是也。

鲻鱼开胃。

甘，平。开胃，利五脏，肥健人。与百药无忌。

石首鱼补：调胃。

甘，平。开胃益气合蓴菜作羹良。白鲞主中恶，消宿食。炙食，能消瓜成水。治暴下痢，及卒腹胀不消陆文量《菽园杂记》云：痢疾最忌油腻生冷，惟白鲞宜食。此说与本草主下痢相合。盖鲞饮咸水，而性不热，且无脂不腻。故无热中之患，而消食理肠胃也。时珍曰：鲞能养人，人恒想之，故字从养。罗愿云：诸鱼鲞③干皆为鲞，其美不及石首，故独得专称白鲞。若露风则变红色，失味也。**鱼鳔暖精种子**。首中有石，故名。又名江鱼、黄花鱼甜瓜生者，用石首鲞骨插蒂上，一夜便熟，勒鲞骨亦然。

鲥鱼补虚劳。

甘，平。补虚劳宁源《食鉴本草》云：蒸下油，以瓶埋地中，取涂汤火伤甚效。初

---

① 啖：食也。

② 鱼知丙穴由来美：诗句出自杜甫《将赴成都草堂途中有作，先寄严郑公五首》。

③ 鲞（kǎo 考）：干的食物。

夏时有，余月则无，故名。袁达《禽虫述》云：鲥鱼冒①网而不动，护其鳞也。不宜烹煮，唯以笋苋芹荻之属，连鳞蒸食乃佳。其鳞与他鱼不同，石灰水浸过，晒干，层层起之，以作女人花钿，甚良。

鲳鱼 _{补益气力。}

甘，平。益气力，令人肥健_{子有毒，食之令人利下。}

鲫鱼 _{补土和胃。}

甘，温。诸鱼属火，独鲫属土。土能制水，故有和胃、实肠、行水之功_{作鲙食，治脚气及上气。}忌麦冬、芥菜、沙糖、猪肝。子调中，益肝气_{凡青鱼、鲫鱼子，皆去目中障翳。}

【点评】鱼本不属于五畜，从"有鳞类"诸鱼药性、功用来看，绝大多数为平性，鳢鱼更为寒性，所称"诸鱼属火，独鲫属土"，不知因何而定？

鲂鱼 _{一名鳊鱼。调胃利肠。}

甘，温。调胃气，利五脏。和芥食之，能助肺气，去胃风消谷。作鲙食之，助脾气，令人能食。作羹臛食，宜人。疳痢人勿食。

鲙残鱼 _{一名银鱼。}

甘，平。作羹食，宽中健胃。

金鱼

甘、咸，平。治久痢及噤口痢。

以上有鳞类。

鳢鱼 _{通：利水，祛风。}

甘，寒。祛风下水。疗五痔，治湿痹，利大小肠，治妊娠有水气。

---

① 冒：戊申本作"胃"。

胆，凡胆皆苦，独鳢鱼带甘。喉痹将死者，点入即瘥。病深者，水调灌之。俗名乌鱼，即七星鱼首有七星，夜朝北斗，道家谓之水厌。雁为天厌，犬为地厌。真西山《卫生歌》①云：雁行有序犬有义，黑鱼拱北知臣礼，人无礼义反食之，天地鬼神皆不喜。《心镜》云：鳢鱼一斤以上，和冬瓜、葱白作羹，治十种水气。

鳗鲡补虚杀虫。

甘，平。去风杀虫虫由风生，故风字从虫。治骨蒸劳瘵，湿痹风瘙，阴户蚀痒。补虚损。其骨烧烟，蚊化为水。熏竹木，辟蛀虫，置衣箱，辟诸蠹。海鳗鲡功用相同。血疮疹入眼，以少许点之。

【点评】所谓"虫由风生，故风字从虫"，针对繁体字"風"字而言。汉字造字采用象形、会意、指示、形声四法，充分体现了造字的象思维特征。一般说来，象形字造字体现形下的原象和初象思维，而会意和指示字造字法主要体现形上的意象思维，形声字则介乎两者之间。由于中医学完整继承了中华传统文化的基因，中医理论自然保留了造字时深深烙印的象思维属性。"虫由风生"乃汉字造字法与中医理论融为一体的典型例证。

鳝鱼宣：去风。

甘，大温。补五脏，除风湿。尾血疗口眼㖞斜少和麝，左㖞涂右，右㖞涂左，正即洗去。滴耳治耳痛。滴鼻治鼻衄。点目治痘后生翳时珍曰：鳝善穿穴，与蛇同性，故能走经络，疗风邪及诸窍之病。风中血脉，用血主之，从其类也。头治百虫入耳烧研，绵裹塞之。

鳛②鱼俗名泥鳅。调中益气。

甘，平。暖中益气，醒酒，解消渴。同米粉煮羹食，调中收痔。煮食，疗阳事不起。

---

① 真西山《卫生歌》：此即宋代真德秀的《卫生歌》。明·高濂《遵生八笺》、明·吴正伦《养生类要》皆引此歌，题为《陶真人卫生歌》，词句略有不同。

② 鳛：同"鳅"。

海螵蛸—名乌贼骨。宣：通血脉，祛寒湿。

咸走血，温和血。入肝肾血分，通血脉，祛寒湿，治血枯《内经》血枯，治之以乌鲗骨。止吐衄，肠风，崩漏。涩久虚泻痢，腹痛环脐，阴蚀肿痛烧末酒服。疟证，疳虫，目翳泪出，聤耳出脓性能燥脓收水。为末，加麝少许，掺入。厥阴、少阴肝、肾。经病。肉酸平。益气，强志益人，通月经。出东海。亦名墨鱼腹中有墨，书字逾年乃灭。常吐黑水，自罩其身。捕者，即于水黑处取之。取骨，鱼卤浸，炙黄。恶附子、白及、白蔹。能淡盐舌肿出血如泉，蒲黄等分，为细末，涂之。跌破出血，乌贼骨末敷。

【点评】古代含海螵蛸复方主要治疗疮疡、崩漏、肠风和脏毒下血、内外障眼和目翳、赤白带下、泻痢和疟疾等。当今以其收敛之性，扩大应用到涩精止遗和制酸止痛，用于遗精、滑精、胃痛吞酸。

海蛇泻：消积血。

咸，平。治妇人劳损、积血、带下。小儿风疾、丹毒、汤火伤刘敬叔《异苑》云：疗河鱼之疾。

鰕①补阳。

甘，温。托痘疮，下乳汁，吐风痰中风证，以鰕半斤，入姜、葱、酱料水煮，先吃鰕，次吃汁。以鹅翎探引，吐出痰涎，随证用药。壮阳道有毒，动风热。

海鰕祛风杀虫。

甘、咸，平。治飞尸、蛲虫、口中甘蜃、龋齿、头疮。去疥癣、风痒、湿痒，疗山蚊子入人肉。初食疮发则愈。同猪肉食，令人多唾。

海马补：温肾。

甘，温。暖水脏，壮阳道，消瘕块。治疔疮、肿毒，妇人产难及血气痛时珍曰：雌雄成对，其性温暖，有交感之义。故产难及阳虚，房中方术多用之。如

---

① 鰕：同"虾"。

蛤蚧郎君子之功也。

河豚补虚。

甘，温。有大毒宗奭曰：修治失法，食之杀人。厚生者宜远之。时珍曰：煮忌煤炱落中。与荆芥、菊花、桔梗、甘草、附子、乌头相反，宜荻笋、蒌蒿、秃菜，畏橄榄、甘蔗、芦根。陶九成《辍耕录》云：食河豚，一日内不可服汤药，恐犯荆芥，二物大相反。予亲见一人，因此丧命。河豚子必不可食。曾以水浸之，一夜大如芡实。世传中其毒者，以橄榄及冰片浸水，皆可解。又一方，以槐花微炒，与干胭脂等分同捣粉，水调灌之，大妙。又按《物类相感志》言：凡煮河豚，用荆芥同煮五七沸，换水，则无毒，二说相反，得非河豚之毒入于荆芥耶。宁从陶说，庶不致悔。补虚，去湿气，理腰脚，去痔疾，杀虫。伏硇砂。肝及子尤毒。

带鱼补脏。

甘，温。补五脏，去风杀虫。作鲝尤良。

鲨鱼翅补肺。

甘，平。补五脏。尤有益于肺脏。清金滋阴，补而不滞。味甚美，食品珍之。肉亦肥美，补五脏，甚益人。一名鲛鱼。

鲟鱼补虚益气。

甘，平。有小毒《食疗本草》云：味虽美而发诸药毒，动风气，发一切疮疥。久食令人心痛、腰痛，服丹石人忌之。勿与干笋同食，发瘫痪风。小儿食之，发咳嗽及癥瘕。补虚益气，令人肥健。煮汁饮，治血淋。一名王鲔《月令》云："季春荐鲔于寝庙"，故有此名。

鲟鳇鱼利五脏。

甘，平。有小毒诜曰：发气动风，发疮疥。和荞麦食，令人失音。宁原《食鉴本草》曰：多食生热痰。时珍曰：服荆芥药忌之。利五脏，肥美人。一名鳣鱼亦鲟属也。

海参补肾。

甘、咸，温。补肾益精，壮阳疗痿。辽海产良周栎《园闻小记》云：闽中海参色独白，类撑以竹签，大如掌，与胶州、辽海所出异味，亦淡劣。海上人复有以生草伪为之以愚人，不足尚也。胶州所出，生北海咸水中，色又黑，以滋肾水。从其类也。有刺者名刺参，无刺者名光参。

以上无鳞类。

龙骨_{涩精，回阳，镇惊。}

甘、涩，平。入手足少阴_{心、肾}。手阳明_{大肠}。足厥阴_肝。能收敛浮越之正气。涩肠益肾，安魂镇惊，辟邪解毒。治多梦纷纭，惊痫，疟痢，吐衄，崩带，滑精，脱肛，大小肠利。固精，止汗，定喘_{气不归元则喘}。敛疮。皆涩以止脱之义_{十剂曰：涩可去脱，牡蛎、龙骨之属是也。}白地锦纹，舐之粘舌者良_{出晋地川谷，及梁益巴中，今河东州郡多有之。剡州、沧州、太原者为上。此乃已成龙形，无云雨之助，不得升天而自谢者。人或以古矿灰伪之。}酒浸一宿，水飞三度，或酒煮、酥炙、火煅_{亦有生用者}。忌鱼及铁，畏石膏、川椒，得人参、牛黄良_{许洪《本草指南》云：牛黄恶龙骨，而龙骨得牛黄反良，有以制伏也。}龙角辟邪，治心病。

【点评】龙骨为古代哺乳动物的骨骼化石。以其性涩，有止泄止痢、固精缩尿、敛肺定喘、收涩止血之功。古方伍用甚众，主治下痢、泄泻、遗精、漏浊、白淫、小便利多、崩漏和肠风下血。以其重镇，又可镇惊安神，治疗心虚惊悸、失眠多梦。

龙齿_{涩：镇惊。}

涩，平。镇心安魂。治大人惊痫、癫疾、小儿五惊十二痫_{许叔微云：肝藏魂，能变化。魂飞不定者，治之以龙齿。《卫生宝鉴》曰：龙齿安魂，虎精定魄。龙属木主肝，肝藏魂，虎属金主肺，肺藏魄也。}修治同龙骨。

鲮鲤_{一名穿山甲。宣：通经络。}

咸，寒。有毒善窜_{喜穿山}。颛能行散，通经络，达病所_{某处病，即用某处之甲}。入厥阴、阳明_{肝、胃}。治风湿冷痹，通经下乳，消肿溃痈，止痛排脓，和伤发痘。风疟疮科，须为要药_{以其穴山入水，故能出入阴阳，贯穿经络，达于营分，以破结邪，故用为使。}以其食蚁，又治蚁瘘_{有妇人项下忽肿一块，渐延至颈。偶刺破出水一碗，疮久不合。有道人曰：此蚁漏也，缘饭中偶食蚁得之。用穿山}

甲烧存性为末，敷之立愈。《多能鄙事》云：油笼渗漏，剥甲里肉靥投入，自至漏处补住。《永州记》云：不可于堤岸杀之，恐血入土则隄岸渗漏。观此二说，其性之走窜可知矣。性猛，用宜斟酌。痈疽已溃，痘疮挟虚，大忌。如鼍而小，似鲤有足，尾甲力更胜。或生或烧、酥炙、醋炙、童便炙、油煎、土炒蚁漏不止，穿山甲二七枚烧灰，猪脂调敷。蚁入耳中，烧研，水调灌入。

【点评】蚁瘘相当于淋巴结核病。文中所述"有妇人项下忽肿一块，渐延至颈。偶刺破出水一碗，疮久不合"，当为颈淋巴结核。古方配伍穿山甲，主治诸痔、疮疡、痈疽、伤折、产后乳无汁和月水不通。

蛤蚧补肺润肾，定喘止嗽。

咸，温。补肺润肾，益精助阳。治渴，通淋，定喘止嗽。肺痿、咯血、气虚血竭者宜之能补肺，益水上源。时珍曰：补肺止渴，功同人参。益气扶羸，功同羊肉。咳嗽由风寒外邪者勿用。出广南。首如蟾蜍，背绿色，斑点如锦纹。雄为蛤鸣声亦然，因声而名。皮粗口大，身小尾粗。雌为蚧，皮细口尖，身大尾小。雌雄相呼屡日乃交，两两相抱。捕者擘之，虽死不开，房术用之甚效。不论牝牡者，只可入杂药。口含少许，奔走不喘者真。药力在尾见人捕之，辄自咬断其尾，尾不全者不效。凡使，去头足雷敩曰：其毒在眼，须去之。洗去鳞目沙土及肉毛，酥炙或蜜炙，或酒浸焙喘嗽面浮，法制一对，三五钱化蜡四两，和作六饼，每用一化糯米薄粥内，热呷。

以上龙类。

蛇蜕轻、宣：去风毒。

甘，咸。性灵而能辟恶，故治鬼魅蛊毒。性窜而善去风，故治惊痫、风疟、重舌《圣惠方》烧末敷。喉风。性毒而能杀虫，故治疥癣，恶疮，疔肿，痔漏。属皮而性善蜕，故治皮肤疮疡，产难，目翳。用白色如银者。皂荚水洗净，或酒或醋或蜜浸，炙黄，或烧存性，或盐泥固煅小儿口紧，不能开合饮食，不语，即死，烧灰敷良。

蚺蛇胆_{泻热，明目，护心。}

蚺禀己土之气，胆属甲乙风木。气寒有小毒，其味苦而带甘。凉血明目，疗疳杀虫。主厥阴、太阴病_{肝木、脾土。}肉极腴美。主治略同。取胆粟许置水上，旋行极速者真_{能护心止痛，受杖时噙之，杖多不死。}

【点评】古方配伍本品，主治小儿疳疾。所谓"护心"，当与注文"护心止痛"对照互参。《素问·至真要大论篇》病机十九条曰："诸痛痒疮，皆属于心"，把疼痛视为心之病变，即疼痛是由心感知的。如此，"护心"即"护心止痛"之意。简言之，止痛是也。

白花蛇_{宣：祛风湿。}

甘、咸，温，有毒。蛇善行数蜕，如风之善行数变，花蛇又食石楠_{石楠辛苦，治风。}故能内走脏腑，外彻皮肤，透骨搜风，截惊定搐。治风湿瘫痪，大风疥癞_{马志《开宝本草》云：治中风，口眼㖞斜，半身不遂。}走窜有毒，唯真有风者宜之。若类中风属虚者大忌_{《经疏》云：前证多缘阴虚血少，}_{内热而发，与得之风湿者殊科。白花蛇非所宜也，宜辨。}凡服蛇酒药，切忌见风。出蕲州。龙头虎口，黑质白花，胁有二十方胜纹，腹有念珠斑，尾有佛指甲，虽死而眼光不枯。他产则否。头尾尤毒。各去三寸。亦有单用头尾者，酒浸三日，去尽皮骨_{有大毒。}大蛇一条，只得净肉四两。得火良。头，治癜风毒癞。

乌梢蛇_{宣：祛风湿。}

功用同白花蛇，无毒而力浅。性善。不噬物，眼光至死不枯。以尾细能穿百钱者佳。重七钱至一两者上，十两至一镒者中，大者力减。去头与皮骨酒煮，或酥炙。

以上蛇类。

龟板_{补肾阴。}

咸，寒，至阴。属金与水。补心资智，益肾滋阴_{性灵故资智通心，入}

肾以滋阴。**治阴血不足，劳热骨蒸，腰脚酸痛，久泻久痢**能益大肠。**久嗽，痎疟**老疟也。或经数年，中结痞块，名曰疟母。**癥瘕，崩漏，五痔，产难**为末，酒服。或加芎、归、煅发。**阴虚血弱之证**益阴清热，故治之。时珍曰：龟、鹿皆灵而寿。龟首常藏向腹，能通任脉，故取其甲以补心、补肾、补血，以养阴也。鹿首常返向尾，能通督脉，故取其角以补命、补精、补气，以养阳也。**虽肾虚而无热者勿用。大者力胜**自死败龟良，得阴气更全也。**酥炙或酒炙、醋炙、猪脂炙，煅灰用**若入丸散，须研极细，否则恐著人肠胃，变为瘕也。**洗净捶碎，水浸三日，用桑柴熬胶，补阴之力更胜**合鹿胶，一阴一阳，名龟鹿二仙膏。**恶沙参。龟尿走窍透骨，染须发，治哑聋**以镜照之。龟见其影，则淫发而尿出。今人或以猪鬃、松毛刺其鼻，溺亦出。**龟胸、龟背**以尿摩之。

【点评】李时珍由"龟首常藏向腹"，确认龟能通任脉而养阴，"鹿首常返向尾"，故鹿能通督脉以养阳。属于游离于五行之外的意象思维。而"性灵故资智通心"，则意象于五行框架之内。龟板配伍在古代复方中，主治妇科崩漏、赤白带下、产后恶露不绝、难产和血风体痛。另治伤折、诸痔、疟母和癥瘕。

鳖甲补阴退热。

咸，寒，属阴。色青入肝。治劳瘦骨蒸，往来寒热，温疟疟母疟必暑邪，类多阴虚之人。日久不愈，元气虚羸，邪陷中焦，则结为疟母。鳖甲能益阴除热而散结，故为治疟要药。**腰痛，胁坚，血瘕，痔核**咸能软坚。**经阻，产难，肠痈，疮肿，惊痫，斑痘，厥阴血分之病**时珍曰：介虫阴类，故皆补阴。龟色黑，主治皆肾经。鳖色青，主治皆肝经。同属补阴，实有分别。**肝无热者忌。色绿、九肋、重七两者为上。醋炙。若治劳，童便炙，亦可熬膏。鳖肉凉血补阴，亦治疟痢**煮作羹食，加生姜、沙糖，不用盐酱，名鳖糖汤。**冷而难消，脾虚者大忌。恶矾石，忌苋菜、鸡子。**

蟹泻：散血。

咸，寒。有小毒。除热解结，散血通经，续筋骨骨节脱离者，生捣，热酒调服数碗，渣涂半日，骨内谷谷有声即好。干蟹烧灰酒服亦好。**涂漆疮**能败漆。性寒伤中败胃，动风，大伤阴血。孕妇食之，令儿横生中其毒者，捣藕节，热酒调服。**蟹爪**堕胎产难及子死腹中者，服汤即出。

以上龟鳖类。

【**点评**】蟹横行，故"孕妇食之，令儿横生"，与孕妇食兔肉则婴儿生兔唇一样，是基于象思维得出的认识。

牡蛎涩肠，补水，软坚。

咸以软坚化痰，消瘰疬，结核，老血，癥疝。涩以收脱，治遗精，崩带，止嗽，敛汗或同麻黄根为粉扑身，或加入煎剂。固大小肠。微寒以清热补水，治虚劳烦热，温疟，赤痢，利湿止渴。为肝肾血分之药好古曰：以柴胡引之，去胁下硬；茶引之，消颈核；大黄引，消股间肿；以地黄为使，益精收涩，止小便利；以贝母为使，消结积。虚而热者宜之，有寒者禁与。海气化成，潜伏不动故体用皆阴。盐水煮一伏时，煅粉。亦有生用者。贝母为使，恶吴萸、细辛、麻黄，得蛇床、远志、牛膝、甘草良。肉名蛎黄味美且益人，为海错上品。

蛤粉涩。

与牡蛎同功。蛤蜊肉咸，冷。止渴解酒。文蛤背有花纹。兼能除烦渴，利小便大抵海物咸寒，功用略同。江湖蛤蚌，无咸水浸渍，但能清热利湿，不能软坚。治口鼻中蚀疳。

蚌粉清湿热。

咸，寒。解热燥湿，化痰消积，明目疗疳。治反胃，心胸痰饮米饮调服。除湿肿、水嗽《类编方》蚌粉新瓦炒红，入青黛少许，用淡斋水滴麻油数点，调服二钱。止痢并呕逆，涂痈肿醋调。搽阴疮、湿疮、痱痒。肉咸冷。除热止渴，去湿解酒，明目去赤。治下血血崩、带下、痔瘘取汁点眼赤、眼暗良。

蚬粉蚬肉

与蚌同功生蚬肉浸水洗痘痈，无瘢痕。蚬粉涂一切湿疮。

真珠_{泻热定惊。}

甘、咸，寒。感月而胎^{语云：上巳有风梨有蠹，中秋无月蚌无胎。}水精所蕴，水能制火。入心、肝二经，镇心安魂^{肝藏魂。切庵曰：虽云泻热，亦借其宝气也。大抵宝气多能镇心安魂，如金箔、琥珀、真珠之类；龙齿安魂，亦假其神气也。}坠痰拔毒，收口生肌。治惊热、痘疔，下死胎、胞衣^{珠末一两，苦酒服。}点目去翳膜，绵裹塞耳治聋^{陆佃《埤雅》曰：蛤蚌无阴阳，牝牡须雀化成，故能生珠，颛一于阴精也。}病不由火热者忌之。取新洁未经钻缀者，乳浸三日，研粉极细，如飞面^{珠体最坚，研不细伤人脏腑。}

【点评】文引汪切庵所云："大抵宝气多能镇心安魂。如金箔、琥珀、真珠之类"，主要基于宝气多有灵气，故能镇心安神。此乃借助意象思维做出的判断。需要指出，例举金箔、真珠之类，似有一定代表性，但没有无限外推的必然性。如朱砂、铅丹、铁、磁石、紫石英等矿物药并非宝物，却可镇心安神；远志、钩藤、茯神、龙眼肉、酸枣仁、柏子仁、夜交藤、合欢、丹参、石菖蒲等众多植物药同样具有宁心安神之功。

石决明_{泻肝热，明目。}

咸，凉。除肺肝风热。内服疗青盲、内障。外点散赤膜、外障。亦治骨蒸劳热，通五淋^{能清肺肝。}愈疡疽。多服令人寒中。如小蚌而扁，唯一片无对，七孔、九孔者良。盐水煮一伏时，或面裹煨熟，研粉极细，水飞。恶旋覆。肉与壳同功。

【点评】古代含石决明复方甚多，毕其功于各种眼病。包括内外障眼、目生翳膜、目赤肿痛、目昏暗、雀目和目青盲。

蛏_{补阴。}

甘、咸，寒。补阴。主热痢。煮食之，去胸中邪热烦闷。饭后食之，与丹石人相宜。治妇人产后虚热。

魁蛤一名瓦楞子。泻：消癥散痰。

甘、咸，平。消老痰，破血癖烧过醋淬，醋丸服。治一切血气、冷气、癥癖。其壳似瓦屋之垄，故又名瓦楞子。火煅，醋淬，研。肉炙食益人，过多即壅气。

淡菜补阴。

甘、咸，温。补五脏，益阳事，理腰脚气。治虚劳伤惫，精血衰少，及吐血，久痢，肠鸣，腰痛。妇人带下，产后瘦瘠，又能消瘿气。

田螺泻热。

味甘，大寒。利湿清热，止渴醒酒，利大小便能引热下行。《类编》载：熊彦诚病前后不通，腹胀如鼓。遇一异人曰：此易尔。即入水得一大螺，曰：事济矣。以盐和壳捣碎，帛系脐下一寸三分，即砉然暴下。归访异人，不见矣。治脚气仇远《稗史》载：董守约以脚气攻注，或教捶数螺，系两股，便觉冷气趋下，至足而安。黄疸，噤口毒痢用螺加少麝，捣饼烘热贴脐下，引热下行，自然思食。目热赤痛入盐花，取汁点之。搽痔疮、狐臭，敷瘰疬溃破连壳烧存性，香油调搽。

螺蛳一名蜗羸。泻热。

甘，寒。明目下水，止渴醒酒，解热，利大小便。消黄疸、水肿。治反胃、痢疾、脱肛、痔漏。壳泻湿热，主治痰饮积及胃脘痛，反胃，膈气，痰嗽，鼻渊，脱肛，痔疾，疮疖，下疳，汤火伤时珍曰：螺乃蛤蚌之属，大抵与蚌粉、蛤粉、蚶蚬之类同功。合而观之，自可神悟也。泥中及墙壁上年久者良。火煅凡煅螺蚌蛎蛤之灰壅田，则草死而禾茂。若用粪壅田，则禾草皆茂。

海蛳泻热。

咸，寒。治瘰疬，结核，胸中郁闷不舒。比螺蛳身细而长，壳有旋纹六七屈，头上有靥。初春蜒起矴海崖石壁。海人设网于下，一掠而取。治以盐酒椒桂。

吐铁补阴。

甘、酸、咸，寒。补肝肾，益精髓，明耳目。产宁波者，大而多脂鄞县南田者为第一，闽中者肉魄礵，无脂膏，不中食。沈云将《食物本草会纂》曰：吐铁，海中螺属也。有如指头大者，则有脂如凝膏。自其壳中吐出，膏大于本身，光明洁白可爱。姑苏人享客，佐下酒小盘，为海错上品。**一名麦螺，一名梅螺。**

江珧柱消食。

甘、咸，微温。下气调中，利五脏，疗消渴。消腹中宿食，令人能食易饥。产四明、奉化者佳《异物名记》云：厥甲美如瑶玉，肉柱肤寸，名江珧柱。屠本畯《闽中海错疏》曰：江珧壳色如淡菜，上锐下平，大者长尺许，肉白而韧，柱圆而脆。沙蛤之美在舌，江珧之美在柱。刘恂《岭表录》作海月者，误也。海月圆如镜，见后。

西施舌补阴。

甘、咸，平。益精，润脏腑，止烦渴。生温州海泥中，似车螯而扁，常吐肉寸余。类舌，故名屠本畯曰：沙蛤上肉也。产吴航，似蛤蜊而长大，有舌白色，名西施舌。《闽部疏》曰：海错出东四郡者，以西施舌为第一，蛎房次之。西施舌本名车蛤。以美见谥，产长乐湾中。

蜊壳爿①泻湿热。

咸，大寒。煎汤。洗鹤膝风有效。锻②研为粉。涂湿烂疮如神《岭表录异》云：海月，广人呼为膏药，两片合而成形，壳圆，中甚莹滑白，照如云母，壳内有小肉，如蚌蛤。腹中有蟹子甚小，饥则蟹出食，蟹饱亦饱。近之以火，则蟹走出，离肠腹立毙。或生剖之，则蟹子活在腹中，逡巡亦毙。屠本畯曰：海月形圆如月，亦谓之蛎镜。土人多磨砺其壳，使之通明，鳞次以盖天窗。岭南谓之海镜，又曰明瓦。按此即海月壳也。一名蜗蛄③。郭璞所谓蜗蛄、腹蟹，谢灵运诗有"挂席拾海月④"者是也。时珍以此作江瑶柱，误矣。

以上蛤蚌类。

【点评】蜊壳爿即海月壳，来自不等蛤科动物海月。现已很少入药。

---

① 爿(pán 盘)：劈成片的竹木等，如柴爿、竹爿。
② 锻：通煅。
③ 蜗蛄：蜗通琐，琐蛄即"璅蛄"。又名海镜，今称寄居蟹。
④ 挂席拾海月：诗句出自李白《叙旧赠江阳宰陆调》。

人部

【点评】人部 14 种，除血余、紫河车外，当今多半已不作药用。

发一名血余。补阴。

苦，平。入足少阴、厥阴肾、肝。补阴消瘀。治诸血病能去心窍之血，故亦治惊痫。血痢、血淋、舌血茅根汤服。鼻血吹鼻。小儿惊热合鸡子黄煎为汁服。鸡子能去风痰。合诸药煎膏，凉血去瘀长肉。胎发尤良。补衰涸《经》曰：肾者精之藏，其华在发。王冰注：肾主髓，脑者髓之海，发者脑之华。脑髓减则发素。时珍曰：发者血之余。埋之土中千年不朽。以火煅之，凝成血质。煎之至枯，复有液出。误吞入腹，化为瘕虫。煅炼服食，使发不白。故《本经》有自还神化之称。皂荚水洗净，入罐固，烧存性。

【点评】古代以乱发灰入药，为血分之剂，处方伍用甚广。主治疮痈痛疽，鼻衄、崩漏、肠风下血、吐血、血淋等多种出血，产后血晕和恶露不尽腹痛，并治诸淋、跌打损伤和疥癣。皆为活血消瘀之用，与本草所述略有区别。"补阴"和"补衰涸"古代含血余方剂伍用甚少，当今已很少使用。

牙齿宣：发痘。

咸，热，有毒。治痘疮倒黡《痘疹论》出不快而黑陷者，獖猪血调下一钱。服凉药而血涩倒陷者，麝香酒调服。齿者骨之余，得阳刚之性，痘家劫剂也。伏毒在心，昏冒不省，及气虚、白痒、热痹、紫疱之证，止宜补虚解毒。误用之，多成不治。煅，退火毒，研细水飞。

人中黄 _{泻热。}

甘寒入胃。清痰火，消食积，大解五脏实热。治阳毒热狂，痘疮血热，黑陷不起。伤寒非阳明实热，痘疮非紫黑干枯，均禁。用竹筒刮去青皮，纳甘草末于中_{亦有用皂荚末者。}紧塞其孔，冬月浸粪缸中，至春取出，洗，悬风处阴干，取末。

金汁_{一名粪清。}

主治同人中黄。用棕皮棉纸，上铺黄土，淋粪滤汁，入新瓷，碗覆，埋土中一年。清若泉水，全无秽气，胜于人中黄。年久弥佳。

人中白_{又名溺白垽。降火清痰。}

咸，凉。降火散瘀。治肺瘀鼻衄，劳热，消渴，痘疮倒陷，牙疳口疮。阳虚无火，食不消，肠不实者忌之。以蒙馆童子便桶，及山中老僧溺器刮下者，尤佳。新瓦火煅过。

童便_{一名还元水。饮自己溺，名回轮酒。降火清痰。}

咸，寒。能引肺火下行，从膀胱出，乃其旧路。降火滋阴甚速。润肺清痰_{咸走血}。治肺痿失音，吐衄，损伤_{凡跌打损伤，血闷欲死者，以热尿灌之，下咽即醒。一切金疮受杖，并宜用之。不伤脏腑，若用他药，恐无瘀者，反致误人也。}胞胎不下_{皆散瘀之功}。凡产后血晕，败血入肺，阴虚火嗽，火热如燎者，惟此可以治之_{褚澄《劳极论》云：降火甚速，降血甚神。按此物虽臭秽败胃，犹胜寒凉诸药。}禁忌同人中白。取十二岁以前童子_{少知识，无相火。}不食荤腥，去头尾，取中间一段清彻如水者。用当热饮，热则真气尚存，其行自速。冷则惟有咸寒之性_{士材曰：炼成秋石，真元之气渐失，不及童便多矣。}或入姜汁_{行痰}。韭汁_{散瘀}。冬月用汤温之。

秋石_{补肾水，润三焦。}

咸，平。滋肾水，润三焦，养丹田，安五脏，退骨蒸，软坚块。治虚劳咳嗽，白浊，遗精，为滋阴降火之药。煎炼失道，多服误服，反生燥渴之患_{咸能走血，且经煅炼，中寓暖气。使虚阳妄动，则真水愈亏。}秋月取童便，每缸用石膏七钱，桑条搅澄，倾去清液。如此三次，乃入秋露水搅澄故名秋石。如此数次，滓秽净，咸味减，以重纸铺灰上，晒干，刮去在下重浊，取轻清者，为秋石。世医不取秋时杂收人溺，以皂荚水澄晒为阴炼，火炼为阳炼，尽失于道，安能应病。况经火炼，性却变温耶肿胀忌盐，只以秋石拌饮食佳。秋石再研入罐，铁盏盖定，盐泥固济升打，升起盏上名秋冰。味淡而香，乃秋石之精英也。

乳汁补虚润燥。

甘，咸时珍曰：人乳无定性。其人和平，饮食冲淡，其乳必平。其人躁暴，饮酒食辛，或有火病，其乳必热。又有孕之乳为忌乳，最有毒。小儿食之吐泻，成疳魃之病，内亦损胎，须禁之。**润五脏，补血液，止消渴，泽皮肤，清烦热，理噎膈，悦颜利肠**老人血枯便秘尤宜。**眼科用点赤涩多泪**热者黄连浸点。本血所化，目得血而能视。**虚寒滑泄，胃弱者禁服。乳与食同进，即成积滞，发泻**时珍曰：乳乃血化，生于脾胃，摄于冲任。未孕，则留而养胎，已产则变赤为白，上为乳汁。此造化玄微之妙，却病延年之药也。洛按：乳性纯阴，能滑肠、腻膈、湿脾，惟阳实阴虚而无滞者宜之。若阳虚或有滞者，非所宜也。丹溪曰：人乳有五味之毒，七情之火，不若服牛乳为稳。**取首生男儿无病妇人之乳而稠者佳。若黄赤清色，气腥秽者，不用。或曝晒用茯苓粉收，或水顿取粉尤良**无滑肠、湿脾、腻膈之患。**顿乳取粉法：小锅烧水滚，用银瓢如碗大**锡瓢亦可。**倾乳少许入瓢，浮滚水上顿。再浮冷水上，立干，刮取粉。再顿再刮，如摊粉皮法**须旋用，久则油膻。须用一妇人之乳为佳，乳杂则其气杂。乳粉、参末等分蜜丸，名参乳丸。大补气血。牛啖蛇者，毛发向后，食其肉杀人，饮人乳一升，立愈。百虫入耳，人乳滴之，即出。

月水

咸热而毒《寓意草》中言：服红铅伤脑，其热而毒可知。士材曰：服红铅而热者，饮童便、人乳即解。**解毒箭，并女劳复。月经衣治金疮血涌出**炙热熨之。**又治虎狼伤，及箭簇入腹**俱烧灰，酒服方寸七，日三。**《素问》谓之月经，又谓之天癸。邪术家谓之红铅**时珍曰：女子，阴类也，以血为主。其血上应太阴，下应海潮。月有盈亏，潮有朝夕。月事一月一行，与之相符，故谓之月水、月信、月经。经者常也，有常轨也。天癸者，天一生水也。邪术家谓之红铅，谬名也。女人之经，或先或后，或通或塞者，其病也，复有变常，而古人并未言及者，不可不知也。有行期只吐血衄血，或眼耳出血者，是谓逆行；有三月一行者，是谓居经，俗名按季；有一年一行者，是谓避年；有一生不行而受胎者，是谓暗经；有受胎之后，月月行经而产子者，是谓盛胎，俗名垢胎；有受胎数月，血忽大下，而胎不陨者，是谓漏胎。此虽以气血有余不足言，而亦异于常矣。女子二七天癸至，七七天癸绝，其常也。有女年十二、十三而产子，如《楮记室》所载，平江苏达卿女，十二受孕者。有妇年五十、六十而产子，如《辽史》所载，丞普妻六十余生二男一女者，此又异常之尤者也。学医者之于此类，恐亦宜留心焉。女人入月，恶液腥秽，故君子远之。谓其不洁，能损阳生病也。煎膏治药、出痘、持戒修炼性命者，皆避忌之，以此也。《博物志》云：扶南国有奇术，能令刀斫不入，唯以月水涂刀便死。此是秽液坏人神气，故合药忌触之。此说甚为有据。今有方士邪术，鼓弄愚人。以法取童女初行经水服食，谓之先天红铅。巧立名色，多方配合，谓《参同契》之金华，《悟真篇》之首经，皆此物也。愚人信之，吞以为秘方，往往发出丹疹，殊可叹恶。按萧丫真金丹诗云：一等旁门性好淫，强阳复去采他阴。口含天癸称灵药，似怎洳沮枉用心。呜呼！愚人观此，可以自悟矣。又邪术家以童女矫揉取乳及造反经为乳，诸说巧立名，谓以弄贪愚，此皆妖人所为。王法所诛，君子斥之可也。士材滥夸红铅却病延年，乃不经之说也。男子阴疮，因不忌月事，阴物溃烂，用室女血衲，瓦上烧存性，研末，麻油调敷之。

口津唾

甘、咸，平。辟邪魔鬼最畏唾。《东阳方》云：凡人魇死，不得叫呼，但痛咬脚跟及拇指甲际，多唾其面，徐徐唤之，自醒也。消肿毒，明眼目时珍曰：津乃精气所化。人能每旦漱口擦齿，以津洗目，及常时以舌舐拇指甲，揩目，久久令人光明不昏，又能退翳。凡人有云翳，但每日令人以舌舐数次，久则真气熏及，自然毒散而翳退矣。悦肌肤五更未语之唾，涂肿辄消。拭目去障，咽入丹田，则固精而制火。修养家咽津，谓之清水灌灵根。人能终日不唾，收视返听，则精气常凝，容颜不槁。若久唾则损精神，成肺病，皮肤枯涸。故曰远唾不如近唾，近唾不如无唾也。咽津不得法，最易成痰，亦宜知也。

人气

主治下元虚冷。日令童男女以时隔衣进气脐中，甚良。凡人身体、骨节痹痛，令人更互呵熨，久久经络通透。又鼻衄、金疮，嘘之能令血断时珍曰：医家所谓元气相火，仙家所谓元阳真火，一也。天非此火不能生物，人非此火不能有生。故老人虚人，与二七以前少阴同寝，借其熏蒸，最为有益。杜甫诗云："暖老须燕玉[1]"，正此意也。但不可行淫，以丧宝促生尔。近时术家，令童女以气进入鼻窍脐中精门，以通三田，谓之接补。此亦小法，不得其道者反以致疾。按《汉书》云：太医史循

---

[1] 暖老须燕玉：诗句出杜甫"独坐二首"。

宿禁中，寒疝病发，求火不得，众人以口，更嘘其背，至旦遂愈。《异苑》云：孙家奚奴，治虎伤蛇噬垂死者，以气禁之，皆安。又《抱朴子》云：从子至巳，为生气之时。从午至亥，为死气之时。常以生气时鼻中引气入多出少，闭而数之，从九九八八七七六六五五而止。乃微吐之，勿令耳闻，习之既熟，增至千数，是为胎息。凡暴脱之证，急令童男女以口接气甚妙。老人阳气骤脱，身冷息微，内服回阳药，复令壮盛妇人数人卧于床，将病人卧在数妇人身上作褥，颇有得生者。

初生脐带

主治止疟，解胎毒烧末饮服。敷脐疮。脐带功用，不过如上近日庸医妄名之为坎气，用以大补气血，不知出于何典。

人胞—名紫河车，一名混沌皮。大补气血。

甘、咸，温。本人之血气所生，故能大补气血。治一切虚劳损极虚损，一损肺，皮槁毛落；二损心，血脉衰少；三损脾，肌肉消脱；四损肝，筋缓不收；五损肾，骨痿不起。六极曰气极、血极、筋极、肌极、骨极、精极。恍惚失志，癫痫病。由膀胱虚者，尤宜用取其以胞补胞之义。以初胎无病妇人，而色紫者良。有胎毒者害人以银器插入，焙煮不黑则无毒。长流水洗极净，酒蒸，焙干研末，或煮烂，捣碎入药如新瓦炙者，反损其精汁。崔行功小儿方云：胞衣宜藏天德、月德，吉方深埋紧筑。若为猪狗食，令儿癫狂；虫蚁食，令儿疮癣；乌鸦食，令儿恶死；弃火中，令儿疮烂；近社庙、井灶、街巷，皆有所忌。此亦铜山西崩、洛钟东应①自然之理。以之炮炙入药，食其同类，不顾损人长厚者，弗忍闻也。

【点评】紫河车大补阴阳气血，用于五脏虚损、虚劳之疾。但古方伍用，侧重喉痹；其次用于痈疮、解诸毒、吐血、乳癖（小儿疳疾一种）等。

人骨

主治骨病。接骨，臁疮。并取焚弃者时珍曰：古人以掩暴骨为仁德，每获阴报。而方伎之流，心乎利欲，乃收人骨为药饵，仁术固如此乎？且犬不食犬骨，而人食人

---

① 铜山西崩、洛钟东应：为成语，出自南朝宋刘义庆《世说新语·文学》。比喻重大事件彼此相互影响。

骨，可乎？父之白骨，惟亲生子刺血沥之，即渗入。又《酉阳杂俎》云：荆州一人损胫，张七政饮以药酒，破肉去骨一片，涂膏而愈，二年复痛。张曰：所取骨寒也。寻之，尚在床下。以汤洗，绵裹收之，其痛遂止。气之相应如此，孰谓枯骨无知乎，仁者当悟矣。今人甚有合胎骨丸而卖者，尤非焚弃之骨可比。况有胎毒在内，服之必至伤生。洛目击其受害者，不可枚举矣。今之用人骨者，大抵乘人家焚棺之后，掇拾残骼以射利。因忆顾宁人《日知录》中有辟火葬一则，特附录于人骨条下。

如谓家业萧然，葬具莫办，则即如孔子之说，悬棺而窆①可也。悬棺而窆，谓掘地成坎下棺而葬也。纵使身没远方，力难归葬，即葬于其地，若延陵季子之葬，子谁曰非礼。纵或遗命久厝②，不过乱命③，为子孙者，正当自发良心，曲将孝思，何得谬为顺从，妄云遗命当遵耶？魏文帝《终制略》曰：汉氏诸陵地，无不发掘乃至烧取玉柙金镂④，骸骨并尽，是焚如之刑⑤也。《周礼》秋官掌戮，凡杀其亲者焚之。《大表经》云：烬葬之惨，乃佛氏之流祸也。《日知录》又云：宋以礼教立国而不能革火葬之俗，于其亡也，乃有杨琏真伽之事。火葬之俗盛行于江浙，自宋时已有之。《宋史》绍兴二十七年，监登闻鼓院⑥范同言：今民俗有所谓火化者，生则奉养之具，唯恐不至，死则燔爇而捐弃之。国朝著令贫无葬地者，许以官地安葬。韩琦镇并州，以官钱市田数顷给民安葬，至今以为美谈。然则承流宣化，使民不畔于礼法，正守臣之职也。事关风化，理宜禁止。仍饬守臣措置荒闲之地，使贫民得以收葬从之。景定二年，黄震为吴县尉，《乞免再起化人亭状》曰：照对本司久例，有行香寺曰通济，久为焚人空亭，以罔利愚民，悉为所诱，亲死即举而付之烈燃。余骸不化，又投之深渊。哀哉！斯人何辜，而遭此身后之大戮耶！震久切痛心，以人微位下，欲言未发。乃五月六日夜风雷骤至，独尽撤其焚人之亭而去之。意者，秽气彰闻，冤魂共诉，皇天震怒，为绝此根。越明日，据寺僧发觉，陈状，为之备申。使府盖亦幸此亭之坏尔，案吏何人，敢受寺僧之嘱，行下本司，勒令监造。震窃谓，此亭为焚人之亲设也，人之焚其亲，不孝之大者也。此亭其可再也哉！谨按：古者自小殓、大殓以至殡葬，皆擗踊⑦，为迁其亲之尸，而恸之也。况可得而火之耶！举其尸而畀之火，惨虐之极，无复人道。虽蚩尤作五虐之法，商纣为炮烙之刑，皆施之生前，未至戮之死后也。展禽谓夏父弗忌必有殃，既葬，焚烟彻于上，或者天实灾之，然谓之殃，则凶可知也。楚子期欲焚麇之师，子西戒不可。虽敌人之尸，犹有所不忍

---

① 窆(biǎn 扁)：《说文》：葬下棺也。
② 厝(cuò 错)：停柩。把棺材停放待葬，或浅埋以待改葬。
③ 乱命：泛指生前遗言。
④ 玉柙金镂：汉代高级权贵的殓服。
⑤ 焚如之刑：指古代把人烧死的酷刑。
⑥ 登闻鼓院：唐代置，宋代设有登闻鼓院，受理官民建议或申诉。
⑦ 擗踊(pǐ yǒng 匹勇)：形容极度悲哀。擗，捶胸；踊，以脚顿地。

也。卫侯掘褚师定子之墓，焚之平庄之上，殆自古所无之事。田单守即墨之孤邑，积五年，思出万死一生之计，以激其民。故袭用其毒，误燕人掘齐墓，烧死人。齐人望之，涕泣怒十倍，而齐破燕矣。然则焚其先人之尸，为子孙者所痛愤，而不自爱其身，故田单出此诡计以误敌也。尉佗在粤，闻汉掘烧其先人冢，陆贾明其不然，与之要约，亦曰：反则掘烧王先人冢尔。举至不可闻之事以相恐，非忍为之也。尹齐为淮扬都尉，所诛甚多，及死，仇家欲烧其尸，尸亡去归葬，说者谓其尸飞去，夫欲烧其尸，仇之深也。欲烧之而尸亡，是死而有灵。犹知烧之可畏也。汉广川王去①，淫虐无道，其姬昭信，共杀幸姬王昭平、王地余及从婢三人，后昭信病，梦昭平等，乃掘其尸，皆烧为灰，去与昭信旋亦诛死。王莽作焚如之刑，烧陈良等，旋亦诛灭。东海王越乱晋，石勒剖其棺，焚其尸。曰：乱天下者此人，吾为天下报之。夫越之恶固宜至此，亦石勒之酷而忍为此也。王敦叛逆，有司出其尸于瘗②，焚其衣冠，斩之。所焚犹衣冠尔。唯苏峻以反诛，焚其骨。杨元感反，隋亦掘其父素冢，焚其骸骨。惨虐之门既开，因以施之极恶之人，然非治世法也。隋为仁寿宫，役夫死道上，杨素焚之，上闻之不悦。夫淫刑如隋文，且不忍焚人，则痛莫甚于焚人矣。蒋元晖渎乱宫闱，朱全忠杀而焚之，一死不足以尽其罪也。然杀之者当刑，焚之者非法，非法之虐且不可施之诛死之罪人，况可施之父母骨肉乎。世之施此于父母骨肉者，又拾其遗烬而弃之水，则宋诛太子劭逆党王鹦鹉、严道育，既焚而扬灰于河之故智也。惨益甚矣！而或者以焚人为佛法，然闻佛之说，戒火自焚也。今之焚者戒火耶？人火耶，自焚耶？其子孙耶？佛者异端之教，吾徒所宗异教耶，正道耶？有识者，为之痛惋久矣。今通济寺僧，焚人之亲以罔利，伤风败俗莫此为甚。天幸废之，何可兴之。望台慈矜生民之无知，念死者之何罪，备榜通济寺，风雷已坏之，焚人亭不许再行起置。其于哀死慎终实非小补。然自宋以来此风日盛，国家虽有漏泽园之设，而地窄人多，不能遍葬，相率焚烧，名曰火葬，习以成俗。谓宜每里给空地若干，为义塚，以待贫民之葬。除其租税，而更为之。严禁焚其亲者，以大不孝罪之。庶礼教可兴，民俗可厚也。漏泽园之设，起于蔡京，不可以其人而废其法！

国朝康熙十四年，海宁邑侯许三礼严禁火化，申劝各乡，保置义塚，随近埋葬，因易名为"仁孝大园"。许侯序略云：今人宁甘火化，嫌入义塚，为其近于无主者。此殆知人本乎祖，不知万物本乎天之义，天与人一理也，万物与天一体也，亦何嫌之有？今合四境之骸，共为首邱，即本天本地之义。但应其窆所立石，分别死安而生安，仁昭而义广，爰名曰"仁孝大园"。夫亦可以憬然悟，翻然改矣。地必加拓，资必加助，广为申劝于乐善好施之家，其旧隐占之地，勘实清还，更严立为界，不致再混。按：许侯此政，挽颓除弊。有关圣朝风化，即推之天下万世，无不可行者。故并附纪于末所，望于后之良牧踵之而举行焉。

---

① 去：即汉景帝之曾孙、广川王刘去。

② 瘗(yì 义)：掩埋，埋葬。

跋

本集所录，凡七百二十有余种。视《备要》加五之二，于世所常用之品，庶几备矣。唯是药性，每随时地而少异。故陶隐居尝云：诸药所生，皆的有境界。今之杂药，多出近道，气力性理，岂得相似。李东垣亦云：失其地，则性味或异。失其时，则气味不全。是知古人已兢兢虑之。况至今日，而产药之地尤多迁变。加以人情不古，作伪多方。自非别白精详，何以扩前闻而诏来哲。汪氏《备要》之作，汇集群言，厥功甚伟。而辨讹考异，非其所长。亦此书之缺陷也。洛识学浅陋，兹所重订。凡素所涉历而知之真者，已谨为订正，余则姑仍其旧。惟冀海内格致精深之士，各出新知，匡余不逮。斯实洛之幸。亦不独洛之幸矣。

乾隆丁丑中冬月长至前三日吴仪洛又书

药名索引

六画